W0171424

Dr. Atkins Energie-Diät

Dr. Robert C. Atkins
und Shirley Linde

Dr. Atkins Energie-Diät

Die Diät-Revolution gegen Streß, Depression und Erschöpfung

Aus dem Amerikanischen
übertragen und bearbeitet von
Ursula von Wiese

Goverts

© 1977 by Robert C. Atkins und Shirley Linde
Die Originalausgabe erschien unter dem Titel
›Dr. Atkins' Superenergy Diet‹ bei Crown Publishers, Inc., New York
Deutsche Ausgabe:
© Goverts im S. Fischer Verlag GmbH, Frankfurt am Main 1978
Umschlagentwurf Atelier Rambow, Lienemeyer, van de Sand
Satz und Druck Georg Wagner, Nördlingen
Einband G. Lachenmaier, Reutlingen
Printed in Germany 1978
ISBN 3 7740 0483 8

Gewidmet all den aufgeschlossenen Ärzten, die das Wohl ihrer Patienten höher achten als medizinische Orthodoxie und die mithelfen wollen, den segensreichen Erkenntnissen der Ernährungswissenschaft Gehör zu verschaffen.

Inhalt

Vorwort

von Dr. Robert C. Atkins

Dieses Buch handelt von Energie und Energiemangel. Im besonderen lehrt es, wie man durch eine Umstellung in der Ernährung die eigene Energie und das Wohlbefinden steigern kann. Wenn man dieses Buch sorgfältig liest und die Ratschläge befolgt, wird man bald unerwarteten gesundheitlichen Nutzen daraus ziehen – chronische Beschwerden und Müdigkeit verschwinden wie von Zauberhand.

Die ›Atkins-Diät‹ gilt als umstritten. Die Kritik beruht auf der fälschlichen Annahme, daß die Atkins-Diät eine absolute Richtlinie darstelle, der alle mechanisch folgen sollen. Sie war jedoch nie als allgemeingültige Ernährungsweise gemeint, sondern eher als Wegweiser, der sich in Tausenden von Fällen als richtig erwiesen hat und jedem einzelnen erlaubt, die für ihn am besten geeignete Ernährung zu finden.

Tatsächlich würde jeder Arzt, der seinen Patienten individuell behandelt und ihm die geeignete Diät vorschreiben möchte, zu denselben Ratschlägen gelangen wie ich. Die mühsamen Untersuchungen, die er vornehmen müßte, um aufgrund der Stoffwechselreaktionen, des Lebensstils und der Eßgewohnheiten die optimale Diät für seinen Patienten zu ermitteln, würden zum gleichen Ergebnis führen, einerlei, wie das Problem angegangen wird.

Dieses Buch gibt die Richtlinien an, die es dem einzelnen ermöglichen, selbst zu erkennen, welche Ernährungsweise für ihn die beste ist.

Da es bei richtiger Ernährung erforderlich ist, auf einige Nahrungsmittel vollständig zu verzichten, muß damit gerechnet werden, daß von seiten der betroffenen Industriezweige kritische Stimmen laut werden. Wenn das geschieht, darf man eines nicht vergessen: Die Ratschläge, die hier gegeben werden, sind tausendfach praktisch erprobt, nicht nur von mir selbst, sondern auch von vielen anderen Fachärzten, und haben sich in allen Einzelfällen als wirksam erwiesen. Wenn sich eine Diät bewährt und gesundheitlich zuträglich ist, kann kein redlicher Wissenschaftler das Gegenteil beweisen. Darin stimmen alle Ärzte überein, die ihren Patienten die Atkins-Diät empfohlen haben.

Es ist wichtig, das vorliegende Buch nicht nur zu lesen, sondern diejenigen Ratschläge zu befolgen, die sich für den Einzelfall eignen. Dann erlebt man wie so viele andere, die sich diese Anweisung zu Herzen genommen haben, daß sich die veränderten Eßgewohnheiten schon in wenigen Wochen günstig auswirken. Mehr als alle Worte werden die eigenen Erfahrungen überzeugen.

Vorwort

von Shirley Linde

Ich weiß, das vorliegende Buch wird umstritten sein. Was wir sagen, ist recht gewagt. Doch wir bringen Tatsachen; manche stimmen ihnen zu, manche nicht. Die Zeit und die Leserschaft werden ihre Wahrheit erweisen.

Ich gelte als Verfasserin von Sachbüchern, die sich mit jedem Gegenstand gründlich und eingehend beschäftigt. Als Robert Atkins und ich den Plan faßten, das vorliegende Buch gemeinsam zu schreiben, sprach ich mit anderen Ärzten, befaßte mich mit der einschlägigen Literatur und befragte viele Leute, die nach dieser Diät leben. Vor allem befolgte ich die Diätvorschriften selbst, um ihre Wirksamkeit zu erproben.

Durch die Diät änderte sich mein Leben. Obwohl ich von Natur aus ein lebhafter und energiegeladener Mensch bin, war ich früher gegen Abend immer ausgepumpt und erschöpft. Und ich fühlte mich nie recht auf dem Damm, wenn ich nicht neun Stunden geschlafen hatte. Jetzt hält meine Energie durch, und ich brauche weniger Schlaf. Ich muß nicht mehr auf Geselligkeit und Zerstreuung verzichten, nur weil sich meine Kräfte tagsüber erschöpft haben.

Ein Jahr dauerte es, dieses Buch zu schreiben, und ein halbes Leben, dafür reif zu sein. Das Buch liegt nun vor, aber ich bleibe bei der Diät, und ich habe vor, weitere fünfzig Jahre dabei zu bleiben.

Einführung

Seit man weiß, daß Ernährungsstörungen zu den Krankheiten zu zählen sind, hat sich eine neue medizinische Wissenschaft entwickelt, die es dem Arzt ermöglicht, gewisse Krankheiten und Symptome statt durch Medikamente durch richtige Ernährung zu heilen.

Zu guter Ernährung gehört mehr als die Zuführung der notwendigen Vitamine und Mineralstoffe; sie erfordert auch, daß jeder einzelne herausfindet, welche Zusammensetzung den besonderen Bedingungen seines Stoffwechsels entspricht.

Da dieses Buch dazu dienen soll, gerade das herauszufinden, seien die Hauptbegriffe des Stoffwechsels hier kurz erläutert.

Der Stoffwechsel des menschlichen Körpers beruht auf drei Stoffgruppen; das sind Proteine (Eiweißstoffe), Fette und Kohlehydrate.

Unter Proteinen sind die stickstoffhaltigen Nährstoffe zu verstehen, die als wichtigste Energielieferanten des Körperstoffwechsels die Bausteine der inneren Organe, des Muskelgewebes und der chemischen Prozesse bilden. Bei übermäßiger Zufuhr verwandeln sie sich entweder in Kohlehydrate oder in Fett. Proteine sind Aggregationen von Aminosäuren, von denen der Körper einige selbst produziert, nämlich die entbehrlichen oder nicht essentiellen, wohingegen andere, nämlich die unentbehrlichen oder essentiellen Aminosäuren, nur aus der Nahrung bezogen werden können. Jede langfristige Diät muß essentielle Aminosäuren enthalten.

Fette werden vom Körper vorzugsweise gespeichert. Gespeichertes Fett (Triglyzeride) liefert vor allem zwei metabolische

Stoffe: Fettsäuren und Ketonkörper. Diese Stoffe werden freigesetzt, wenn das gespeicherte Fett zwecks Energielieferung in Anspruch genommen wird. Auch manche Fette müssen dem Körper durch die Nahrung zugeführt werden, nämlich die essentiellen Fettsäuren, die er nicht selbst produzieren kann.

Proteine und Fette kommen als wesentliche Bestandteile in tierischen Produkten vor, die wir zu uns nehmen: Fleisch, Fisch, Eier und Käse. Es wäre also fast unmöglich, eine schmackhafte, hochproteinhaltige Ernährung zu ersinnen, die niedrigen Fettgehalt hat.

Hingegen beziehen wir die benötigten Kohlehydrate hauptsächlich vom Gemüse. Dieser Stoff wird zur Genüge geliefert, weil die Kohlehydrate sofort in ihre Bestandteile zerlegt werden und Glukose (Traubenzucker) bilden, die für den Stoffwechsel notwendig ist. Deshalb brauchen wir uns keine weiteren Nahrungsmittel mit hohem Kohlehydratgehalt zuzuführen.

Die Unwichtigkeit der Kohlehydrate gehört zu den biologischen Grundsätzen, die eine Diät, bei der die Zufuhr beschränkt wird, so leicht durchführbar, sicher und wirksam machen.

Die Energie-Diät, von der in diesem Buch die Rede ist, besteht in erster Linie aus Protein und Fett. Vielleicht hat der eine oder andere Leser gehört, fetthaltige Nahrungsmittel sollten gemieden werden, weil sonst der Cholesterinspiegel steigt und größere Gefahr einer Herzkrankheit besteht. Aber meine Diätvorschriften sind an über zwölftausend Patienten erprobt worden, und dabei hat sich gezeigt, daß meistens das Gegenteil eintritt. Gründe und Erklärungen werden im 22. Kapitel dargelegt.

Ich habe festgestellt, daß die Energie-Diät niemals nachteilige oder schädliche Folgen gehabt hat, wozu allerdings zu bemerken ist, daß sie von meinen Patienten unter ärztlicher Aufsicht durchgeführt wurde. Auch meine Leser können von dieser Sicherheitsmaßnahme Gebrauch machen, indem sie die Diätvorschriften unter ärztlicher Aufsicht befolgen.

1
Was dieses Buch Ihnen enthüllen wird

Durchaus möglich, daß Sie dieses Buch lesen, weil Sie mein erstes, ›Diät-Revolution‹, kennen oder davon gehört haben und mir Vertrauen schenken.

Für mich als Arzt ist es die größte Befriedigung, wenn meine Patienten die wunderbaren Worte sagen: »Ich fühle mich besser denn je.« Ich hoffe, daß auch Sie nach kurzer Zeit diese Worte sprechen werden.

Die Energie-Diät. Dieses Buch wird Ihnen zeigen, wie Sie persönlich eine Diät befolgen können, die mehrfache Vorteile bietet: mehr Energie, weniger Müdigkeit, weniger Depressionen und Behebung vieler Beschwerden, die Sie leistungsunfähig machen oder an die Sie sich gewöhnt haben, so daß Sie sie resigniert hinnehmen.

Wer sich vollkommen auf der Höhe fühlt, wird dieses Buch wahrscheinlich nicht lesen. Möglich aber auch, daß Sie es lesen, weil Sie meinen, es könnte Ihnen noch etwas besser gehen. Vielleicht finden Sie, daß eine Steigerung Ihrer Leistungsfähigkeit angebracht wäre. Und damit haben Sie sicher recht.

Viele Menschen nehmen ihre Beschwerden als gegeben hin. Wenn wir ein wenig müde sind, halten wir das für ganz natürlich, weil wir nicht mehr so jung wie früher sind, weil wir sehr angestrengt arbeiten, oder weil wir starkem Streß unterworfen sind.

Wenn wir niedergeschlagen sind, erklären wir es damit, daß wir selbst oder unsere Lieben Probleme haben, oder weil die

14

Zukunft ungewiß, aussichtslos oder langweilig aussieht. Deshalb unternehmen wir nichts dagegen.

Wir bemerken unsere Beschwerden meist überhaupt erst, wenn sie vergehen. Erst dann dämmert es uns, daß die Müdigkeit und die Depressionen eine Ursache gehabt haben.

Wenn Sie Ihre Eßgewohnheiten nach meinen Vorschriften ändern, wird sich bei Ihnen ein körperliches und seelisches Wohlbefinden einstellen, das Sie erst in der Rückschau erkennen läßt, woran es Ihnen gemangelt hat.

Vielleicht ist Ihnen schon bewußt, daß irgend etwas nicht stimmt. Vielleicht sind Sie immerzu müde und arbeitsunlustig. Oder vielleicht leiden Sie anfallweise unter Mattigkeit, Reizbarkeit oder schlechter Laune.

Vielleicht haben Sie Depressionen, die sich einfach nicht beheben lassen.

Es können auch andere Symptome vorliegen, die Ihnen das Leben vergällen.

Jähes Herzklopfen, das eine schwere Krankheit anzudeuten scheint, Schweißausbrüche, Schwindelgefühl, Ohnmachtsanfälle.

Kopfschmerzen oder Allergien.

Schlafschwierigkeiten: man kann nicht einschlafen, oder man wacht grundlos mitten in der Nacht auf. Oder umgekehrt: man schläft ein, obwohl man es gar nicht will, zum Beispiel bei einem Vortrag oder im Kino.

Es können auch sexuelle Probleme sein wie Impotenz und Frigidität, oder man fühlt sich alt werden, obwohl man den Jahren nach noch längst nicht zum alten Eisen gehört.

Alle diese Symptome werden meistens auf den einen Nenner gebracht, daß man nicht recht in Stimmung ist. Die Umgangssprache hat dafür den Ausdruck »blauer Montag« geprägt. Damit ist immer dasselbe gemeint: Der Körper funktioniert nicht richtig.

Es sind nicht nur die Nerven. Manch einer, der sich so fühlt, geht zum Arzt. Aber ich frage mich, ob er dem Betreffenden helfen konnte. Häufig lautet das Urteil nach der Untersuchung: »Es fehlt Ihnen nichts. Es müssen Ihre Nerven sein.«

Der Arzt findet keine körperliche Ursache der Beschwerden und schließt daraus, daß sie seelisch bedingt sind – ein psychosomatisches Leiden.

Seit der Entdeckung der Psychosomatik gehen viele Ärzte in diese Falle. Je besser sie die Zusammenhänge zwischen Körper und Seele kennen, desto eher.

In den meisten Fällen liegt es aber an der Ernährung. Dieser Punkt wird häufig außer acht gelassen. Überlegen Sie einmal, welcher Arzt hat Sie bei scheinbar unerklärlichen Beschwerden jemals gefragt: »Wie ernähren Sie sich?«

Es tritt Besserung ein, wenn man die Eßgewohnheiten ändert. Während meiner siebzehnjährigen ärztlichen Praxis habe ich zwölftausend Patienten eine andere Ernährungsweise verordnet. Bei allen sind die Beschwerden, die keinerlei organische Ursache hatten, in verhältnismäßig kurzer Zeit verschwunden.

Selbstverständlich können Müdigkeit und Depressionen auch andere Ursachen haben. Von diesen Fällen ist hier nicht die Rede. Hier geht es nur darum, all jenen, denen es an Schwung und Lebensfreude fehlt – ohne daß sich ein Grund dafür finden läßt –, Mittel und Wege zu zeigen, die meiner Erfahrung nach an den Kern der Sache rühren. Voraussetzung ist allerdings, daß sie bereit sind, die Lethargie abzuschütteln und durch Änderung der Eßgewohnheiten voll leistungsfähige Menschen zu werden.

Dieses Buch enthüllt Ihnen, wie Sie Ihr körperliches Befinden selbst bessern können. Sie werden lernen, Müdigkeit, Depressionen und andere Beschwerden selbst einzuschätzen, die verborgenen Ursachen aufzudecken, die in

16

Ihrem Fall optimale Diät herauszufinden und, was unter Umständen wichtig ist, sich von Ihrem Arzt kontrollieren zu lassen. Sie werden erfahren, daß Zuckergehalt der Nahrung viel gefährlicher sein kann als Cholesterin- oder Fettgehalt, daß Menge und Art der Kohlehydrate mehr Bedeutung haben als die Kalorienzahl, daß man sich zusätzliche Vitamine und Mineralstoffe leicht zuführen kann. Ferner werden Sie erfahren, was Sie tun müssen, bevor Sie mit der neuen Ernährungsweise beginnen, wie man selbst experimentieren kann, um festzustellen, welche der vier Diätarten im Einzelfall die bestgeeignete ist und wie diese Diät Schritt für Schritt zu befolgen ist. Dieses Buch enthält besondere Ratschläge für die Ernährung von Kindern, von Frauen in den Wechseljahren und solchen, die die Pille nehmen, und all jenen Menschen, die Schwierigkeiten haben, ab- oder zuzunehmen.

Dieses Buch verhilft zum Verständnis des Stoffwechsels, sei es des eigenen oder des eines anderen. Es erklärt, warum und wieso Eßgewohnheiten an Müdigkeit schuld sein können, warum und wieso eine neue Ernährungsweise Energie zu verleihen vermag.

Sie erfahren alle grundlegenden Dinge, die Sie wissen müssen: was zu vermeiden ist, welche Vitamin- und Mineralstoffmengen der Körper braucht. Kurz, meine Leser sollen alles erfahren, was sich bei den Patienten in meiner Praxis als nützlich, zuträglich und heilsam erwiesen hat.

Es wird Ihnen nicht nur eine Diät verschrieben, sondern auch ein Diätplan unterbreitet. Dieses Buch enthält nicht nur eine Diät für Dicke oder Magere oder für Leute mit niedrigem Blutzucker, sondern auch ein Diätprogramm für jeden Einzelfall. Das Programm der »auf den Leib geschneiderten Diät« ermöglicht es jedem, die beste Ernährungsweise für den eigenen Stoffwechsel herauszufinden und sich so der besten Figur und der besten Gesundheit zu erfreuen.

Obwohl dieses Buch zu Gewichtsabnahme und -zunahme verhelfen kann, zielt es weitaus mehr darauf ab, Müdigkeit,

Angstzustände, Depressionen und viele andere scheinbar unerklärliche Beschwerden zu bekämpfen. Es enthält mehrere Diäten, da es ja vielerlei Gründe für eine Änderung der Eßgewohnheiten gibt, aber allen gemeinsam ist die Beschneidung der Kohlehydratzufuhr, die auch den Kernpunkt der ›Diät-Revolution‹ bildet. Man wird erfahren, welche Kohlehydrate Müdigkeit hervorrufen und welche andere Wahl zu treffen ist.

Kein Mensch braucht müde zu sein. Die Energie-Diät bewirkt sowohl bei Personen mit Übergewicht als auch bei denen mit Normalgewicht, daß sie sich besser fühlen. Ich bin auf die »Antimüdigkeitsdiät« durch die Feststellung gekommen, daß meine Patienten, denen ich wegen ihres Übergewichts eine Kost mit niedrigem Kohlehydratgehalt verschrieb, nicht nur ihr überflüssiges Fett verloren, sondern auch tatkräftiger wurden. Immer wieder versicherten sie mir, sie fühlten sich besser als je zuvor und glaubten, Bäume ausreißen zu können.

Zucker und Müdigkeit. Meine eigenen klinischen Forschungen ergaben ebenso wie die anderer Mediziner, daß ein großer Teil der Dicken an einem anomalen Zuckerstoffwechsel leidet, der sogar ernste Formen annehmen kann. Gleichzeitig stellte sich heraus, daß die Patienten mit anomalem Blutzuckerbefund unter Müdigkeit litten. Zweifellos besteht ein Zusammenhang zwischen Müdigkeit und gestörtem Zuckerstoffwechsel. Bei all diesen Patienten besserte sich der Zustand durch die Diät mit niedrigem Kohlehydratgehalt.

Diese Diät wirkt sich aber nicht nur bei Fettsucht, Müdigkeit und Depressionen günstig aus, sondern auch bei vielen anderen Leiden, die in unserem Jahrhundert eine große Rolle spielen: Herzkrankheiten, Hypertonie (Blutdrucksteigerung), Magen- und Darmgeschwüren, Allergien, Alkoholismus, Verhaltensstörungen, Diabetes, Migräne, Menièreschem Symptomenkomplex, Schizophrenie und anderen Geistesstörungen.

Das sind recht erstaunliche Feststellungen von weittragender Bedeutung.

Noch erstaunlicher ist die Feststellung, daß der Zucker – der leckere, süße Zucker, den die meisten Menschen in Getränken, Süßspeisen, Torten und Gebäck mit Wonne zu sich nehmen – bei Blutdrucksteigerung, Herzkrankheiten, Müdigkeit und vielen gewöhnlichen chronischen Leiden mit schuld ist.

Der Leser wird erfahren, wie man diesen heimlichen Feind bannen kann.

Die Energie-Diät ist vitaminreich. Die allgemein angenommenen Vitaminmengen, die der Mensch sich einverleiben sollte, erweisen sich bei vielen als zu gering. Die Gründe, warum viele Leute weitaus mehr Vitamine brauchen, werden Sie erfahren.

Man muß nur die Probe machen. Es gibt Ärzte, die dazu neigen, die Intelligenz ihrer Patienten zu unterschätzen. Ich selbst traue den Menschen ein vortreffliches Urteilsvermögen zu, zumal wenn es sich um ihren eigenen Körper handelt.

Um selbst zu beurteilen, ob meine Behauptung stimmt, daß die Energie-Diät gesteigertes Wohlbefinden bewirkt, braucht man nur die Probe zu machen. Wer sich nicht auf der Höhe fühlt, wer an Müdigkeit, Schlaflosigkeit, trüber Stimmung oder Depression leidet, der kann den Beweis für die Richtigkeit meiner Behauptung antreten, indem er ganz einfach diese Diät lebt. Dann wird sich erweisen, wer recht hat, derjenige, der sagt: »Wenn Sie sich anders ernähren, werden Sie sich besser fühlen«, oder derjenige, der sagt: »Eine Änderung der Ernährungsweise kann unmöglich eine Besserung bewirken.«

Vitamine und Mineralstoffe sind unbedingt notwendig. Die vorherrschende Meinung, zusätzliche Vitaminzufuhr sei überflüssig, ist irrig. Die Erfahrung lehrt, daß Vitamin C Schnupfen verhütet und Vitamin E Kreislaufstörungen günstig beeinflußt; außerdem hat man mit Zufuhr von Niacin, Pyridoxin, Folsäure und anderen Vitaminen und Mineralstoffen bei nervösen und geistigen Störungen Erfolge gehabt.

Wie viele andere führende Ernährungswissenschaftler bin ich der Ansicht, daß die Grenzlinie des Vitaminmangels schwankend sein kann und daß in solchen Fällen ein erheblicher Verlust an Energie und Vitalität eintritt. Unzählige Menschen leiden an spezifischen Stoffwechselstörungen, die nur durch bestimmte Vitamine behoben werden können. Durch Befragung meiner Patienten habe ich erfahren, daß sich nur wenige Menschen heute mit der Nahrung genügend Vitamine und Mineralstoffe zuführen.

Ebenso wird bestritten, daß Hypoglykämie (verminderter Blutzucker) häufig vorkommt. Doch das ist der Fall. Millionen ahnungsloser Menschen leiden daran.

Hat ein Arzt Sie schon einmal gefragt, wie Sie sich ernähren?

Mehr und mehr Menschen gehen dazu über, sich von Zeit zu Zeit vollständig untersuchen zu lassen. Dann stellt der Arzt dem Patienten vielerlei Fragen; aber fragt er jemals, wie sich sein Patient ernährt? Wieviel Süßigkeiten, Alkohol, Weißmehl oder Knabberzeug er zu sich nimmt?

Nicht zuletzt wird diese Frage unterlassen, weil man sich nur schwer vorstellen kann, daß wohlsituierte Bürger eines »entwickelten« Landes an Mangelkrankheiten infolge ungenügender Ernährung leiden könnten. Auch die meisten Ärzte meinen, wir brauchten keine zusätzlichen Nährmittel, die übliche Kost sei durchaus zureichend.

Der Verlauf vieler Krankheiten könnte durch andere Ernährung gemildert werden. Kürzlich kam eine Patientin zu mir, die sich über verschiedene Symptome beklagte, darunter Schwindelgefühl, Müdigkeit und schwere Depressionen. Wegen ihrer zwanghaften Ängste war sie zu einem Psychiater gegangen, der sie monatelang beraten und ihr Medikamente verschrieben hatte.

Verzweifelt war sie nun zu mir gekommen, in der Hoffnung, daß ihr eine Umstellung in der Ernährung helfen könnte. Ich nahm die Zuckerbelastungsprobe vor und stellte Hypoglykämie (Unterzuckerung) fest, die meines Erachtens alle Symptome erklärte. Das berichtete sie ihrem Psychiater, der dazu nur bemerkte: »Atkins ist ein Quacksalber.« Inzwischen hatte sie aber schon mit der neuen Diät angefangen, und die Besserung im Befinden war beinahe schlagartig erfolgt. Der springende Punkt war in ihrem Falle der, daß ihre frühere Ernährung zu achtzig Prozent aus Zucker bestanden hatte, hauptsächlich in Form von Coca-Cola, auf das sie geradezu süchtig war. Der Arzt, der mich einen Quacksalber nannte, hatte von dieser Sucht nichts gewußt; denn er wäre niemals auf den Gedanken gekommen, sie zu fragen, wovon sie sich ernährte.

Das Ende der Geschichte: Die Depressionen sind verschwunden, die zwanghaften Ängste ebenfalls, und ihre Energie ist normal. Gelegentlich hat sie einen Rückfall, wenn sie einen Diätfehler begeht. Einen Psychiater braucht sie nicht mehr. Sie muß nur auf richtige Ernährung achten.

Eingebildet Gesunde. Die allgemeine Unkenntnis in Fragen der Ernährung ist bestürzend. Wie Dr. Willis A. Gortner, ehemaliger Professor für Biochemie an der Cornell-Universität von Maryland, in einem Seminar sagte: »Der Bauer weiß über die richtige Ernährung seines Viehs besser Bescheid als über die richtige Ernährung seiner Familie.«

Es kommt oft vor – so führte Dr. Gortner weiter aus –, daß Patienten dem Arzt ihre Beschwerden vortragen und dann die Antwort erhalten, sie seien eingebildet Kranke. Genau das Gegenteil ist jedoch das eigentliche Problem. Viele von uns sind »eingebildet Gesunde«. »Wir halten uns für gesund, weil wir nicht wissen, wie man sich fühlt, wenn man wirklich gesund ist. Wir leiden an Mangelkrankheiten, von denen wir nichts wissen. Wir denken vielleicht, nun ja, wir werden eben älter, und da ist es wohl natürlich, sich nicht mehr ganz auf dem Damm zu fühlen. Das stimmt aber nicht.«

Dr. Gortner nennt Ernährung »inneren Umweltschutz« und

vertritt die Meinung, daß Ernährungsprobleme schon in sehr frühem Stadium erkannt werden können, bereits beim Säugling, und daß sich auf diese Weise viele Gesundheitsstörungen vermeiden lassen.

Falsche Ernährung bleibt unbeachtet. Auch andere Mediziner haben ihre Stimme gegen die falsche Ernährung erhoben. Dr. Alfred D. Klinger, Professor für Präventivmedizin an der medizinischen Fakultät von Chicago, ist ein Verfechter der These, daß viele unserer heutigen Krankheiten von falscher Ernährung herrühren. »Aber leider«, sagt er, »wird an den meisten Universitäten keine Ernährungslehre betrieben. In den hochgelehrten Kreisen der Mediziner ist man über etwas so Banales wie Ernährung erhaben. Infolgedessen haben die meisten Ärzte davon keine Ahnung. (Eine Ausnahme bilden Fachärzte wie die Diabetologen.) Aber Ernährung ist der Grundstein des Lebens. Richtige Ernährung hält Körper und Geist zusammen.«
So vereinzelt diese Stimmen auch sind, ich bin froh, daß es sie gibt. Ich wünschte, dieses Buch könnte sie zu einem Chor anschwellen lassen, der die so dringend gebotene Änderung herbeiführt.

Tragen Sie dazu bei! Lesen Sie bitte in den nächsten Kapiteln, auf welche gedankenlose Art und Weise wir zu der heutigen Ernährung gelangt sind, damit Sie die Zusammenhänge erkennen. Dann versuchen Sie es einmal mit der neuen Diät und stellen Sie selbst fest, wie Sie sich dabei fühlen.

2
Die Hypothese
von der Hypoglykämie

Kürzlich sah ich, wie es öfters geschieht, eine interessante Gruppe in meiner Praxis.

Die erste Patientin war eine Sekretärin, die sich beklagte, sie würde jeden Tag gegen vier Uhr von Müdigkeit überfallen und könne sich beim Heimkommen kaum noch auf den Beinen halten.

Der nächste Patient war ein tüchtiger Werbeberater, der sein gutentwickeltes Selbstbewußtsein verloren hatte und an Angstzuständen litt, bei denen ihm kalter Schweiß ausbrach und der Puls jagte.

Danach hatte ich eine Hausfrau vor mir, die mir gestand, daß ihr häufig die Nerven durchgingen und sie ihre Kinder anschrie.

Ein Apotheker klagte über Kopfschmerzen, die sich verschlimmerten, wenn er Hunger hatte, und manchmal nachließen, sobald er etwas gegessen hatte.

Die weiteren Patienten waren ein Mannequin, das an Schwindelanfällen und Benommenheit litt; ein Mann, der sich trotz zehnstündigem Schlaf müde und zerschlagen fühlte; ein anderer, der impotent geworden war, und als letztes ein hyperaktives Kind, mit dem seine Mutter einiges durchzumachen hatte.

Eine bunt zusammengewürfelte Gruppe? Ja, aber alle hatten dieselbe Gesundheitsstörung. Alle litten an Hypoglykämie, das heißt, ihr Zuckerspiegel war zu niedrig. Damit bekam ich es oft zu tun. Ich behandelte sie hauptsächlich diätetisch, genauer gesagt, ich verschrieb ihnen die Energie-Diät, von der hier die Rede ist, obwohl die Symptome ganz verschiedene waren. Die unterschiedlichen Symptome verschwanden, nachdem die Patienten Diät gelebt hatten.

Eine Universalkur? Man könnte auf Anhieb meinen, daß ich den unerhörten Anspruch erhebe, meine Diät sei für alles und jedes gut. Weit gefehlt. Die Medizin kennt kein Allheilmittel, und ich wäre der letzte, der diese Diät als solches anpreisen würde. Tatsächlich taugt sie nur für einige wenige Dinge, die aber viele andere beeinflussen können. Zu den Gesundheitsstörungen, die sie zu heilen vermag, gehört die Hypoglykämie.

Ich will auch nicht behaupten, daß nur die Verminderung des Blutzuckers unweigerlich die hier beschriebenen Symptome auslöse, sondern ich erkläre bloß, daß es sich in all diesen Fällen um Hypoglykämie handelte, die sich durch die neue Ernährungsweise besserte.

Der Symptomenkomplex. Die Liste der Symptome, die durch Hypoglykämie verursacht sind, ist lang, wie ich in meiner Praxis selbst gesehen habe. An der Spitze stehen Müdigkeit, Depression, zwanghafte Ängste und gereizte Spannung. Das können unter Umständen die einzigen Symptome sein.

Es gibt jedoch noch andere: Schweißausbrüche, Schwächezustände, Zuckungen, Benommenheit, starkes Herzklopfen, inneres Zittern. Oder man hat dauernd Hungergefühle, auch nach dem Essen. Oder es treten unerklärliche Anfälle auf: Kopfschmerzen, Verschwommenheit vor den Augen, geistige Verwirrung, unzusammenhängendes Sprechen, Zwangsneurosen, manchmal sogar Ohnmachtsanfälle oder Krämpfe. Auf seelischem Gebiet kommt es vielleicht zu Stimmungsumschwüngen, Zornausbrüchen, Vergeßlichkeit, mangelnder Konzentrationsfähigkeit, Unentschlossenheit, Weinkrämpfen, Schlaflosigkeit, plötzlichem Erwachen oder Alpträumen. Man wird von Sorgen, Befürchtungen und Ängsten überwältigt, fühlt sich unsicher und glaubt, mit nichts fertig werden zu können. Man leidet an kalten Händen und Füßen oder an

Muskelkrämpfen, besonders in den Beinen. Man wird zu den unmöglichsten Zeiten von Freßgier übermannt, mitunter mitten in der Nacht. Man kann an Magengeschwüren, Sodbrennen und Hiatushernie (Zwerchfellhernie) leiden. Oder man hat mit Allergien zu schaffen.

Steht es so um Sie? Sie fühlen sich oft übermüdet, meistens gerade zur verkehrten Zeit. Wenn Sie sich einen Film ansehen oder zu einer Geselligkeit gehen wollen, auf die Sie sich gefreut haben, oder wenn eine dringende Arbeit erledigt werden muß – ausgerechnet dann schleicht sich die Müdigkeit heran.

Die Angehörigen halten Sie für willensschwach, ungesellig, eigensinnig, feindselig, hysterisch, faul oder verschroben; Sie werden als Jammerlappen, Hypochonder oder Neurotiker abgestempelt. Sie fragen sich, was aus ihrer Lebensfreude geworden ist; Sie wundern sich, daß Sie sich so schlecht fühlen.

Andere Beschwerden. Hypoglykämie kann Symptome verursachen, die bei echter Migräne, bei Magengeschwüren, Herzkrankheiten, Hysterie, Epilepsie, Schizophrenie, manisch-depressiver Krankheit und Altersblödsinn auftreten. Bei Kindern kann sie der Hyperaktivität, die Lernschwierigkeit bewirkt, Vorschub leisten.

Ist vermehrte Zuckerzufuhr notwendig? Die wichtigste Regel, die man sich merken muß: Verminderter Blutzucker – diese Bezeichnung täuscht. Sie bedeutet nicht, daß es dem Körper an Blutzucker fehlt und daß dem Übel abgeholfen werden kann, wenn man in vermehrtem Maße Zucker zu sich nimmt. Im Gegenteil: Dabei handelt es sich um eine Intoleranz gegen Zucker und ähnliche Kohlehydrate. Eine bessere Bezeichnung ist *Hyperinsulinismus,* denn die Insulinbildung des Körpers ist vermehrt, das heißt, der Körper reagiert auf Zucker- und Kohlehydratzufuhr mit allzu starker Insulinproduktion. Das überschüssige Insulin vermindert sei-

nerseits den Blutzucker noch mehr als vor der Kohlehydratzufuhr.

Daraus ergibt sich klar und deutlich: *Zucker und alle Kohlehydrate verschlimmern die Hypoglykämie,* indem sie den bereits
gestörten Insulinmechanismus noch mehr aus dem Gleichgewicht bringen.

Bei Untersuchungen dieser Phänomene hat man ferner festgestellt, daß die Symptome der Hypoglykämie weitaus häufiger
auftreten, wenn der Zuckerspiegel normal ist, als bei vermindertem Blutzucker.

Die schnelle Verminderung des Blutzuckers kann sowohl den Geist als auch den Körper beeinflussen.

Wenn das Gehirn, das Glukose als Nährstoff benutzt, beeinflußt wird, ist der Betroffene außerstande, klar zu denken
oder sich zu konzentrieren; unter Umständen gerät er in
seelische Erregung. Bei Schulkindern lassen die Leistungen
nach; Menschen, die zu Depressionen neigen, werden noch
depressiver; Paranoide werden noch paranoider, und Ängst-
liche werden überängstlich.

Zusammenhang mit Adrenalin. Adrenalin ist das ans
Blut abgegebene Hormon, das Verengung der Blutgefäße,
Beschleunigung des Herzschlags, Hemmung der Darmbewegungen u. a. bewirkt. Wenn der Blutzuckerspiegel sinkt, kann
der Körper ihn wieder heben, indem er in vermehrtem Maße
Adrenalin ausschüttet. Die Reaktion besteht in plötzlichen
Zwangsängsten: das Herz schlägt schneller, der Mund wird
trocken, der Atem geht rasch; man kann ins Zittern geraten
oder außerordentlicher Spannung unterstehen.

Die Adrenalin-Ausschüttung erfolgt so schnell, daß sie die
Physiologie des Körpers in weniger als einer Minute verändern kann. Ja, so schnell vollzieht sich das, daß dem Arzt beim
Glukose-Toleranztest nicht einmal genügend Zeit bleibt, eine
Blutprobe zu entnehmen, bevor der Blutzuckerspiegel viel
höher geschnellt ist als noch vor einem Augenblick, das heißt,
bevor die Adrenalin-Ausschüttung stattgefunden hat.

Viele Körperfunktionen können durch diese jähe Adrenalin-Ausschüttung beeinträchtigt werden, und so erklärt es sich, daß es bei Hypoglykämie zu plötzlichen Ohnmachtsanfällen, Schwindelgefühl, ebenso plötzlichem Kopfweh und Ohrensausen kommen kann, auch zu Salzsäure- und Pepsin-Ausschüttung in den Magen und sogar zu Herzschmerzen wie bei Angina pectoris.

Verminderter Blutzucker kann also verschiedene Beschwerden verursachen. Im einen Fall werden die Beschwerden dadurch verursacht, daß Gehirn und andere lebenswichtige Organe nicht genügend Glukose erhalten. Im anderen Fall wird plötzlich zuviel Adrenalin ausgeschüttet. Stets handelt es sich um eine Stoffwechselstörung, die Krankheitsbilder ergibt.

»Ja, so ist's bei mir!« Wohlgemerkt, alle diese Krankheitsbilder oder Symptome *können* bei Unterzuckerung auftreten. Viele Leser werden nun angesichts dieser Liste und eingedenk ihrer Beschwerden sagen: »Aha, das ist's – ich habe zu niedrigen Blutzucker!«
Das ist ebenso verkehrt wie die Annahme, man leide nicht daran. Die Feststellung eines Symptoms bedeutet noch lange nicht die richtige Diagnose.

Eine hitzige Debatte. Tatsächlich steht Hypoglykämie im Brennpunkt einer hitzigen Debatte, die sich um die Frage dreht, ob dieses Leiden häufig oder selten auftritt. Da diese Frage für Gesundheit und Leben eines jeden wichtig ist, soll sie hier eingehend behandelt werden.
Ich bin keineswegs der erste, der behauptet, Hypoglykämie komme sehr häufig vor. Die Forscher, die sich damit beschäftigt haben – übrigens keine geringe Zahl –, schätzen, daß in den Vereinigten Staaten zwanzig bis achtzig Prozent der Bevölkerung an Hypoglykämie leiden.

Meine eigenen Erfahrungen. Im Verlauf der letzten zehn Jahre habe ich in meiner Praxis an zwölftausend Patienten die Zuckerbelastungsprobe vorgenommen und ebensoviele Blutzuckerkurven angelegt. Bei den meisten legt der Befund die Diagnose einer Hypoglykämie nahe. Was noch wichtiger ist: Bei zwanzig Prozent war diese Diagnose eindeutig. Sogar der eigensinnigste Skeptiker hätte in diesen Fällen sagen müssen: »Ja, hier handelt es sich um Hypoglykämie.« Ich habe auch viele Kongresse besucht, bei denen Stoffwechselkrankheiten das Thema bildeten. Jedesmal kam es zu der erwähnten Debatte. Der springende Punkt ist jedoch, daß diejenigen Ärzte, die die Meinung vertreten, Hypoglykämie sei ein seltenes Leiden, es unweigerlich unterlassen, ihre Patienten routinemäßig einer Zuckerbelastungsprobe zu unterziehen, geschweige denn eine Blutzuckerkurve anzulegen.

Wer sucht, der findet. *Diejenigen Ärzte, die regelmäßig eine Zuckerbelastungsprobe vornehmen, haben festgestellt, daß verminderter Blutzucker recht häufig vorkommt.*

Die Protokolle in den medizinischen Zeitschriften zeigen das gleiche Bild. Zum Beispiel wurden im Hahnemann-Hospital in Philadelphia 238 fettsüchtige Patienten der Zuckerbelastungsprobe unterzogen, und bei 101 Patienten, also bei 42%, ergab sich die Diagnose: Hypoglykämie.

Als die United Airlines 177 Piloten untersuchen ließen, traf dies auf 44 zu, also einen von vieren.

1966/67 ließ ein Ausschuß des amerikanischen Ministeriums für Gesundheit, Erziehung und Wohlfahrt 42 000 Familien, ungefährt 134 000 Personen, untersuchen; laut Protokoll wiesen 66 000 – fast die Hälfte – verminderten Blutzucker auf.

Dr. Sam E. Roberts sagt in seinem Buch über Ursachen und Behandlung von Erschöpfungszuständen: »Wahrscheinlich gehört Hypoglykämie zu den meistverbreiteten Krankheiten in den Vereinigten Staaten . . . Meiner Schätzung nach wird mindestens 50% der Arbeit in diesem Lande von Leuten verrichtet, die übermüdet und erschöpft sind – und es nicht wissen. Oft klagen sie gar nicht darüber. Sie haben es als naturgegeben hingenommen!«

Die gegensätzliche Ansicht. Trotz dieses eindeutigen Beweismaterials scheint eine mächtige und stimmgewaltige Gruppe von Wissenschaftlern die Menschheit unbedingt überzeugen zu wollen, daß Hypoglykämie kaum vorkomme. Sie versteigen sich sogar zu der Behauptung, Hypoglykämie sei eine Ausgeburt der Phantasie.

Was weiß Ihr Arzt davon? Durchaus möglich, daß Ihr Arzt in den Fachzeitschriften der Amerikanischen Ärztegesellschaft und der Amerikanischen Diabetes-Gesellschaft gelesen hat, Hypoglykämie »komme recht selten vor und sei kein wichtiges Problem der allgemeinen Gesundheit ... es gebe keine triftigen Beweise, daß sie Depressionen, chronische Müdigkeit, Allergien, Nervenzusammenbrüche, Alkoholismus, Jugendkriminalität, gestörte Verhaltensweise bei Kindern, Rauschgiftsucht und sexuelle Schwäche bewirke«.
All dies muß man wissen, um zu verstehen, warum ein Arzt vielleicht nur widerwillig bereit ist, die Bitte seines Patienten zu erfüllen und ihn auf verminderten Blutzucker hin zu untersuchen.

Andere Zeiten. Wie haben sich die Zeiten geändert, seit die Amerikanische Ärztegesellschaft ihre höchste Auszeichnung, den Verdienstorden, 1949 Dr. Seale Harris für die Beschreibung der Hypoglykämie und ihres Zusammenhangs mit der Ernährung verlieh!

Der Kranke ist der Leidtragende. Die sture Behauptung, Hypoglykämie komme selten vor, führt dazu, daß die Behandlung vernachlässigt wird und die Ärzte es an der nötigen Sorgfalt fehlen lassen. Der Leidtragende ist der Kranke. Er kann ja nicht gesunden, wenn er nicht richtig behandelt wird.

Persönliche Erfahrung eines Mediziners. Eine rühmliche Ausnahme ist Dr. Herman Kraybill vom amerikanischen Krebs-Institut, der bei einem Kongreß der Nationalen Akademie der Naturwissenschaften im März 1975 sagte: »Hypoglykämie wird allzu oft unter den Tisch gefegt. Ich selbst neigte dazu. Damit ist nicht zu spaßen. Wenn eine Person allein durch diätetische Maßnahmen Erleichterung findet, wenn es genügt, die Zuckerzufuhr stark einzuschränken und die Einnahme von Eiweißstoffen dadurch zu erhöhen, daß man vormittags und nachmittags ein Stück Käse ißt, um sich gekräftigt zu fühlen, dann hat man es nicht mit psychosomatischen Erscheinungen zu tun.«

Wer leidet daran? Einer der Gründe für die Streitfrage ist der, daß es keine Kriterien für die Ermittlung gibt, wo Hypoglykämie eigentlich anfängt und wo sie normalerweise endet.

Je strikter die Kriterien für Hypoglykämie wären, desto kleiner wäre der Prozentsatz der Menschen, die diesen Kriterien und den Voraussetzungen der Diagnose entsprechen würden.

Hypoglykämie ist nicht wie etwa Tollwut, die man entweder hat oder nicht. Verminderter Blutzucker ist ähnlich wie erhöhter; Schwankungen ist jeder unterworfen – es fragt sich nur, wie starken Schwankungen. Wer hat nicht schon Müdigkeit oder Abgespanntheit empfunden, wenn die Wirkung allzu reichlich genossenen Alkohols oder zu vieler Süßigkeiten abklingt? Andererseits aber kann bei Empfindsamen eine ernste Reaktion erfolgen, wenn sie mit der Nahrung auch nur so wenig Zucker zu sich nehmen, daß er kaum zu schmecken ist.

Die meisten Menschen gehören in die Mitte zwischen Hypoglykämikern und Normalen. Wir können keine Trennungslinie ziehen und sagen: A und B sind Hypoglykämiker, C und D sind es nicht. Richtiger wäre es zu sagen: A und B sind es unter gewöhnlichen Umständen; C und D reagieren gewöhnlich nicht so, nur unter außerordentlichen Umständen. Schon unter drei Personen können feine Unterschiede vorliegen. Diese Unterscheidung muß man sich merken, weil sie die wichtigste ist. Die Neigung zu Hypoglykämie kann schwach, mittelmäßig oder stark ausgeprägt sein.

Um die Diagnose der Hypoglykämie mit Sicherheit stellen zu können, müssen bestimmte Bedingungen erfüllt werden. Die Zuckerbelastungsprobe, die ich schon mehrmals erwähnt habe, kann nur der Facharzt vornehmen. Ich selbst wende noch ein weiteres Verfahren an, das ich für das sicherste und untrüglichste halte: Ich verschreibe meinem Patienten die Diät, die dem verminderten Blutzucker entgegenwirkt, und wenn sich dann sein Zustand bessert, ist der eindeutige Beweis erbracht, daß er ein Hypoglykämiker ist.

Unsere übliche Ernährungsweise führt zu Hypoglykämie. Im zwanzigsten Jahrhundert haben wir Eßgewohnheiten angenommen, die in geschichtlicher Hinsicht einzigartig sind. Zum erstenmal in der Geschichte nehmen wir die Kohlehydrate in denaturierter Form zu uns. Das heißt, die Nahrungsmittel, die uns die Kohlehydrate liefern, sind größtenteils aufgespalten, und gerade die wesentlichen Nährstoffe sind bei dem Prozeß verlorengegangen, so daß sie uns vorenthalten werden.

Die Hypothese von der Hypoglykämie. Eine Hypothese ist in der Naturwissenschaft eine zur Erklärung bestimmter Tatsachen eingeführte Annahme. Wenn die Erklärung Gültigkeit hat, ist die Richtigkeit der Hypothese bewiesen.

Ich bin überzeugt, daß Hypoglykämie häufig vorkommt und außer Mangelkrankheiten in Millionen Fällen die aufgezählten Symptome hervorruft. Um diese Hypothese zu erhärten, bedarf es der Beweise. Am einfachsten ist der Beweis durch eine Änderung der Ernährungsweise zu erbringen.

Wenn sich die neue Diät bei einem Menschen bewährt und er sich besser fühlt, dann ist das eine Bestätigung meiner Hypothese.

Diese Diät kann die Energie beleben, kann gefühlsmäßige

Reaktionen ummodeln, ja, sie kann die ganze Persönlichkeit verwandeln. Das erlebe ich fortwährend, und ich komme nie aus dem Staunen heraus. Die Menschen, die mich aufsuchen, sind müde, deprimiert, verzagt und sehen vorzeitig gealtert aus. Sie ändern ihre Eßgewohnheiten, und ein paar Wochen später sind sie tatkräftig, verjüngt, lebensfroh.

Es gibt verschiedene Formen der Hypoglykämie. Sie kann ernste Formen annehmen. Aber dieses Buch handelt von der gewöhnlichsten Form, der funktionellen, reaktiven oder alimentären (durch Nahrung hervorgerufenen) Hypoglykämie. Bei den ernsteren Fällen ist die Blutzuckerkurve schon tief, *bevor* dem Körper Glukose zugeführt wird, also in nüchternem Zustand. In solchen Fällen können Pankreasgeschwülste, Leberschäden, Malignität, Enzymdefekte oder innersekretorische Störungen vorliegen. Dabei ist es natürlich nicht mit einer Änderung der Eßgewohnheiten getan, sondern die Ursache muß behandelt werden. Hier ist die Hypoglykämie selbst ein Symptom.

Von nun an wird in diesem Buch nur noch von der funktionellen Hypoglykämie die Rede sein.

Sollte bei jedem Fall von Hypoglykämie nach ernsten Ursachen geforscht werden? Das ist lediglich angezeigt, wenn der Blutzucker *vor* der Glukosezufuhr vermindert ist oder wenn er einen abnorm tiefen Stand erreicht oder längere Zeit vermindert bleibt.

Wie man die gewöhnliche Form der Hypoglykämie erkennt. Bei der funktionellen Hypoglykämie beobachtet man folgende Reaktionen: Nimmt man Zucker zu sich, so erhöht sich der Blutzucker eine halbe Stunde oder mehrere Stunden lang, und während dieser Zeit fühlt man sich körperlich und geistig fit. Dann aber beginnt der Zuckerspiegel zu fallen und Erschlaffung tritt ein, manchmal innerhalb der ersten Stunde, doch meistens nach drei bis vier Stunden. Die Symptome der Müdigkeit, Benommenheit oder Gereiztheit fallen gewöhnlich mit der Zeit des absinkenden Zuckerspiegels zusammen.

Diese Schwankungen im Befinden sind kennzeichnend. Chronische Müdigkeit, die nie nachläßt, und chronische, nie weichende Depression sind kaum je durch Hypoglykämie verursacht. Hingegen liegt der Verdacht nahe, wenn die Anfälle zu verhältnismäßig festgesetzter Zeit nach einer Mahlzeit erfolgen. Gerade der Wechsel im Befinden ist typisch.

Achten Sie also auf Ihr Befinden nach den Mahlzeiten.

Die Zeit der Abgespanntheit hängt auch davon ab, was man gegessen hat. Protein und Fett verzögern die Reaktion – im Gegensatz zu Zucker und Kohlehydraten –, so daß die Abgespanntheit vielleicht erst vier bis fünf Stunden nach einer vollen Mahlzeit einsetzt. Das geschieht unter Umständen mitten in der Nacht und kann Beschwerden bewirken, die den gesunden Schlaf stören.

Das nächtliche Erwachen gehört zu den spezifischen Beispielen für verminderten Blutzucker. Meiner Schätzung nach sind neun von zehn Menschen, die nachts aufwachen und den Kühlschrank ausrauben oder ans Essen denken, nicht, wie allgemein angenommen wird, Vielfraße und Gierschlunde, sondern sie leiden an der sogenannten nächtlichen Hypoglykämie.

Wenn man die eigenen Reaktionen prüft, muß man die Zuckermenge in Betracht ziehen, die man zu sich genommen hat. Wahrscheinlich stellen sich die Symptome eher ein, wenn die Mahlzeit Zucker enthalten hat, sei es im Nachtisch oder im Kaffee, als wenn man sich mit einem Sandwich begnügt hat, das aus Protein und Stärke besteht. Manchmal kann sich die Wirkung zweier Mahlzeiten überschneiden. Eine Person, die um zwölf Uhr ein belegtes Brot und um drei ein Stück Zucker zu sich genommen hat, spürt vielleicht um vier Uhr den verminderten Blutzucker, was sich durch die vierstündige Verzögerung nach dem Sandwich und die einstündige nach dem Stück Zucker erklärt.

Und wenn die Hypothese von der Hypoglykämie falsch ist? Wenn diejenigen, die sagen, Hypoglykämie komme nur selten vor, recht hätten? Dann gäbe es immer noch einen unwiderlegbaren Punkt, nämlich: Wenn eine Gruppe von Menschen, die die genannten Symptome zeigen, auf die Diät gesetzt würde, die dazu dienen soll, die Hypoglykämie zu kontrollieren, dann würden sich die meisten von ihnen nach kurzer Zeit besser fühlen. Selbst wenn die Hypothese falsch ist, kann niemand die klinischen Ergebnisse bestreiten. Niemand kann die Erfolge bestreiten, die ich mit dieser Diät bei meinen Patienten erzielt habe. Die guten Ergebnisse werden Sie auf jeden Fall erzielen. Das endgültige Resultat gibt den Ausschlag – und damit ist die Richtigkeit meiner Hypothese so gut wie bewiesen.

Was am wichtigsten ist: Die Diät wirkt. Ob Hypothese oder nicht – entscheidend ist, daß die Energie-Diät das Allgemeinbefinden bessert, und es mag dahingestellt bleiben, ob Sie an Hypoglykämie gelitten haben oder nicht. Einer der Gründe, warum Sie sich auf jeden Fall besser fühlen werden, ist in der Umstellung zu suchen. Die Diät beseitigt jede Art von Müdigkeit. Wie es nötig ist, Fettsucht mit anderer Ernährungsweise zu behandeln, genauso ist es nötig, Müdigkeit mit einer neuen Diät zu bekämpfen. Von der Diät, die dieser Notwendigkeit entspricht, ist hier die Rede.

3
Das gefährlichste kulinarische Zusatzmittel der Welt

Dieses Buch ist aus den Lehren entstanden, die ich übermüdeten, deprimierten, überdicken Patienten erteilt habe.

Eine Lehre habe ich aus meiner Praxis selbst gezogen, nämlich die, daß viele meiner Patienten süchtig waren. Nicht rauschgiftsüchtig, sondern süchtig auf ein kulinarisches Zusatzmittel.

Sie gierten nach etwas, das leicht zu beschaffen ist, und sie empfanden unmittelbare Erleichterung, wenn sie es zu sich nahmen; aber die Gier stellte sich sogleich wieder ein, wenn die Wirkung verflogen war. Sie hatten Ausfallserscheinungen, wenn es ihnen entzogen wurde, doch das legte sich allmählich, wenn es bei dem Entzug blieb.

Der Stoff, von dem ich spreche, ist der Zucker.

Die meistverbreitete Sucht. Zuckersucht ist meines Erachtens die meistverbreitete Sucht, mehr noch als Alkoholismus. In dieser Hinsicht kommen bei meinen Patienten auch die meisten Rückfälle vor, das heißt, sie sind diejenigen Diätetiker, die beim Entzug die phantastischsten Gewichtsverluste zeigen, gesund und schlank werden, jedoch in kurzer Zeit infolge Rückfälligkeit mehr Speck denn je angesetzt haben. Wie viele solche Menschen kennen auch Sie? Menschen, die schlank und quicklebendig sein könnten, wenn sie nicht zuckersüchtig wären?

Was kann es denn schaden? Weil man süßen Nachtisch und Leckereien als höchsten kulinarischen Genuß empfindet, ist man nur allzugern bereit, der Reklame der Zuckerindustrie

ein williges Ohr zu leihen und Behauptungen wie »Unser Gehirn kann ohne Zucker nicht arbeiten« Glauben zu schenken. Dieselben Stimmen werden uns vielleicht in den nächsten zehn Jahren sagen: »Es ist nicht erwiesen, daß Zucker Herzkrankheiten, Diabetes und Hypoglykämie verursacht.«
Aber obwohl diese mächtigen Stimmen mächtige finanzielle Unterstützung haben, liegt die Wahrheit über den Zucker so klar zutage, daß aus den Reihen der Wissenschaftler schon Warnrufe laut werden.

Wissenschaftler melden sich zu Wort.

Zum Beispiel sagte Joan Gussow, eine Ernährungswissenschaftlerin von der Columbia-Universität, bei einem Symposion der Nationalen Akademie der Naturwissenschaften im März 1975 in Washington: »Ich wünsche zu wissen, wieviel Zucker Konserven und Fertigmahlzeiten enthalten. Ich verlange, daß der Käufer es erfährt, damit ihm wenigstens die Wahl bleibt. Zucker ist in fast allem enthalten, aber wir wissen nicht, in welchem Maße. Die Tatsache, daß man nicht weiß, wieviel Zucker man zu sich nimmt, ist eine sehr wichtige Frage!
Jeder Fabrikant kann den Lebensmitteln nach Belieben Zusatzstoffe hinzufügen, einerlei, ob sie Nährwert haben oder nicht, solange er nicht gegen die Gesetze verstößt. Es spielt keine Rolle, ob ein Bedürfnis für dieses Produkt besteht, ob es gesund ist oder auch bloß unschädlich. Wir sind ganz einfach wehrlos.«
Bei diesem Symposion betonten verschiedene Sprecher, daß heutzutage in den Vereinigten Staaten im Durchschnitt täglich 150 Gramm Zucker konsumiert werden. Das macht alle drei Tage fast ein Pfund aus. Da es sich um den Durchschnitt handelt, konsumieren viele sogar noch mehr.
Zucker liefert bei der üblichen Ernährungsweise beinahe 25 Prozent der Gesamtkalorien.

Die Rolle des Zuckers bei Krankheiten.

Laut Aussagen bei diesem Symposion spielt der Zucker auf folgenden Gebieten eine nicht unerhebliche Rolle: Er trägt zu Fettsucht bei, verursacht Karies und erhöhten Blutdruck, hebt den Triglyzerid- und Cholesterinspiegel, vermindert die Langlebigkeit, ist ein Faktor bei Allergien, bei Störungen der Nierenfunktion und bei Intoleranz gegen Kohlehydrate.

Dr. Richard Ahrens von der Universität Maryland berichtete, er habe bei allen Patienten nach Einnahme größerer Zuckermengen mehr oder weniger erhöhten Blutdruck festgestellt. Nach seinen Daten sind ungefähr 25% der Menschen besonders zuckersensitiv und reagieren mit gefährlich erhöhtem Blutdruck.

Das Zetergeschrei über die Gefährlichkeit des raffinierten Zuckers, das die Pioniere der Bewegung für gesunde Ernährung vor ungefähr fünfundsechzig Jahren anstimmten, beginnt also in der Ärzteschaft ein Echo zu finden.

Zucker kennt der Mensch erst seit verhältnismäßig kurzer Zeit. Es ist noch gar nicht so lange her, daß der Zucker Eingang in die Küche gefunden hat. Früher führte die Menschheit ihn sich nur durch Beeren und Baumfrüchte zu und gelegentlich durch Honig.

Auch als die Kreuzritter ihn aus dem Nahen Osten nach Europa brachten, wurde er nur von den Reichen in kleinen Mengen gekauft. Kolumbus brachte das Zuckerrohr 1493 nach Westindien, wo es zuerst in großem Umfang angebaut wurde. Später befuhren die amerikanischen Schiffe auf ihren Handelswegen die Meere mit Sklaven, Melasse und Rum, die alle von den westindischen Plantagen stammten.

Der weiße Zucker kam jedoch erst im neunzehnten Jahrhundert auf, als Napoleon in Europa Zuckerfabriken gründete. 1815 konsumierte der Engländer durchschnittlich sieben Pfund Zucker im Jahr. Um 1850 betrug die Weltproduktion ungefähr anderthalb Millionen Tonnen im Jahr.

Heute beträgt die Weltproduktion 70 Millionen Tonnen und nimmt weiter zu. Wir konsumieren im Jahr pro Kopf 110 Pfund Zucker, viele Menschen natürlich weitaus mehr, da allein die Diabetiker als Konsumenten wegfallen.

Konsum in den Vereinigten Staaten 1976. Pro Kopf der Bevölkerung betrug der Konsum an Zuckerwaren 1976 in den USA: Im Durchschnitt wurden 20 Pfund Süßigkeiten gegessen, 135 Kaugummi gekaut und 450 Dosen süße Getränke getrunken. Durchschnittlich trinkt ein zwölfjähriger Junge täglich drei Dosen sogenanntes Sodapop, und einer vom Dutzend bringt es auf acht oder mehr Dosen am Tag! Damit nicht genug, unternehmen die Fabrikanten Anstrengungen, ihre Automaten in den Schulen aufzustellen, um den Konsum noch zu steigern.

Dazu kommt dann noch der Zucker, der in Kuchen, Gebäck, Eis, Gemüse- und Obstkonserven enthalten ist. Fast allen fabrikmäßig hergestellten Nahrungsmitteln wird Zucker hinzugefügt, auch – was das schlimmste Verbrechen ist – der Säuglingsnahrung, so daß in frühestem Alter schon das Verlangen nach Süßem geweckt und den Kindern keine Möglichkeit gegeben wird, den natürlichen Geschmack der Eßwaren kennenzulernen.

So viel Zucker ist in den Nahrungsmitteln enthalten, daß man sich, ob man will oder nicht, auf diese Weise wahrscheinlich 75 Pfund im Jahr zuführt. Es wurde festgestellt, daß eine Nahrungsmittelfirma in den Vereinigten Staaten ihren Produkten zwölf Milliarden Pfund Zucker im Jahr zusetzt. Dabei hat man es beim Zucker mit einem kulinarischen Zusatzmittel zu tun, das überhaupt keinen Nährwert hat, aber um so mehr Kalorien, das die Zähne verdirbt, Fett ansetzen läßt, den Magendarmtrakt reizt, Diabetes, Bluthochdruck, Magengeschwüre, Herzkrankheiten, Hautinfektionen, Kopfschmerzen, Allergien sowie die Müdigkeit und die Depressionen der Hypoglykämie verursacht und zu allem wichtige Vitamine und Mineralstoffe, besonders Kalzium (das Kinder so dringend brauchen!) abbaut.

In der ganzen Geschichte der Menschheit hat es noch nie eine so drastische Umstellung der Ernährungsweise gegeben wie durch den Zucker.

Reines Gift. Als das bezeichnen führende Ernährungswissenschaftler den Stoff, der uns angeblich das Leben versüßt. Man kann den Zucker ebensogut einen Mörder nennen, jedenfalls einen Verbrecher, der uns Energie und Lebensfreude raubt und uns durch Diabetes, Bluthochdruck und Herzkrankheiten zum Selbstmord verhilft.

Auf welche Beweise stützt sich die Behauptung, Zucker sei Gift?

Hunderte von Studien, Krankengeschichten und Statistiken beweisen, daß zwischen Zuckerkonsum einerseits und Diabetes, Herzkrankheiten und verringerter Lebensspanne andererseits ein Zusammenhang besteht.

Man hat festgestellt, daß immer dann, wenn der Zuckerkonsum bei einer Bevölkerung ansteigt, Diabetes und Todesfälle infolge Herzkrankheiten zunehmen.

Heute weiß man auch, daß es nach der Einführung denaturierter Eßwaren zwanzig Jahre dauert, bis die Verbreitung von Diabetes und Herzkrankheiten epidemische Form annimmt.

Das wurde beispielsweise in Island beobachtet, wo Diabetes zu Beginn der dreißiger Jahre außerordentlich selten vorkam. Zu dieser Zeit übernahm die Bevölkerung die Eßgewohnheiten des europäischen Festlandes, und der Zuckerkonsum stieg enorm. Zwanzig Jahre später zählte Diabetes dort zu den gewöhnlichen Krankheiten.

In den Vereinigten Staaten nahm der Zuckerkonsum am schnellsten zwischen 1890 und 1925 zu. Zwischen 1910 und 1945 ergab sich die parallele Verbreitung von Diabetes und Herzkrankheiten.

Umgekehrt nimmt die Zahl der Diabetiker in Zeiten der Zuckerknappheit ab. Das erlebte man sowohl im Ersten wie auch im Zweiten Weltkrieg, als der Zucker rationiert war und statt dessen künstliche Süßstoffe aufkamen. Nach jedem der beiden Kriege stieg der Zuckerverbrauch, und es verbreiteten sich Fettsucht, Arteriosklerose, Herzattacken und Diabetes.

Dr. Richard A. Ahrens sagt: »Sorgfältige Untersuchungen haben ergeben, daß die Opfer von Herzkrankheiten besonders viel Zucker konsumieren. Arteriosklerose und degenerative Herzkrankheiten nehmen überall in der Welt in ungefähr gleichem Maße weiter zu wie der Zuckerkonsum.«

Wichtige Aussagen. Senator George McGovern, der Vorsitzende eines Ausschusses für Ernährung, untersuchte die Rolle, die Zucker bei Diabetes und Herzkrankheiten spielt, und brachte bei den Verhandlungen über die Gefährlichkeit des hohen Zuckerkonsums viele Fragen zur Sprache.
Senator Richard S. Schweicker sagte bei dieser Verhandlung: »Es ist zu befürchten, daß der ungeheure Konsum von raffiniertem Zucker zu den ernstesten Gesundheitsproblemen gehört. Wir rühmen uns unseres Fortschritts, aber in bezug auf die Ernährung ist nur ein Rückschritt zu verzeichnen.«
Erstaunliche Tatsachen über die Zuckergefahr enthüllte Dr. George Campbell, der eigens von Südafrika nach Washington gereist war, um dem Ausschuß Bericht zu erstatten. Als sich die sozialen Verhältnisse änderten, erklärte Dr. Campbell, vollzogen sich die einschneidendsten Wandlungen vor allem auf dem Gebiet der Eßgewohnheiten. »Dabei handelt es sich um eine unumstößliche Entwicklung zur suchthaften Einverleibung stark kohlehydrathaltiger, denaturierter Nahrungsmittel, bei denen weißer und brauner Zucker, Weißbrot und Süßigkeiten vorherrschen. Von überallher, aus jedem Erdenwinkel melden uns Fachleute das gleiche, mit wem sie es auch zu tun haben mögen, ob mit Indianern, Indern, Papua, Zulu, Polynesiern, Eskimos, Kariben, Jemeniten, Sambiern, Kurden oder anderen Völkerschaften.«
Wie die Einverleibung von Zucker und anderen denaturierten Kohlehydraten in einem Lande dramatisch zunimmt, genauso auch das Auftreten der Krankheiten. Dr. Campbell nannte Diabetes, Fettsucht, Herzkranzgefäßthrombose, Gallensteine, Magen- und Darmgeschwüre, Divertikulitis, Krampfadern, Hämorrhoiden, Infektion durch Colibakterien, Karies, Hypertonie (Hochdruckkrankheit), Zwerchfellhernie, Gicht und – manchenorts – Darmkrebs.
Zählt man dazu noch psychische Störungen, Unterzuckerung,

Alkoholismus, Verhaltensstörungen bei Kindern, Arthritis und Krebsformen, die von anderen Forschern als wahrscheinlich ernährungsbedingt angesehen werden, dann kann man den Schluß ziehen, daß sich die moderne Medizin größtenteils mit der Behandlung von Krankheiten befassen muß, die eine Folge der Ernährung in unserem Jahrhundert sind!

Zucker und Tod. Man hat uns eingeredet, gesättigte tierische Fette stünden in der ersten Reihe der Nahrungsmittel, die mit der Sterblichkeitsziffer, vor allem durch Herzkrankheiten bedingt, zusammenhängen.

Betrachtet man aber sämtliche verfügbaren Statistiken aus verschiedenen Ländern über Fett-, Zucker- und sonstigen Nahrungsmittelkonsum, so stellt man fest, daß Todesfälle infolge Herzkrankheiten mehr mit dem Zuckergenuß zusammenhängen als mit jedem anderen Faktor! Die Länder, die den höchsten Zuckerverbrauch haben, weisen die meisten tödlichen Herzkrankheiten auf.

Derselbe Zusammenhang ergibt sich, wenn man die heutigen Statistiken über Herzattacken mit denjenigen vor dreißig Jahren vergleicht. In Polen zum Beispiel ist die Sterblichkeitsziffer fast um das Vierfache gestiegen! Im selben Zeitraum aber hat der Konsum an tierischen Fetten in Polen um 22% nachgelassen, wohingegen der Zuckerverbrauch um ganze 366% zugenommen hat. Der Zuckerkonsum vervierfachte sich, und die Sterblichkeitsziffer vervierfachte sich.

In Jugoslawien hat sich das gleiche zugetragen. Der Verbrauch an gesättigtem Fett verminderte sich mehr als in jedem anderen Land, aber der Zuckerkonsum stieg fast um das Dreifache – die Sterblichkeitsziffer ebenfalls.

Die Weltgesundheitsorganisation, die dieser Frage nachgegangen ist, hat diesen Zusammenhang in 23 Ländern festgestellt.

Drei Lehrkräfte der medizinischen Fakultät der Universität von Iowa, Dr. Alfredo Lopez, Dr. Robert E. Hodges und Dr. Willard A. Krehl, haben ähnliche vergleichende Studien angestellt und in sechzehn Ländern den Cholesterinspiegel mit der

Ernährung verglichen. Sie haben keinen Zusammenhang zwischen Fettzufuhr und Cholesterin im Blut festgestellt, hingegen einen Zusammenhang mit dem Zuckerkonsum.

Derartige Beweise, die sich weiterhäufen, zeigen gewiß deutlich, welch verheerende Wirkung Zucker auf die Gesundheit des Menschen hat.

Das seien ja nur statistische Aufstellungen, sagen manche Leute.

Tierversuche bestätigen die Befunde. Schon 1924 bewies Dr. A. A. Gigon, daß verschiedene Tierarten erkranken und eingehen, wenn man ihrer ansonsten guten Nahrung Zucker beigibt. Seither haben weitere Tierversuche dasselbe Ergebnis gezeitigt.

Laut Protokollen hat man die folgenden Resultate festgestellt: Zucker verkürzt die Lebensspanne der Tiere um ein Viertel, vermindert die Wachstumsrate, erhöht Fettablagerung und häuft im Blut Cholesterin, Triglyzerid, Insulin, Corticosteroide und Cortisol. Er setzt die Glukosetoleranz herab und bewirkt Diabetes; Leber und Nieren vergrößern sich, und in ihren Zellen finden Veränderungen statt, so daß Arteriosklerose entsteht. Die Tätigkeit der Blutplättchen (Thrombozyten) wird gestört, so daß es zu Gerinnung kommt, desgleichen die Tätigkeit mehrerer Enzyme. Zucker erhöht den Säuregrad der Magensäfte, verursacht Vitamin-B-Mängel, Erblindung, Nierenversagen und Unfruchtbarkeit.

Ein klassisches Experiment. Die Studien, die Dr. A. M. Cohen in Israel betrieben hat, gelten als klassisches Experiment, weil die Schlußfolgerungen so eindeutig sind. Dr. Cohen nahm seine Studien in großem Stile vor, indem er achtzehntausend Menschen auf Diabetes untersuchte, darunter fünftausend Jemeniten, die gerade erst nach Israel gekommen waren. Die nomadisierenden Jemeniten gehören zu den Völkerschaften, die am wenigsten Zucker zu sich nehmen. Fast keiner dieser Nomaden hatte Diabetes. Hingegen fand Dr. Cohen bei den Jemeniten, die schon lange in Jerusalem lebten und die Eßgewohnheiten der westlichen Welt angenommen hatten, also viel Zucker zu sich nahmen, einen ebenso hohen Anteil an Diabetikern wie bei der übrigen Stadtbevölkerung.

Zur gleichen Zeit kam eine neue Völkergruppe nach Israel: Kurden, etwa tausend an der Zahl. Auch bei diesen Neuankömmlingen stellte Dr. Cohen fast keine Diabetes fest. Er spürte Leute aus Kurdistan auf, die schon seit fünfundzwanzig Jahren und noch länger in Israel lebten, und siehe da, unter ihnen waren viele Diabetiker.

Als nächstes machte sich Dr. Cohen an Laborversuche. Er verfütterte einer Tiergruppe Nahrung mit hohem Zuckergehalt und einer Kontrollgruppe natürliche Nahrung. Dabei gelangte er zu denselben Resultaten wie bei den Menschen.

Des weiteren ergaben Versuche mit Freiwilligen, daß Zucker den Cholesterinspiegel weitaus mehr hebt als andere Kohlehydrate.

Aufgrund seiner Forschungen sagt Dr. Cohen: »Solange wir keine Möglichkeit haben festzustellen, wer genetisch zuckersensitiv ist und wer nicht, ist es empfehlenswert, die Einnahme von Kochzucker und anderen Zuckerarten auf ein Minimum von fünf Prozent der gesamten Kohlehydratzufuhr zu beschränken. Diese Beschränkung der Zuckerzufuhr sollte von Geburt an betrieben werden, da die schädliche Wirkung kumulativ ist und sich erst nach langer Zeit bemerkbar macht.«

Beeindruckt von der Tatsache, daß manche Menschen zuckersensitiver sind als andere und diese Veranlagung offenbar vererblich ist, nahm Dr. Cohen erneut Tierversuche auf. Er wählte eine Gruppe Ratten aus, bei denen Zuckerzufuhr den Zuckerspiegel am meisten erhöhte, und eine andere Gruppe, die den niedrigsten Zuckerspiegel zeigte. Bei beiden Gruppen untersuchte er die Nachkommen, eine Generation um die andere, bis er bei der dritten oder vierten Generation einen Stamm hatte, der bei Zuckerzufuhr diabetisch wurde.

Auf diese Weise gelangte Dr. Cohen zu der Theorie, daß es zu Diabetes kommt, wenn der genetisch Sensible Zucker zu sich nimmt.

Zucker, Cholesterin und Triglyzeride. Seit 1961 haben viele Forscher bewiesen, daß stark zuckerhaltige Nahrung den Cholesterin- und Triglyzeridspiegel hebt, und zwar sowohl bei normalen Menschen als auch bei jenen, die ohnehin zu viele Fettröpfchen in der Blutbahn haben.

Unzählige Protokolle untermauern die Hypothese, daß der Triglyzeridspiegel bedeutend sinkt, wenn der Zucker aus der Nahrung gestrichen wird.

Ich habe meine eigenen Ergebnisse bei zuckerfreier Ernährung aufgezeichnet und beobachtet, daß die Wirkung viel stärker ist als bei den wirksamsten Medikamenten, die zwecks Senkung des Triglyzeridspiegels verabreicht werden.

Andere Forscher berichten, daß Menschen, die an Erkrankungen der Arterien leiden, fast doppelt soviel Zucker zu sich nehmen wie diejenigen, die davon verschont bleiben, und daß sich Patienten, die wegen ihrer ersten Herzattacke behandelt wurden, bedeutend mehr Zucker zugeführt hatten als eine Kontrollgruppe.

Aus all diesen Forschungen und Beobachtungen, die ja verschiedene Eßkulturen umfassen, ist zu ersehen, daß der Stoffwechsel des Menschen einfach nicht imstande ist, die Zuckerüberschwemmung, der wir heute ausgesetzt sind, zu verarbeiten. So braucht man sich nicht zu wundern, wenn viele Mediziner der übertriebenen Zuckerzufuhr die Hauptschuld an der Verbreitung von Diabetes, Bluthochdruck und Herzkrankheiten zuschreiben. Zucker ist freilich nicht der einzige Faktor, sondern es gibt deren viele, aber er fällt stark ins Gewicht.

Dennoch sehen mich viele Patienten, die zum erstenmal zu mir kommen, ungläubig an, wenn ich ihnen sage, sie sollten den Zucker aus ihrer Küche verbannen. Glauben Sie mir wenigstens, daß Zucker Gift ist, nicht nur für Sie, sondern auch für Ihre Angehörigen.

Die Bevölkerung der »zivilisierten« Länder ist krank.

Der typische »Gesunde«, der als normal betrachtet wird, hat zwanzig Jahre lang Süßigkeiten, Kuchen und zuckergesüßte Getränke zu sich genommen. Wenn die Theorie zutrifft, daß der vermehrte Verbrauch von Zucker und anderen denaturierten Kohlehydraten zu epidemischer anomaler Glukosetoleranz geführt hat, dann bilden die Menschen, die wir als Norm hinstellen, *nicht* die Norm. Daraus folgt, daß die meisten Menschen in der westlichen Welt in diätetischer Hinsicht so ungesund leben, daß wir die geschädigte Gesundheit als Norm hinnehmen, ohne zu ahnen, wie wir in Wirklichkeit funktionieren könnten. Es gibt jedoch etliche andere Kulturen, wo viele Menschen hundert Jahre alt werden und ihr Leben lang kräftig, arbeitsfähig, sexuell leistungsfähig, lebensfroh und energiegeladen bleiben. Wohlbekannte Beispiele sind die Hunza, die Abchasier und die Einwohner von Vilcabamba in Peru. In den »zivilisierten« Ländern ist der Durchschnittsmensch schon so lange einer unnatürlichen Ernährung unterworfen worden, daß er nicht weiß, was »normal« in Wirklichkeit ist.

Wie lange müssen wir noch warten? Wie lange wird es noch dauern, bis die Gesundheitsbehörden begreifen, daß wir in den Klauen einer Epidemie sind? Wann wird das Erziehungswesen auf die Gefährlichkeit des Zuckers hinweisen?

Die Wahrheit über den Zucker wird ans Licht kommen. Die Wahrheit ist die, daß der leckere Zucker, den Sie jeden Morgen auf den Frühstückstisch stellen, Ihre Gesundheit bedroht. Um das allen klarzumachen, sind weitere Dokumentationen vonnöten. Es wird wohl einen großen Kampf kosten, zumindest mit der Industrie, aber die Umkehr wird kommen, muß kommen, vielleicht erst in Jahren.
Schon 1972 wurde bei einem internationalen Kongreß in Westdeutschland, an dem anerkannte Fachärzte für Diabetes, Fettsucht, Stoffwechselkrankheiten und Arteriosklerose teilnahmen, offiziell empfohlen, die Menschen sollten aufhören, Zucker zu sich zu nehmen.
Viele Wissenschaftler, zu denen Dr. Cohen, Dr. Yudkin und ich selbst gehören, haben Zucker von ihrer Speisekarte gestrichen. Wir rühren ihn ebensowenig an wie Zyankali oder Strychnin.

Vorläufig müssen Sie die Entscheidung selbst treffen, für sich und für Ihre Kinder. Betrachten Sie die Tatsachen und entscheiden Sie, ob es Sinn für Sie hat, Zucker zu sich zu nehmen. Das läßt sich ganz leicht herausfinden, wenn man Zucker strikt meidet und sieht, wie man sich dann fühlt.

Ich würde jede Wette eingehen, daß Sie bei dieser Ernährungsweise schon nach einigen Wochen ein Wohlbefinden erleben, das Sie nicht für möglich gehalten hätten.

4
Wer sagt, wir seien gut ernährt?

Ist es Ihnen auch schon aufgefallen, daß in letzter Zeit »verantwortungsbewußte« Ernährungswissenschaftler behaupten, Vitamine seien nicht nur überflüssig, sondern sogar schädlich? Gleichzeitig aber hören Sie von Bekannten, sie wären durch Einnahme hoher Vitamindosen von dieser oder jener Krankheit geheilt worden.

Hinter diesem Paradoxon steckt etwas. Die Magnaten der Nahrungsmittelindustrie wollen die Bevölkerung glauben machen, sie erfüllten ihre Pflicht, uns mit angemessenen Lebensmitteln zu versehen, auf durchaus redliche Weise. Erinnern Sie sich, wie sich die Tabakindustrie bemüht hat, uns zu überzeugen, Rauchen sei ungefährlich?

Der Erfolg der Nahrungsmittelindustrie. Der Nahrungsmittelindustrie ist es gelungen, unsere Ansichten zu bestimmen. Die meisten von uns glauben in bezug auf Ernährung alles, was man uns aus wirtschaftlichen Interessen glauben machen will. Es ist ihr sogar gelungen, in ideologischer Übereinstimmung mit den Gesundheitsbehörden zu leben, die sich in fast allen Punkten dem Diktat der Nahrungsmittelindustrie beugen, wenigstens in den USA.

Ein mutiger Senator. Einige wenige Persönlichkeiten lassen sich nicht ins Bockshorn jagen. Zu ihnen gehört Senator William Proxmire von Wisconsin, der die von der amerikanischen Gesundheitsbehörde (Food and Drug Administration, abgekürzt FDA) empfohlene niedrige tägliche Vitaminzufuhr angeprangert hat.

Um die militanten Versuche der FDA, den Konsumenten die Vitaminzufuhr zu diktieren, ins richtige Licht zu rücken, weist Proxmire darauf hin, daß sich die FDA von der Nationalen Akademie der Wissenschaften beraten läßt, »die teilweise von der Nahrungsmittelindustrie beinflußt, beherrscht und finanziert wird«.

Er sagte: »Das gehört zu den skandalösesten Interessenkonflikten in der Bundesregierung.«

So erklärt sich die offizielle Einstellung der amerikanischen Gesundheitsbehörde, daß »zusätzliche Zufuhr von Vitaminen und Mineralstoffen für die Ernährung unnötig und bei Krankheitsverhütung nutzlos« sei.

Einstellung der Ärzteschaft. Wer da meint, die Ärzteschaft würde bei dieser Kontroverse doch wohl Partei für das Wohlbefinden ihrer Patienten ergreifen und sich der Lebensmittelindustrie entgegenstellen, der irrt sich. Die offizielle Einstellung der Amerikanischen Ärztegesellschaft lautet, daß die Amerikaner, sofern sie nicht wirklich krank sind, keine zusätzliche Zufuhr an Vitaminen und Mineralstoffen brauchen, wenn sie sich auf die allgemein übliche Weise ernähren.

Wie tief diese Ansicht verankert ist, wurde mir bei der Debatte vor dem Senat klar, als sich Senator McGovern beim Vorsitzenden des Ausschusses für Ernährungsfragen, Dr. C. E. Butterworth, erkundigte, was er denn an meiner Diät auszusetzen habe. Mir blieb der Mund offen stehen, als ich die Antwort vernahm: »Es sind alle diese Vitamine.«

Was weiß man eigentlich über unseren Ernährungsstatus? Haben die Ärztegesellschaft und die Gesundheitsbehörde recht? Oder haben wir anderen – denn ich bin beileibe nicht der einzige – recht, wenn wir sagen, Vitamin-Mangelerscheinungen seien weitverbreitet?

Was ein Inspektionsbericht ergeben hat. Vieles von ihm, was wir wissen, fußt auf einem 1972 veröffentlichten Inspektionsbericht. Vier Jahre nahm es in Anspruch, ein

Labyrinth von Feldstudien zu bearbeiten, Laboratoriums- und Computer-Analysen herzustellen, um zu ermitteln, was 86 000 Menschen aßen und ob sie klinische oder chemische Anzeichen ernährungsbedingter Gesundheitsstörungen aufwiesen.

Das Ergebnis war ein erschreckender Grad an falscher Ernährung mit Mangel an Vitamin A, Riboflavin, Thiamin, Niacin, Vitamin D, Vitamin C, Eisen und mitunter sogar an Protein. Die schlimmsten Werte wurden bei Kindern gemessen. Unzählige Kinder waren zu klein für ihr Alter, durch Mangelkrankheiten im Wachstum verkümmert.

Wer diesen Bericht las, der war erschüttert von seiner Bedeutung. Dr. Alfred Klinger von der medizinischen Fakultät in Chicago schrieb, der Bericht bestätige, daß falsche Ernährung das größte Gesundheitsproblem in den Vereinigten Staaten sei, und fügte hinzu: »Für die Jugend bedeutet das Behinderung der Lernfähigkeit und einer gesunden seelischen Entwicklung, der körperlichen Ertüchtigung und der Fähigkeit, gesunde Nachkommen in die Welt zu setzen, Infektionen zu widerstehen, kreativ zu sein und eine normale Lebensspanne zu erreichen. Dazu ist es durch die Ernährung gekommen, die auf weiter nichts als Profitgier beruht.«

Einige Jahre später wurde eine weitere Untersuchung an rund 30 000 Menschen in 65 verschiedenen Gegenden vorgenommen. Die Befunde waren nicht besser. Und vor kurzem ergab eine sehr gründliche Studie in Kanada im wesentlichen das gleiche.

Weitere Resultate sind ebenso bestürzend: Gehirnschäden, Anämie, Hautinfektionen, verkümmertes Wachstum – alles infolge unzureichender Ernährung.

Mehrere Studien ergaben, daß zwei Drittel der Schwangeren an Folsäure-Mangel litten und daß es auch den Frauen, die die Pille oder Mittel gegen Menstruationskrämpfe nahmen, häufig an Folsäure fehlte. Bei einer anderen Untersuchung stellte sich heraus, daß 75% der Frauen, die von der Pille Gebrauch machten, an Vitamin-B_6-Mangel litten.

Unser Ernährungsstatus steht tatsächlich auf wackligen Füßen. Wäre dies eine ansteckende Seuche, so würden wir alle unter Waffen sein; doch da es sich nur um unzureichende Ernährung handelt, wird es als unwichtig abgetan.

Der beunruhigendste Aspekt dieser Untersuchungen ist für mich der, daß man sich nur mit einem kleinen Prozentsatz der wesentlichen Nährstoffe befaßt hat. Andere – wie etwa die Spurenelemente – wurden überhaupt nicht berücksichtigt. Und gerade das sind die Gebiete, auf denen die Ernährungstherapie die auffälligsten guten Ergebnisse erzielt. Es muß angenommen werden, daß auch sie in ungenügender Menge vorkommen.

Nur die offensichtlichen Mängel wurden erforscht.

Wenn so viele Menschen an leicht feststellbarem Vitamin- und Mineralstoffmangel leiden, ist es dann nicht logisch, anzunehmen, daß es vielen von uns auch an anderen wesentlichen Nährstoffen fehlt? Bei Millionen müssen sich die verborgenen Formen der Unterernährung täglich auf irgendeine Weise bemerkbar machen, denn die hungernden Zellen schreien nach Vitaminen und Mineralstoffen, die sie dringend benötigen, aber nicht erhalten.

Es braucht keineswegs Rachitis, Skorbut, Beriberi oder Pellagra zu sein, sondern in den meisten Fällen sind es chronische Leiden, die wir in Anbetracht des Alterungsprozesses als »normal« betrachten, weil wir gar nicht auf den Gedanken kommen, daß sie mit falscher Ernährung zusammenhängen könnten.

Wenn diese Mängel beseitigt würden, wenn wir in einer vollständig richtig ernährten Gesellschaft lebten, mit anderen Worten, wenn unser Körper alles erhielte, was er braucht, dann könnten wir uns der besten Gesundheit und des Wohlbefindens erfreuen. Die Kinder hätten dann in geistiger und körperlicher Hinsicht die besten Lebensaussichten; vielen Alten, die Opfer der Senilität werden, wäre geholfen; vielen Patienten, die auf orthodoxe Behandlungsweise nicht ansprechen, würde es besser gehen, und viele »Normale« würden das Alltagsleben befriedigender finden.

Ernährungstherapie. Ein gutes Beispiel ist die Behandlung der Schizophrenie. Groß ist die Zahl der ernährungswissenschaftlich gebildeten Ärzte, die mit der Verabreichung von Niacinamid, Vitamin C, Pyridoxin sowie anderen Vitaminen und Mineralstoffen bemerkenswerte Resultate erzielt haben.

Dieselben Vitamine und Mineralstoffe könnten auch bei der Behandlung von Herzkrankheiten sehr wichtig sein. Man hat nämlich festgestellt, daß in neun Bezirken von Nordgeorgia doppelt so viele Menschen den Herztod erleiden wie in den neun Bezirken von Südgeorgia. In den neun nördlichen Bezirken fehlen dreizehn Spurenelemente, die hingegen in den neun südlichen Bezirken reichlich vorkommen. Vielleicht würden einige von ihnen zur Verhütung von Herzkrankheiten beitragen.

Viele Frauen haben schon festgestellt, daß manche Nebenwirkungen der Menopause verschwinden, wenn sie Vitamin E oder Folsäure einnehmen. Die Menopause aber gehört zum Alterungsprozeß, und so werden den Frauen entweder Östrogene verabreicht, oder man sagt ihnen, sie müßten die Beschwerden eben ertragen.

Man weiß heute, daß viele sogenannte Geisteskranke zuviel Kupfer und zuwenig Zink im Körper haben. Beide Abnormitäten können durch eine Zinktherapie korrigiert werden.

Dutzende derartiger ernährungsbedingter Wechselwirkungen sind schon entdeckt worden, Hunderte müssen noch entdeckt werden. Ich würde den Ausdruck »Nutrinärpharmakologie« für die neue Wissenschaft vorschlagen, die sich in der Medizin neuerdings gebildet hat.

Nutritionsstörungen – eine neue Wissenschaft.* Das Studium der Vitamine und Mineralstoffe steckt noch in den Kinderschuhen, ist kaum über das Stadium hinaus, in dem Penicillin war, als der Engländer Alexander Fleming entdeckte, daß ein Schimmelpilz in seinem Laboratorium das Wachstum von Bakterien verhinderte. Viele Wissenschaftler glau-

---

* lat. *nutrio* = ernähren

51

ben, daß es wahrscheinlich noch Dutzende von lebenswichtigen Vitaminen und Mineralstoffen gibt, von denen wir vorläufig nichts wissen.

Bei einem klassischen Tierversuch wurde zum Beispiel die Zeit gemessen, die Ratten schwimmen konnten, ohne zu ermüden, nachdem man ihnen alle *bekannten* Nährstoffe zugeführt hatte, und dann abermals, nachdem der Nahrung Leber hinzugefügt worden war. Mit der zusätzlichen Leber konnten sie viel länger schwimmen. Wahrscheinlich ist daraus zu schließen, daß Leber einen Nährstoff (oder Nährstoffe) enthält, den wir noch nicht kennen. Aber immer noch reden viele »Ernährungswissenschaftler«, als ob unmöglich noch neue Vitamine entdeckt werden könnten.

Unterernährung kommt in allen Gesellschaftsschichten vor, auch bei den Wohlhabenden. Das ist, entgegen der allgemeinen Anschauung, eine unumstößliche Tatsache. Infolgedessen wird unser aller Lebenserwartung trotz unbestreitbarer medizinischer Fortschritte eher kürzer als länger. Augenblicklich wird die Lebenserwartung der Amerikaner von vierzehn größeren Nationen übertroffen, obwohl sich das Budget des amerikanischen Gesundheitswesens auf über 70 Milliarden jährlich beläuft. Doch wie Senator Richard Schweicker betont: »Das Geld wird größtenteils für Heilung, nicht für Krankheitsverhütung ausgegeben.«

Die meisten beziehen ihr Wissen über die Ernährung von den aufgedruckten Etiketten der Nahrungsmittel. Darin sind acht bis zehn Nährstoffe erwähnt, die man dem denaturierten Nahrungsmittel hinzugefügt hat. Der Konsument verläßt sich darauf, daß dies die einzig wirklich wichtigen Nährstoffe sind. (Wenn andere ebenfalls wichtig wären, hätte man sie dann nicht auch hinzugefügt?) Ferner meint er, daß diese Nährstoffe den bemerkenswerten Nährwert des Produkts bilden, ohne sich klarzumachen, daß sie ja nur vorhanden sind, weil der Hersteller sie hinzugefügt hat, und daß andere wichtige Nährstoffe gar nicht genannt sind.

Die erste Regel für den gewissenhaften Verbraucher lautet

also: *Die Nährstoffe, die auf dem Etikett nicht erwähnt sind, fehlen.* Aber höchstwahrscheinlich sind gerade die fehlenden Nährstoffe diejenigen, deren Ausfall zu Mangelkrankheiten führt. Und höchstwahrscheinlich lassen sich die ernährungsbedingten Gesundheitsprobleme nur lösen, wenn diese Nährstoffe dem Körper zugeführt werden.

Weitverbreitete Mangelkrankheiten. Man darf mit Fug und Recht sagen, daß der weitaus größte Teil der Menschheit an Mangelkrankheiten leidet, wenn man die Grenzfälle mit einrechnet. Es fehlt uns an vielen Mikronährstoffen, namentlich an Zink, Chrom, Folsäure, Eisen und Vitamin B_6.

Bei der heutigen Ernährungsweise erhält der Körper nicht alle Nährstoffe, die er braucht. Diejenigen Ernährungswissenschaftler, die in enger Verbindung mit der Nahrungsmittelindustrie stehen, sagen, wir brauchen keine Zusätze. Aber gerade Zusätze machen den Unterschied aus. Zum Beispiel werden bei Leuten, die an Müdigkeit und psychischen Störungen leiden, mit vermehrter Zinkzufuhr so gute Erfolge erzielt, daß daraus nur eins zu folgern ist: Die Mehrzahl der Menschen dürfte an Zinkmangel leiden.

Dr. Henry Schroeder hat nach umfassender Analyse aller üblichen Nahrungsmittel festgestellt, daß wir die Einbuße an dem wichtigen Spurenelement Chrom, die sich bei unseren Eßgewohnheiten ergibt, nur ausgleichen könnten, wenn wir Unmengen von Bierhefe und Austern zu uns nähmen.

Der Mythos von der ausgewogenen Diät. Dr. Schroeder weist auch darauf hin, daß die Nahrung unserer Vorfahren – wohlgemerkt, natürliche, nicht denaturierte Nahrung – die für den Stoffwechsel notwendigen Mikronährstoffe enthalten hat. Sonst hätte die Menschheit wahrscheinlich nicht überleben können.

Freilebende Tiere brauchen keine ausgesucht vielfältige Nahrung. Sie bekommen alles Notwendige, weil die natürliche Nahrung, die sie zu sich nehmen, alle die Nährstoffe enthält, die ihr Körper zu verarbeiten vermag. Dafür hat die Natur gesorgt. Oder kann man sich ein Wildtier vorstellen, das herumläuft und jeden Tag die Kost sucht, die alle für seinen Stoffwechsel notwendigen Nährstoffe enthält?

Es ist nicht verwunderlich, daß Zuckerrohr viel Chrom enthält, nämlich die Substanz, die Zucker chemisch umwandelt. Ebenso hat es seinen Sinn, daß Weizen reich an Vitamin B ist, das der Körper braucht, um die Kohlehydrate umzuwandeln. Das ist einer der Gründe, warum wir nur Vollkornweizen zu uns nehmen sollten.

Irreführung. Wir nehmen aber aufgespaltene Nahrungsmittel zu uns, denen alle diese notwendigen Bestandteile fehlen. Zuerst werden die Getreideprodukte fast aller Nährstoffe beraubt, dann fügt man ihnen einige wieder hinzu, doch einige wichtige werden außer acht gelassen. Das natürliche Erzeugnis ist so dürftig geworden, daß die künstliche Hinzufügung nicht viel zu bedeuten hat. Wir werden irregeführt, indem man uns glauben macht, es seien nahrhafte Produkte. Die kostspieligen Reklamefeldzüge der Fabrikanten haben in ihrem Kielwasser ein Volk Irregeführter hinterlassen.

Man muß sich einmal klarmachen, daß unser Weißmehl und die daraus hergestellten Lebensmittel einen Verlust von 75 bis 85% der vielen Nährstoffe erlitten haben, die der natürliche Weizen enthält.

Das muß geändert werden! Dr. William B. Bradley, der Leiter des Amerikanischen Bäckerei-Instituts, beschwört die einschlägigen Fabrikanten, den Weizen nicht mehr all seiner Nährstoffe zu berauben. »Das heutige feinausgemahlene Backmehl«, sagt er, »enthält nur noch ungefähr 10% Vitamin B_6, 20% des im Weizen vorkommenden Thiamins und überhaupt kein Vitamin E mehr. All das läßt sich ändern, wenn man zum Brotbacken Vollkornweizen verwendet, der 80% dieser Vitamine enthält.«

Bisher ist seine Stimme und die anderer unbeachtet geblieben.

Warum brauchen wir Vitaminzusätze? Weil wir den Reis

polieren, den Weizen entkeimen, das Zuckerrohr raffinieren und alle für den Stoffwechsel notwendigen Nährstoffe wegwerfen. Zucker enthält das Chrom und die anderen für die Umwandlung notwendigen Spurenelemente, nur sind sie zufällig in den Teilen enthalten, die wir wegwerfen.

Wer ist schuld am Fortbestehen dieser unerträglichen Verhältnisse?

Sind die Vertreter der staatlichen Institutionen schuld daran, die der Lebensmittelindustrie als Ja-Sager gedient haben? Die Sprecher der Ärzte-Organisationen, die es unterlassen haben, die Wahrheit über die Nährmittelforschung zu enthüllen? Die Lebensmittelindustrie, die uns Sand in die Augen streut und mit ihrer Reklame so tut, als könne sie Wunder vollbringen und schlechtes Zeug in Nährmittel verwandeln?

Fraglos sind alle diese Faktoren an der Entwicklung beteiligt, und sie wirken sich auch weiterhin aus.

Es war leicht, die meisten von uns an der Nase herumzuführen, weil nur sehr wenige Menschen wissenschaftlich genügend geschult sind, um die Zusammenhänge zu erkennen. Der Durchschnittsbürger denkt sich: »Ich bin weder Naturwissenschaftler noch Arzt – wie kann ich es beurteilen? Wenn die Ärztegesellschaft erklärt, Vitamin C tue nicht gut, dann muß es so sein. Wenn die Gesundheitsbehörde sagt, wir brauchen nicht so viel Folsäure, wie manche behaupten, dann muß sie ja wissen, was sie tut.« Nicht nur weiß der Mann von der Straße es nicht besser, sondern es kommt auch hinzu, daß die Journalisten, die für Zeitschriften, Zeitungen und Fernsehen arbeiten, von den Ansichten dieser »Fachleute« abhängig sind und in ihrer Unkenntnis ins selbe Horn blasen. So verbreiten die Massenmedien diese Märchen.

Am traurigsten ist es, daß gerade die Ärzte der Gehirnwäsche unterzogen worden sind. Mir ist es selbst so ergangen, und ich kann meinen Lesern verraten, daß ich nach dem Studium, als ich meine Praxis eröffnete, von Ernährungsfragen nichts wußte. Ich hatte aufgenommen, was ich gelehrt worden war: daß wir keine Vitamine brauchen, solange wir keinem ungewöhnlichen körperlichen Streß unterstehen. Noch am 11. August 1975 verkündete die amerikanische Ärztegesellschaft, Megavitamine seien »pharmakologischer Blödsinn«, und das wird den Medizinstudenten auch heute noch gesagt. Die Patienten sind die Opfer.

Ärzte und Gesundheitsbehörde.

Obwohl eindeutige Beweise dafür sprechen, daß die Zufuhr von Vitaminen und Mineralstoffen der leichteste und beste Weg zur allgemeinen Gesundheit ist, stellen sich die amerikanische Ärztegesellschaft und die FDA der praktischen Durchführung dieses Grundsatzes entgegen.

Der Standpunkt der Gesundheitsbehörde ist schwer zu verstehen. Das Machtwort, das sie sprechen müßte, um den Teufelskreis von Irreführung, falscher Belehrung und Geldmacherei zu durchbrechen, bleibt ungesagt. Statt dessen hat die Food and Drug Administration als neuestes verlautbaren lassen, daß alle Produkte, die mehr als das Anderthalbfache der von ihr empfohlenen täglichen Vitaminmenge enthalten, nicht mehr verkauft werden dürfen.

Dieses Buch soll Ihnen nicht zuletzt dazu verhelfen, im Rahmen der energiefördernden Diät Vitamine und Mineralstoffe zu berücksichtigen. Sie werden Vitamin um Vitamin, Mineralstoff um Mineralstoff genau kennenlernen und erfahren, zu welchen Ergebnissen die Wissenschaftler gelangt sind, die Megadosierungen gegen verschiedene Krankheiten benutzt haben. Auch die Nebenwirkungen werden dargelegt werden. Im Gegensatz zur Gesundheitsbehörde halte ich das große Publikum nicht für so beschränkt, daß es außerstande wäre, selbst herauszufinden, was dem einzelnen gut tut und was nicht. Meiner Ansicht nach kann jeder die Entscheidung selbst treffen, wenn er aufgeklärt ist. Zweck dieses Buches ist es, diese Aufklärung zu vermitteln.

5
Die Energie-Diät als Mittel gegen Müdigkeit

Vielleicht würde ich den heutigen Eßgewohnheiten nicht so kritisch gegenüberstehen, wenn ich nicht überzeugt wäre, bessere bieten zu können. Namentlich habe ich als Mittel gegen Übermüdung nicht nur eine bestimmte Diät zu bieten, sondern ein ganzes Diätprogramm, so daß jeder die Diät auswählen kann, die seinen Bedürfnissen entspricht.

Zuerst aber muß ich gewisse Grundregeln aufstellen, wie ich es bei all meinen Patienten zu tun pflege. Wenn man aus gesundheitlichen Gründen oder zwecks Gewichtsabnahme Diät leben will, ist eine ganz besondere innere Einstellung vonnöten. Ist es nicht so, daß man meistens das ißt, was einem am besten schmeckt? Nun ja, gelegentlich sieht man von einigen Genüssen ab, um die Figur zu verbessern. Aber wie ein Buch oder ein Film hat eine solche »Diät« einen Anfang und ein Ende. Man nimmt nämlich nach kürzerer oder längerer Zeit die alten Gewohnheiten wieder auf und ißt, was dem Gaumen am meisten mundet.

Die neue Einstellung. Bei der neuen Einstellung, die ich fordere, wählt man die Kost nicht danach aus, was am besten schmeckt, sondern danach, was der Gesundheit und dem Wohlbefinden am zuträglichsten ist. Süßigkeiten zum Beispiel können herrlich munden, sind aber gesundheitsschädlich. Wenn man nun einen neuen Wertmaßstab anlegt, fällt nicht mehr nur der Gaumengenuß ins Gewicht, denn man trifft die Auswahl ja um eines wichtigeren Zieles willen – um gesund zu werden und zu bleiben. Bei dieser Einstellung wird die neue Ernährungsweise nicht zu einer Episode, sondern zur Gewohnheit fürs ganze übrige Leben.

Da verschiedene Menschen auch verschiedene Ziele haben, ist für jede Lebenslage eine besondere Diät notwendig. Dieses Buch handelt von vier Diätarten, jede für einen anderen Zweck.

1. Diät. Energiefördernde Diät zur Gewichtsabnahme. Sie hat insofern Ähnlichkeit mit der Diät, die den Lesern meines ersten Buches, ›Diät-Revolution‹, bekannt ist, als sie auf kohlehydratarmer Kost beruht. Einschränkung der Kohlehydratzufuhr ist und bleibt das A und O des Abnehmens. Hier kommt aber noch die energiefördernde Wirkung hinzu.

2. Diät. Energiefördernde Diät zur Gewichtszunahme. Sie ist für Menschen mit Untergewicht bestimmt, die zunehmen und gleichzeitig Energie gewinnen möchten.

3. Diät. Energiefördernde Diät unter Beibehaltung des Gewichts. Für diejenigen, die ihr Idealgewicht beibehalten und ihre Müdigkeit bekämpfen wollen.

4. Diät. Spezialdiät für Sonderfälle. Unter Sonderfällen ist ein komplizierter Faktor wie Schwangerschaft, unerklärbares schlechtes Befinden oder ein Leiden, das medikamentös behandelt wird, zu verstehen. Es ist gewissermaßen eine Zwischendiät, die kräftigt und die Gesundheit fördert, bis es Zeit wird, mit einer der anderen Diätarten zu beginnen.

Jeder erforsche sich selbst. Wenn man sich darüber klar ist, welches Ziel man erreichen möchte, ist es leicht festzustellen, welche Diät man leben möchte. Wählen Sie diejenige Diät, die *Ihrem* Idealgewicht, *Ihrem* Stoffwechsel, *Ihrer* Gesundheit, *Ihrer* Energie und *Ihrer* Anschauung entspricht.

Die Diätarten sind zwar verschieden, aber gewisse Faktoren haben sie gemeinsam. Es sind die folgenden:

Die allergrößte Gefahr für die Gesundheit wird vermieden – Zucker.

Die zweitgrößte Gefahr für die Gesundheit wird vermieden – denaturiertes Mehl.

Die Kohlehydratzufuhr wird eingeschränkt. Man stellt auf Grund von Testen fest, wieviel der Körper benötigt, und richtet sich danach.

Man ißt häufig, nicht nur zwei- oder dreimal am Tag.

Gemäß angegebener Richtlinien führt man sich zusätzliche Vitamine und Mineralstoffe zu.

Was mich meine Praxis gelehrt hat. Wenn man einem Menschen, der an Müdigkeit leidet, Zucker in jeder Form vorenthält, ihm Mineralstoffe und Vitamine gibt und seine Kohlehydratzufuhr drosselt, bessert sich sein Zustand. Das wirkt bei fast allen.

Ob dieser Mensch an Unterzuckerung (Hypoglykämie), Vitamin- und Mineralstoffmangel oder Nahrungsmittel-Allergie leidet, spielt letzten Endes keine Rolle. Tatsache ist, er wird sich besser fühlen.

Diät gegenüber Ernährung. Als ich das erstemal im Fernsehen auftrat, sprach ich über die Atkins-Diät. Als ich ein Jahr später abermals aufgefordert wurde, sagte ich dem Interviewer, mein Thema sei die Ernährung. Er machte ein erstauntes Gesicht und fragte: »Ist das nicht ein Wechsel – von der Diät zur Ernährung?«

Allzu viele Leute übersehen die Verbindung zwischen Diät und Ernährung. Sie meinen, nur die Dicken müßten Diät leben. Wenn ich mit diesem Buch etwas vermitteln möchte, dann ist es die Erkenntnis, daß *jeder* Diät leben sollte. Jeder sollte sich bemühen, seinem Körper die bestmögliche Nahrung zu gönnen.

Diät ist nicht gleichbedeutend mit einer Schon- oder Krankenkost oder einer Reglementierung zum Zwecke der Gewichtsabnahme. Diät bedeutet in diesem Zusammenhang nichts weiter als Ernährung, das heißt, das Wort bezieht sich auf das, was man ißt.

Es gibt eine gute und eine schlechte Diät; es gibt eine Diät, bei der man abnimmt, und eine andere, bei der man zunimmt; es gibt Diätarten für bestimmte Krankheiten wie Herzleiden und Diabetes, und andere, die diese Krankheiten hervorrufen.

Wenn es eine Diätart gibt, die nicht der Ernährung dient, dann ist es die des zwanzigsten Jahrhunderts. Wir sind dazu gelangt, unsere Nahrungsmittel so sehr zu denaturieren, daß sie kaum noch Nährwerte enthalten.

Allen möglichen Eßwaren werden Kohlehydrate hinzugefügt, der Salatsauce, dem Fleisch, dem gefrorenen Gemüse, den Fertigmahlzeiten, den Imbissen, und das nicht nur in den Restaurants, sondern auch im Haushalt. Kein Wunder, daß es Ihnen guttun wird, Ihre Diät zu ändern.

Es bedarf keiner überragenden Intelligenz, um zu begreifen, daß ein Mensch, der nach dem Erwachen am Morgen ein Marmeladenbrötchen und eine Tasse Kaffee mit zwei Stück Zucker, mittags ein »deutsches Beefsteak« mit Bratkartoffeln, dazu Bier oder Coca-Cola, dazwischen Schokolade und abends ein ähnliches Essen wie am Mittag zu sich nimmt, daß dieser Mensch seiner Gesundheit schadet. Doch auch derjenige, der sich morgens mit einem Obstsaft und mittags mit einer Gemüsesuppe begnügt, sich aber abends mit vier Gängen schadlos hält, kann an Müdigkeit und Angstzuständen leiden und ein eingebildet Gesunder sein – und alles wegen seiner Diät.

Gutes Befinden ist keineswegs bestes Befinden. Ich frage meine Patienten oft: »Fühlen Sie sich sehr gut? Wirklich ganz auf der Höhe?« Wenn sie diese Frage nicht beantworten können, weiß ich, daß ihr Befinden nicht bestens ist.

Mag sein, daß man sich zeitweise gut fühlt, aber Anfälle von Müdigkeit, Depressionen und Gereiztheit hat. Oder es treten anfallsweise Beschwerden wie Herzklopfen, Schwindelgefühl, Krämpfe und Zwangsneurosen auf. Plötzlich versagt die Konzentration, oder man hat die Sprache nicht mehr in der Gewalt. Schlimm scheint das alles nicht zu sein; es sind jedoch Anzeichen funktioneller Störungen. Es brauchen nicht unbedingt psychosomatische Erscheinungen zu sein, und es hängt auch nicht unbedingt »mit den Nerven« zusammen. Derartige Symptome können davon herrühren, daß der Stoffwechsel die Funktionen des Körpers und des Gehirns beeinträchtigt.

Meine eigenen Erfahrungen. Ursprünglich begann ich Diät zu leben, weil ich mit dem Gewichtsproblem zu tun bekam. In der Folge stellte ich die Wandlung an mir selbst fest: Ich wurde lebendiger, litt nicht mehr unter Müdigkeit, brauchte nachts weniger Schlaf und konnte das Mittagsschläfchen entbehren, das ich mir angewöhnt hatte. Zuerst schrieb ich das dem willkommenen Gewichtsverlust zu. Genau wie meine Patienten, die später zu mir sagten: »Herr Doktor, ich fühle mich besser denn je«, fand ich es herrlich, das überflüssige Fett los zu sein.

Es dauerte Jahre, bis mir die Erleuchtung kam. Ich wachte nicht deshalb frisch und ausgeruht auf, weil ich mich freute, dünner geworden zu sein. Mein Schlafbedürfnis hatte sich geändert. Früher hatte ich neun Stunden Schlaf gebraucht. Seither genügen mir nach einem elfstündigen Arbeitstag sechs bis sieben Stunden Schlaf. Jetzt frage ich meine Patienten immer, wann sie zu Bett gehen, wann sie aufstehen, wieviel Schlaf sie brauchen. Zu den meßbaren Dingen, an denen sich die richtige Ernährung erweist, gehört die Verminderung des Schlafbedürfnisses.

Eines führte zum anderen. Es begann mit meinem Interesse an Fettsucht, und sehr bald wurde mir die Bedeutung des Kohlehydrat-Stoffwechsels klar. So kam es, daß ich mich zum Spezialisten für Metabolismus ausbildete. Ich machte es mir zur Regel, jeden Patienten der Zuckerbelastungsprobe zu unterziehen. Zudem nahm ich nur die dreistündige Probe vor, um den Patienten auf Diabetes zu untersuchen, weil ich glaubte, was ich gelehrt worden war: daß es Hypoglykämie so gut wie nicht gibt.

Aber sogar bei der dreistündigen Probe fiel mir auf, daß der Blutzuckerspiegel bei manchen Patienten über das Normalmaß hinaus zu steigen begann und dann sehr schnell sank. Als ich daraufhin immer die vierstündige Probe vornahm, stellte ich fest, daß noch viel mehr Leute als zuvor diese Kurve zeigten. Bei vielen ergab sich der niedrigste Stand erst in der vierten Stunde. Später dehnte ich die Zuckerbelastungsprobe auf fünf Stunden aus und fand prozentual noch mehr Menschen mit diesen Schwankungen zwischen hohem und vermindertem Blutzucker.

Nun wollte ich die Ursache der abnormen Zuckerkurve herausfinden. Was hatten die Patienten, die sie aufwiesen, gemeinsam? Erstaunlich, wie viele gemeinsame Merkmale ich fand: Diabetes, Angina pectoris, Herzinfarkt, Herzrhythmusstörungen, Depression, Reizbarkeit, Müdigkeit, Zwangsängste, Migräne, Menièreschen Symptomenkomplex, Magengeschwür, Zwerchfellhernie, Gallenblasenleiden und Senilität. Bei all diesen Erkrankungen zeigte sich die abnorme Kurve besonders häufig. Außerdem bei Personen, die im Übermaß Kaffee und Alkohol konsumierten, und bei Patienten, die nebenbei in psychiatrischer Behandlung waren.

Bei all diesen Patienten milderte sich der Krankheitszustand, wenn das Steigen und Sinken des Blutzuckerspiegels durch Diäteinwirkung geregelt wurde.

Ferner stellte ich einen Zusammenhang zwischen der abnormen Kurve und gewissen Medikamenten fest, so bei Frauen, die die Pille oder Östrogen nahmen, bei Patienten, die Diuretika (Stoffe, die die normale oder verminderte Harnproduktion verstärken) nahmen, und solchen, die längere Zeit Abmagerungsmittel eingenommen hatten. Die letztgenannten gehörten übrigens zu den schlimmsten Fällen.

Meine Bemühungen, dieses Problem zu lösen, führten mich zur nächsten Phase meiner Ausbildung, womit ich die Notwendigkeit des Studiums der Ernährungswissenschaft meine. Das vollzog sich langsam, denn man muß ja bedenken, daß ich ein Arzt nach der Schulmedizin war. Ich war zwar gelehrt worden, daß Vitamine nicht gut tun und daß unsere »ausgewogene« Ernährung alle Nährstoffe liefert, die wir brauchen, aber es gab allzu viele Fälle, die mit dieser Lehre nicht in Einklang standen. Darum begann ich, zuerst vorsichtig, dann aufgrund der Erfolge mit wachsender Zuversicht, mit hohen Dosierungen verschiedener Vitamine zu experimentieren. Zu meiner Genugtuung und meiner Freude stellte ich fest, daß die Zufuhr hoher Vitamin- und Mineralstoffdosen wirklich einen Unterschied bedingte. Die Patienten, die sich gut gefühlt hatten, fühlten sich sogar noch besser, und diejenigen, die sich oft nicht gut fühlten, waren ihre Beschwerden bald los.

Selbstverständlich befaßte ich mich eifrig mit den Forschungsberichten über Vitamintherapie, immer auf der Suche nach dem Leitfaden, der mich dazu führen sollte, auch jenen Patienten zu helfen, mit denen ich kämpfte, das heißt, jenen, die noch nicht die Zauberworte gesprochen hatten: »Ich fühle mich besser denn je.«

Infolge meiner Entdeckungen beschränkte sich meine fachärztliche Tätigkeit nicht mehr auf Fettsucht und Stoffwechselkrankheiten, sondern ich hatte mich zum Ernährungswissenschaftler gemausert. Nachdem mein erstes Buch herausgekommen war, begann ich den wahren Wert der Vitamintherapie zu verstehen. Früher hatte ich schwierigen Patienten außer der Diät gelegentlich blutzuckerregelnde Hormone oder Medikamente verschrieben, doch jetzt konnte ich das Problem meistens mit intensiverer Vitaminanwendung lösen, so daß die Medikamente nicht mehr nötig waren.

Wer Diät lebt, muß zusätzlich Vitamine und Mineralstoffe einnehmen. Jede Diät hat zwei Faktoren: die Diät selbst und den Zusatz an Vitaminen und Mineralstoffen. Unter Umständen wirkt die Diät auch ohne Vitaminzusatz, aber ebensogut kann es nicht der Fall sein. Andererseits genügt Vitaminzusatz ohne Diät nicht. Tatsächlich ergeben sich bei der Vitamintherapie immer dann negative Resultate, wenn man bei der alten Ernährungsweise bleibt.

Enthält die übliche Kost nicht genügend Vitamine und Mineralstoffe? Alles spricht dafür, daß sich die Menschen in der Vergangenheit genügend Vitamine und Mineralstoffe zugeführt haben. Aber allen gegenteiligen Behauptungen zum Trotz kann der Durchschnittsmensch heute nicht mehr sicher sein, mit der üblichen Kost die vom Körper benötigten Mengen zugeführt zu bekommen. Jedenfalls fehlen in den denaturierten Lebensmitteln wichtige Nährstoffe. Diejenigen Völkerschaften, die wie die Hunza und die Abchasier nur unverfälschte Nahrungsmittel zu sich nehmen, erfreuen sich einer besseren Gesundheit und leben länger als wir.

In der westlichen Welt ißt der Mensch sein Leben lang Süßigkeiten und denaturierte Stoffe. Wenn die lebenswichtigen fehlenden Vitamine und Mineralstoffe nicht ersetzt werden, treten Mangelerkrankungen auf. Wer an Müdigkeit, Depressionen und Übergewicht leidet, kann ziemlich sicher sein, daß dahinter Vitaminmangel steckt.

Der richtige Treibstoff muß es sein. Wie ein Auto oder sonst eine Maschine den richtigen Treibstoff haben muß, um funktionstüchtig zu sein, so auch der menschliche Körper. Die chemische Formel muß sozusagen stimmen. Die Vitamine und Mineralstoffe sind die Katalysatoren, das Öl und das Antifrostmittel, die den reibungslosen Lauf bestimmen. Und wie das Klopfen des Motors verrät, daß etwas nicht in Ordnung ist, so verraten Beschwerden, daß dem Körper etwas fehlt. Wenn Gesundheitsstörungen auftreten, wenn man sich nicht gut fühlt, dann ist die chemische Formel des Treibstoffs nicht richtig.

Um den besten Treibstoff herauszufinden – die beste Diät –, muß einiges getan werden. Die nächsten vier Kapitel legen dar, was Sie tun müssen, bevor Sie mit der neuen Diät beginnen.

6
Wie man die eigene Krankengeschichte verzeichnet

Es ist nicht einfach, durch das geschriebene Wort Medizin zu praktizieren. Ich kann meine Leser nicht sehen, nicht anhören, kann sie nicht untersuchen und kann ihre Reaktion auf eine bestimmte Behandlung nicht kontrollieren. Kurz, ich kann ihre Krankengeschichte nicht verzeichnen, wie es der Arzt zu tun pflegt. Etwas ist mir jedoch möglich: Ich kann ihnen den richtigen Weg weisen.

Als erstes gilt es zu ermitteln, was Sie am meisten plagt. Ist es Müdigkeit? Ist es ein seelisches Problem wie etwa Depression? Sind es spezifische Beschwerden wie Schmerzen, Unbehagen, Benommenheit, Kopfweh, Verdauungsstörungen, Schlaflosigkeit oder Anpassungsschwierigkeiten?

Vielleicht haben Sie mehrere Beschwerden. Es liegt mir daran, daß Sie Ihre Beschwerden in der Reihenfolge ihrer Bedeutung verzeichnen. Gesetzt den Fall, es sind fünferlei Beschwerden. Wovon möchten Sie in erster Linie befreit werden? Wovon als nächstes usw.? In dieser Reihenfolge sollen sie dann behandelt werden.

Angenommen, Sie gehören zu den Menschen, die am Morgen unausgeschlafen aufwachen. Man reißt sich zwar für ein paar Stunden zusammen, aber schon mittags macht sich Übermüdung bemerkbar; man arbeitet notgedrungen weiter, doch gegen Abend wird man gereizt, und die Konzentrationsfähigkeit läßt immer mehr nach. Obwohl man in diesem Zustand nicht viel hat leisten können, ist man am Abend erschöpft. Natürlich sind Sie dann unzufrieden, gespannt oder nervös, und Ihre Angehörigen bekommen es zu spüren. Nach dem Abendbrot mag man nichts mehr unternehmen, und vor dem

Bildschirm schläft man ein. Wenn es so mit Ihnen steht, gehören Sie zu den eingebildet Gesunden, und dieses Buch vermag Ihnen zu helfen.

In meiner Praxis würde ich Ihnen die folgenden Fragen stellen: »Seit wann haben Sie diesen Zustand, unter welchen Umständen hat er angefangen, plötzlich oder allmählich?« Hat er plötzlich angefangen, so sind die Umstände wichtig, weil sie darauf hinweisen könnten, wodurch der Zustand ausgelöst worden ist. Ich würde weiterfragen: »Was scheint ihn zu verbessern, was zu verschlimmern?« Außerdem müßte ich natürlich den Grad der Müdigkeit wissen.

Eigenkontrolle. Um Eigenkontrolle zu üben, müssen Sie sozusagen Buch führen. Das hört sich langweilig an, ist aber äußerst wichtig, wenn man erkennen will, ob und wie die neue Diät wirkt. Die persönlichen Erfahrungen bilden die Krankengeschichte, und nur sie kann Ihnen die erzielten Ergebnisse vor Augen führen.

Dazu bedürfen wir eines Maßstabs, an dem sich die Beschwerden objektiv messen lassen. Zu diesem Zweck belegen wir die Beschwerden zahlenmäßig wie der Lehrer die Leistungen seiner Schüler im Zeugnis. An diesem Maßstab können Sie, während Sie Diät leben, nach einer Woche oder einem Monat ablesen, ob die Diät bei Ihren Beschwerden einen Unterschied bewirkt hat.

Müdigkeitstabelle. Stellen wir also eine Müdigkeitstabelle mit neun Zeitabschnitten auf.

Energiequotient

1. Beim Aufstehen   1. . . . .
2. Gleich nach dem Frühstück   2. . . . .
3. Vor dem Mittagessen   3. . . . .
4. Nach dem Mittagessen   4. . . . .
5. Nachmittags   5. . . . .
6. Vor dem Abendessen   6. . . . .
7. Nach dem Abendessen   7. . . . .
8. Vor dem Zubettgehen   8. . . . .
9. Schlaf   9. . . . .

Eintragungen. Bleiben wir bei der Annahme, daß es sich um Müdigkeit handelt. In diesem Fall wird die Energie bewertet. Dreitägige Beobachtungen ergeben die Punktzahl. Bei jeder der neun Zeitangaben stellt man sich die Frage, wieviel Energie man zu haben scheint, und benutzt das folgende Bewertungssystem.

Höchster Energiegrad = 10 Punkte. Man fühlt sich in glänzender Form, sogar nach einer anstrengenden Betätigung.

Vortreffliches Befinden bei üblicher alltäglicher Beschäftigung = 9 Punkte.

Täglich gutes Befinden oder normale Ermüdung nach anstrengender Tätigkeit = 8 Punkte.

Neutral, das heißt weder besonders gut noch besonders schlecht = 7 Punkte.

Ein wenig müde, nicht ganz auf der Höhe, ein bißchen überdreht, oder man begeht Fehler bei Routinearbeit = 6 Punkte.

Die Müdigkeit ist so, daß man sagt: »Ich bin müde, aber ich mache weiter« = 5 Punkte.

Man muß sich ausruhen oder etwas zu sich nehmen, um bei Kräften zu bleiben = 4 Punkte.

Die Müdigkeit ist so groß, daß man ein Schläfchen machen muß, oder man schläft beim Lesen, im Theater, beim Fernsehen ein = 3 Punkte.

Vor Müdigkeit hat man Muskelschmerzen, Beklemmung, Rücken- oder Kopfschmerzen = 2 Punkte.

Man fühlt sich so zerschlagen und erschöpft, daß man nicht aufstehen mag = 1 Punkt.

Zuunterst trägt man ein, wie viele Stunden man in dieser Nacht geschlafen hat. Wenn fünf Stunden genügt haben = 20 Punkte; sechs Stunden = 18 Punkte; sieben Stunden = 16 Punkte; acht Stunden = 14 Punkte; neun Stunden = 12 Punkte; zehn Stunden = 10 Punkte; elf Stunden = 8 Punkte.

Die zusammengezählten Punkte ergeben die Energiebewertung. Die Höchstbewertung wären 100 Punkte.

Der dreitägige Durchschnitt gibt den eigentlichen Energiegrad an. Auf diese Weise gelangt man zu einer Zahl, die mit allen späteren Zahlen verglichen wird.

Die Bewertung 70 geht noch gerade an, 80 ist gut, 90 vortrefflich. Bei weniger als 70 ist die Müdigkeit ein Zeichen dafür, daß mit dem Gesundheitszustand etwas nicht stimmt.

Interessant wird nun die Beobachtung sein, wie sich die Bewertungszahl ändert, nachdem man einige Tage, eine Woche, einen Monat, ein Jahr lang Diät gelebt und das Vitaminprogramm durchgeführt hat. Man kann auch feststellen, ob die Müdigkeit nachläßt oder sich verschlimmert. Aufgrund dieser Zahl kann man objektive Beobachtungen machen. Frauen können feststellen, ob die Müdigkeit mit dem Monatszyklus zusammenhängt. Man kann feststellen, wann die Wirkung einer Infektionskrankheit aufhört.

Ermittlung der Ursache. Geradezu spannend ist es, die Ursache der Müdigkeit herauszufinden. Ich möchte Sie nicht auf den irrigen Gedanken bringen, Müdigkeit sei immer durch Fehlernährung bedingt. Es gibt viele Ursachen: Anämie und andere Blutkrankheiten, Stoffwechselstörungen, Unterfunktion der Schilddrüse, innersekretorische Störungen, chronische Entzündungen, Umweltverseuchung, Nieren- oder Leberinsuffizienz, Krebs, Reaktion auf Medikamente (sogar auf Aspirin und Pille), übermäßiges Rauchen oder Trinken, kürzliche Operation, Überarbeitung. Doch abgesehen davon gibt es zahlreiche unerklärliche Fälle, Millionen Fälle, die vielleicht auf falscher Ernährung beruhen. Die Fehlernährung kann übrigens zu den erwähnten Krankheiten hinzukommen.

Schon bei Beginn meiner Praxis der inneren Medizin bekam ich die Klage über Müdigkeit am häufigsten zu hören. Damals konnte ich mich glücklich schätzen, wenn ich bei einem von fünf Patienten die Müdigkeit zu lindern vermochte. Doch seit ich die Nutritionstechnik anwende, erziele ich bei vier von fünf Patienten Besserung in bezug auf die Müdigkeit.

Depressionen. Eine neue Diät kann auch die fast ebenso häufig auftretende Beschwerde beheben, die mit Müdigkeit nahe verwandt ist – Depression.

Viele Menschen leiden an Depressionen, ohne es zu wissen. Die Weltgesundheitsorganisation bezeichnet Depressionen als »eine der meistverbreiteten Geistesstörungen in unserer Zeit«. In den Vereinigten Staaten ist der Schätzung nach jeder Siebente depressiv.

Die wörtliche Übersetzung lautet: depressiv = mit Verstimmung verbunden, traurig gestimmt.

Nur wenigen der vielen Depressiven wird die erforderliche Behandlung zuteil, zumal sie meistens gar nicht wissen, daß es für ihren Zustand eine Behandlung gibt.

Die Depression kann so belastend sein, daß sie zu Selbstmord führt. In ihrer milden Form nimmt sie dem Menschen einfach die Lebensfreude. Der Mensch, der alles schwarz sieht, der immer lethargisch ist, der nicht viel leistet, dieser Mensch leidet oft an Depression, und alte Leute, die als senil angesehen werden, sind vielleicht in Wirklichkeit depressiv.

Medikamente gegenüber Diät. Für ein einziges Antidepressivum (es gibt deren viele) wurden im vorigen Jahr in den USA über 25 Millionen Rezepte ausgeschrieben. Medikamente sind für viele Depressionszustände natürlich notwendig, und oft führen sie eine geradezu dramatische Besserung herbei. Aber sie wirken nicht immer, und häufig treten mißliebige Nebenwirkungen auf. Psychotrope Präparate können sogar Schaden anrichten.

Viele Beruhigungsmittel und Antidepressiva bewirken erhöhte Insulin-Ausschüttung und führen zu Gewichtszunahme und Hypoglykämie. Da Hypoglykämie aber oft die Ursache von Depressionen und Zwangsängsten ist, richten diese Mittel dann mehr Schaden als Nutzen an. In solchen Fällen muß natürlich die Hypoglykämie behoben werden.

Wie die Müdigkeit kann auch der Depressionszustand noch andere Ursachen als falsche Ernährung haben. Die Symptome der Depression setzen oft so langsam ein, daß der Betroffene nicht sagen kann, wann sie angefangen haben. Vielleicht fühlt er sich nur melancholisch, oder die Tränen sitzen locker; man findet alles sinnlos, das Berufsinteresse läßt nach, und man wird apathisch; man kommt sich als Versager vor, und man macht sich Vorwürfe; man wird ängstlich oder reizbar; man sucht Trost beim Alkohol, vernachlässigt sich, mag keine Entscheidung treffen und nichts Neues in Angriff nehmen; man schläft schlecht oder hat böse Träume. Das deutlichste Anzeichen: Der Sinn für Humor geht verloren, und man verlernt das Lachen.

Die Verstimmung kann Dauerzustand sein, kann aber auch kommen und gehen.

Depressionstabelle. Wenn man den Grad der Depression selbst bestimmen will, um zu sehen, ob sie sich durch andere Ernährungsweise beheben läßt, legt man die gleiche Tabelle wie bei Müdigkeit an (s. S. 66). Das ist sozusagen das Stimmungsbarometer für drei Tage. Die Bewertung nach Punkten:

Glücklich, restlos lebensfroh, strahlend = 10 Punkte.

Glücklich, zufrieden, zum Lachen aufgelegt = 9 Punkte.

Heiter, gutgelaunt = 8 Punkte.

Neutral, weder glücklich noch traurig, ohne besondere Stimmung = 7 Punkte.

Ein wenig bedrückt oder besorgt, eher traurig als vergnügt = 6 Punkte.

Tiefverstimmt, aber doch leistungsfähig = 5 Punkte.

Niedergedrückt, apathisch, lethargisch, in Konzentration und Leistung behindert = 4 Punkte.

Kaum arbeitsfähig, nur mit Medikamenten = 3 Punkte.

Leicht in Tränen ausbrechend, alles schwarz sehend, arbeitsunfähig = 2 Punkte.

Hoffnungslosigkeit, Verzweiflung, Zweifel, ob sich das Leben überhaupt lohnt = 1 Punkt.

Der Schlaf wird danach bewertet, was für Gedanken einen beim Einschlafen bewegen und welcher Art die Träume sind.

Die Punktzahl wird beim Schlaf gradweise verdoppelt. Zum Schluß zählt man die Punkte zusammen.
Die Gesamtpunktzahl kann zwischen 10 und 100 liegen.

Müdigkeits- und Depressionstabelle aufbewahren!

Nachdem man Diät gelebt hat, werden die neuen Punktzahlen mit der ersten Tabelle verglichen. Daraus ist dann zu ersehen, ob die veränderte Ernährung einen Stimmungsumschwung bewirkt hat.

Angst und andere Beschwerden. Mit dieser einfachen Bewertungstechnik, bei der zehn Punkte den höchsten Grad, sieben Punkte den mittleren Grad und ein Punkt den tiefsten Grad des Wohlbefindens bedeuten, kann man ungefähr jedes chronische Leiden einschätzen: Spannung, Angst, Nervosität, Konzentrationsschwierigkeiten, Zittrigkeit, Schweißausbrüche, Verdauungsstörungen, Kopfschmerzen, Allergien. Wenn zum Beispiel Angst das Hauptproblem darstellt, bewertet man in der Tabelle das zeitliche Auftreten der Angstzustände. Dabei ist zu beachten, daß Angstneurosen folgende Begleiterscheinungen haben können: Unheilsahnungen, Panik, Herzklopfen, erhöhte Pulsfrequenz, trockener Mund, Zittrigkeit, schneller, flacher Atem, Gesichtsblässe und Schweißausbrüche. Die jeweiligen Symptome werden verzeichnet.
Die zwanghaften Ängste können von einer seelischen Reaktion auf eine bestimmte Lebenslage oder von falscher Ernährung herrühren. Wenn man sich an Hand der Tabelle selbst beobachtet, kann man feststellen, welche Rolle die Ernährung dabei spielt.
Den Möglichkeiten, dieses Bewertungssystem zu benutzen, sind keine Grenzen gesetzt. Was Ihnen auch fehlen mag, machen Sie davon Gebrauch, damit Sie in der Lage sind, den Nutzen einer Therapie zu beurteilen.

Aufstellung der Diätgeschichte. Man tut gut daran, die eigene Diätgeschichte aufzustellen, bevor man einen Arzt konsultiert. Den Anfang macht die Familiengeschichte. Folgende Fragen werden beantwortet: Sind die Großeltern, die Eltern und die Geschwister dick oder dünn? Sind bei den Verwandten Alkoholismus, Zuckersucht, Allergien, Magengeschwüre oder Diabetes vorgekommen?

Nun die eigene Geschichte: Waren Sie schon immer zu dick oder zu dünn? Falls Sie vor kurzem zu- oder abgenommen haben: Wann hat die Veränderung begonnen, und wie schnell ist sie erfolgt? (Unerklärlicher plötzlicher Gewichtsverlust kann etwas Ernstes anzeigen. Das ist dem Arzt sofort zu melden. Wenn man zwei Wochen lang Grippe gehabt und sehr wenig zu sich genommen hat, ist der Gewichtsverlust verständlich. Aber wenn kein Grund ersichtlich ist, sollte man sogleich zum Arzt gehen.)

Man täuscht sich leicht. Vielleicht glauben Sie, sich auf ausgewogene Weise zu ernähren, aber Sie würden staunen, wenn Sie einmal objektiv untersuchten, wie viele wertlose Kohlehydrate Sie sich einverleiben, auch wenn Sie nicht auf Süßigkeiten versessen sind.

Nicht nur führen sich die meisten Menschen im Durchschnitt täglich 137 Gramm Zucker zu, sondern auch fast ebensoviel Mehl. Das sind täglich 1100 Kalorien ohne Nährwert, die nur zwei Lebensmittel betreffen – Zucker und Mehl.

Essen und trinken Sie drei Tage lang (noch besser wäre eine Woche lang) so, wie Sie es gewöhnt sind. Führen Sie die ganze Zeit ein Notizbuch mit sich und tragen Sie genau ein, was Sie essen und trinken, auch die Menge. Dann rechnen Sie nach der Tabelle auf Seite 257 ff nach, wie viele Kohlehydrate (in Gramm) Sie zu sich genommen haben. Der Durchschnitt von drei Tagen ergibt ungefähr die tägliche Kohlehydratzufuhr.

Dieses Verzeichnis hebt man zur eigenen Kontrolle und zur Information für den Arzt auf.

Auch die Zeitbestimmung ist wichtig. Um festzustellen, ob Müdigkeit, Depression, Angst oder Spannung von falscher Ernährung herrührt, muß man auch untersuchen, in welcher zeitlichen Beziehung die Symptome und die Nahrungsaufnahme zueinander stehen. Zu diesem Zweck schreibt man auf, wann man was ißt und trinkt. Wird die Müdigkeit durch das Essen behoben? Wenn nicht, wie viele Stunden später setzt sie ein?

Ebenso geht man bei Depression, Gereiztheit, schwankender Gemütsverfassung und schlechter Laune vor. Tritt der Zustand zwischen den Mahlzeiten auf, oder bessert er sich nach dem Essen?

Das gibt manchmal einen Hinweis, ob zwischen den Beschwerden und der Kost ein Zusammenhang besteht. Es kommt aber auch vor, daß die Symptome der Unterzuckerung nicht mit der Nahrungsaufnahme wechseln. Wenn man aus reiner Gier sehr viel Süßigkeiten zu sich genommen hat, kann der Zuckerkater bis zum nächsten Tag und noch länger andauern.

Der Nutzen der Kontrolle. Die wahre Probe, ob der Zustand mit der Ernährung zusammenhängt, besteht in der Beobachtung, ob die neue Diät ihn bessert. Wenn dann die Symptome verschwinden, ist es klar, daß sie von falscher Ernährung herrühren. So ist die Kontrolle an Hand der Tabelle ein objektiver Maßstab. Am deutlichsten ist es am Energiequotienten zu erkennen, in welchem Maße sich die energiefördernde Diät positiv ausgewirkt hat.

Diese Eigendiagnose gibt Ihnen die Möglichkeit, die durch falsche Ernährung hervorgerufenen Beschwerden nicht nur zu erkennen, sondern auch zu beheben. Die an sich geringe Mühe lohnt sich!

7

Der Zusammenhang zwischen Müdigkeit, Übergewicht und erhöhtem Blutzucker

Müdigkeit, heutzutage die meistverbreitete *chronische* Beschwerde, geht oft Hand in Hand mit Fettsucht, der heutzutage meistverbreiteten *körperlichen* Abnormität.
In diesem Kapitel soll der Zusammenhang erklärt werden.

Was ist die eigentliche Ursache der Fettsucht? Wir sind alle gelehrt worden, daß man Fett ansetzt, wenn man zuviel ißt. Das würde voraussetzen, daß alle Menschen so gleichförmig sind wie die Autos ein und derselben Marke, die für den Kilometer ungefähr gleich viel Benzin brauchen. Bei den Menschen wären die Kalorien der Treibstoff, und wenn der Vergleich stimmte, würden diejenigen dick werden, die zuviel Treibstoff erhalten. Dem ist aber nicht so.

Ergebnis neuester Untersuchungen. Bei den meisten Untersuchungen hat sich herausgestellt, daß viele Leute mit Übergewicht weniger Kalorien konsumieren als andere mit Normgewicht. Auch meiner Erfahrung nach sprechen die meisten Dicken die Wahrheit, wenn sie zu mir sagen: »Herr Doktor, ich esse wirklich nicht sehr viel.« Jeder kann das im Alltagsleben beobachten.

Liegt es an mangelnder körperlicher Bewegung? Ja, bis zu einem gewissen Grade. Aber kennen wir nicht viele, die körperliche Schwerarbeit leisten und kein Gramm abnehmen, bis sie ihre Ernährungsweise ändern?

Ist es psychisch bedingt? Essen wir zuviel, um uns zu entschädigen und zu trösten? Tatsächlich ist das häufig der Fall. Aber können diese psychologischen Faktoren erklären, warum eine Frau bei einer 1200 Kalorien-Diät zunimmt oder unerträglichen Hunger leidet, wenn sie sich nur 900 Kalorien am Tag erlaubt?

Also Erbanlage? Die Erbanlage spielt natürlich mit. Wenn beide Elternteile korpulent sind, stehen die Chancen vier zu fünf, daß auch die Nachkommen zu Fettsucht neigen werden. Sind beide schlank, so stehen die Chancen nur noch eins zu zehn. Doch damit die Erbanlage eine Rolle spielen kann, muß ein Mechanismus vorhanden sein. Auf welche Weise wirkt sich die Erbanlage aus?

Ein einziger Mechanismus erklärt alle diese Theorien. Es ist unser Stoffwechsel – der Metabolismus –, der das Übergewicht bewirkt. Abweichungen der Stoffwechselvorgänge sind schuld daran, wenn die Nahrung nicht richtig abgebaut und umgewandelt wird, so daß man Fett ansetzt.

Die häufigste Stoffwechselanomalie betrifft die Kohlehydrate. Die Studien über Zucker- und Insulinspiegel und über Erbfaktoren wie auch die verblüffenden Ergebnisse einer Ernährung mit niedrigem Kohlehydratgehalt zeigen deutlich, daß bei den meisten Menschen mit Übergewicht eine Kohlehydrat-Stoffwechselstörung vorliegt. Das erklärt auch den Erbfaktor. Kohlehydratintoleranz vererbt sich oft; man kann die Erbanlage bei Mäusen heranzüchten, wenn man nur einigen Generationen Zucker verfüttert.

Vermehrte Insulinproduktion. Im Jahr 1959 vervollkommneten Dr. Rosalyn und Dr. Solomon Berson die Technik zur Bestimmung des Blutzuckergehalts. (Seit kurzem ist sie noch mehr vereinfacht worden.) Seitdem mußte man in vielen Dingen umdenken. Vorher hatte man niedrigen Blutzucker für das Gegenteil von Diabetes gehalten. Man neigte zu der Annahme, daß Menschen mit Übergewicht den gleichen Stoffwechsel hätten wie Normalgewichtige. Nun aber kamen Protokolle herein, und die neuen Befunde zeigten, daß der Diabetiker im frühen und mittleren Stadium nicht weniger, sondern *mehr* Insulin produziert als der Gesunde, und dasselbe war bei den Dicken der Fall! Das war es – ein metabolischer Unterschied, der erklärte, warum Dicke dick und Dünne dünn sind.

Insulin ist das dickmachende Hormon. Insulin ist nämlich das einzige Körperhormon, das Treibstoffspeicherung bewirkt. Im allgemeinen weiß man nur, daß es den Blutzuckergehalt vermindert, aber haben Sie gewußt, daß dies dadurch geschieht, daß es Zucker in eine Kohlehydratspeicherform, genannt Glykogen (tierische Stärke) und in Triglyzerid genanntes Fett umwandelt? Insulin bildet also die anderen hauptsächlichen Nährstoffe – die Fettsäuren und die Ketonkörper – in gespeichertes Fett um.

Die Haupttätigkeit des Insulins besteht demnach darin, uns dick zu machen. Kein Wunder, daß Menschen mit erhöhtem Blutzuckergehalt zu Korpulenz neigen.

Als häufigste biochemische Anomalität kommt bei Fettsucht ein ungewöhnlich hoher Zuckerspiegel vor. Auch bei Hypoglykämie, der Hauptursache von Müdigkeit, und bei Frühdiabetes findet man den gleichen hohen Blutzuckergehalt.

Die wirksamste Behandlung. Meine Theorien beruhen auf dem folgenden therapeutischen Grundsatz: *Um diese Zustände zu kontrollieren, sollte man darauf abzielen, jegliche Stimulans der Insulinproduktion auszuschließen.* Mit anderen Worten, wenn übermäßige Insulin-Ausschüttung Müdigkeit, Diabetes und Fettsucht hervorruft, können diese Zustände logischerweise nur dadurch behoben werden, daß man gegen die Faktoren angeht, die der Insulin-Ausschüttung Vorschub leisten. Das ist der Kernpunkt der Energie-Diät.

Und die Ernährung als Ursache der Fettsucht? Paßt denn diese metabolische Theorie zu der oft von mir erhobenen Anklage, daß die ungesunde Ernährung in unserem Jahrhundert schuld an der Fettsucht sei? Beides paßt sehr gut zusammen, denn gerade diese Ernährung führt zu den Stoffwechselstörungen. Das ist erwiesen. Man weiß, daß bei den Völkerschaften, die keine denaturierten Kohlehydrate kennen, kein Diabetes vorkommt. Ferner steht fest, daß es dort, wo kein Diabetes vorkommt, buchstäblich keine Fettsucht gibt. Das trifft auch auf andere Krankheiten zu, von denen noch die Rede sein wird.

Denaturierte Kohlehydrate, Hypoglykämie, Diabetes, Hungergefühl, Müdigkeit, Fettsucht und hoher Blutzuckergehalt hängen fraglos miteinander zusammen.

Die Kettenreaktion. Wenn man sich öfters große Zuckermengen zuführt, beginnt der Körper überzureagieren, und eine erhöhte Insulinmenge wird ins Blut ausgeschüttet. Die Überproduktion senkt den Blutzuckerspiegel; infolgedessen stellt sich Hungergefühl ein, und man wird wahrscheinlich mehr essen, als der Körper braucht, so daß man Fett ansetzt.

Dr. A. M. Cohen, der denselben Zyklus bei Versuchstieren festgestellt hat, beschreibt ihn folgendermaßen: »Je mehr man ißt, desto mehr braucht man, bis man fettsüchtig wird – eine Kettenreaktion.«

Der Dicke ist tatsächlich in einem Teufelskreis von Hyperinsulinismus-Hypoglykämie-Diabetes verfangen. Er setzt Fett an, weil der niedrige Blutzucker Hungergefühl hervorruft. So kommt es auch zu dem geringen Energiegrad.

Darum ist die Energie-Diät so wirksam. Der Erfolg dieser Diät rührt hauptsächlich daher, daß diese Ursachen ausgeräumt werden. Sie wirkt der Kohlehydratintoleranz entgegen, dem schwankenden Blutzuckerspiegel, der Hypoglykämie und der bei Hypoglykämie ausgelösten Adrenalinreaktion. Sie schaltet auch schädliche Nährstoffe aus und behebt Mangelerkrankungen.

Diabetes. Die meisten meiner Patienten reden mit mir ganz ungezwungen von ihren Müdigkeits- und Gewichtsproblemen, aber sie fühlen sich vor den Kopf gestoßen, wenn ich die Möglichkeit der Zuckerkrankheit erwähne. Es mag daran liegen, daß der Mensch keine Angst empfindet, wenn er von seinen *Symptomen* spricht, aber in Panik gerät, wenn er gezwungen wird, an *Krankheit* zu denken.

Wenn wir es aber gelten lassen, daß die heutige ungesunde Ernährung zu Hyperinsulinismus, einer Stoffwechselstörung, führen kann, der seinerseits zu Fettsucht und Hypoglykämie führt, dann müssen wir es auch hinnehmen, daß diese Ernährung zu einer weiteren Folge des Hyperinsulinismus führen kann – zum Diabetes in seinen verschiedenen Stadien.

Könnte ich wirklich Diabetes haben?

Jeder, der an Hypoglykämie leidet, kann zuckerkrank werden, da verminderter Blutzucker als möglicher Vorläufer des Diabetes zu betrachten ist.

Viele Diabetiker wissen nichts von ihrem Zustand. In meiner Praxis hat es nur einer von zehn Patienten gewußt oder es sich wenigstens gedacht, bevor das Ergebnis der Zuckerbelastungsprobe die einwandfreie Diagnose stellen ließ. Diabetes ist in so vielen Fällen verborgen – und gerade das ist das Tückische an dieser Krankheit –, daß einsichtige Mediziner mit Recht die Forderung erheben, jeder Mensch, der aus irgendeinem Grunde den Arzt aufsucht, müßte auf Zucker untersucht werden.

Bei Übergewicht liegt der Verdacht nahe.

Die Zahl der Diabetiker nimmt fast täglich zu, aber die Gesamtzahl läßt sich wegen der vielen unerkannten Fälle nicht ermitteln. Nach meiner Erfahrung sind von fünf Menschen, die Übergewicht haben, drei Diabetiker. Wer die vorherigen Abschnitte aufmerksam gelesen hat, dürfte sich über diese Feststellung kaum wundern.

Abgesehen vom Übergewicht gibt es noch andere Faktoren, die den Verdacht auf latenten Diabetes nahelegen: Familiengeschichte, bei Frauen Komplikationen während der Schwangerschaft und bei all jenen Frauen, die Kinder mit abnorm hohem Geburtsgewicht gebären.

Zwischen Diabetes und Hypoglykämie besteht entschieden ein Zusammenhang. Früher hielten die Mediziner Diabetes für das Gegenteil eines zu niedrigen Zuckerspiegels; der durchschnittliche Laie glaubt das noch immer. Aber es stimmt nicht. Eigentlich ist es ein und dieselbe Krankheit – Diabetes ist nur ein vorgerücktes Stadium. Der gemeinsame Nenner ist der anormale Zuckerspiegel, die Ursache in beiden Fällen der fortgesetzte Konsum denaturierter Kohlehydrate.

Mag es sich auch widersprüchlich anhören, *alle* wissenschaftlichen Beweise bestätigen diese Tatsache. Man hat in dieser Hinsicht viele Untersuchungen vorgenommen, seit drei Professoren der Universität von Michigan die Krankengeschichten einer großen Zahl von Patienten vorlegten, die über »Schwäche, Nervosität, Erregungszittern, Hungergefühle und Schweißausbrüche« geklagt hatten. Aufgrund der Zuckerbelastungsprobe stellten die Ärzte bei ihnen nicht nur Hypoglykämie fest, sondern auch Diabetes in milder Form. Dr. Holbrooke Seltzer, Dr. Stefan S. Fajans und Dr. Jerome W. Conn beobachteten daraufhin ein halbes Jahr lang 110 Patienten und gelangten zu dem Schluß, »daß die Symptome der Hypoglykämie, die sich drei bis vier Stunden nach der Mahlzeit einstellen, in vielen Fällen die früheste klinische Diabetes-Manifestation bilden«.

Prädiabetes. Die Forschung ging weiter. Andere Wissenschaftler befaßten sich mit den Nachkommen diabetischer Eltern im Hinblick auf Prädiabetes. Darunter versteht man ein symptomfreies Vorstadium, mit dem bei familiärer Diabetesbelastung zu rechnen ist. Die erste Anomalität, die diese Patienten zeigten, war Hypoglykämie, die nächste, einige Jahre später, immer noch Hypoglykämie, aber mit Blutzuckererhöhung innerhalb einer Stunde nach Verabreichung der Glukose. Im nächsten Stadium ergab sich der klassische Befund eines Frühdiabetes.

Erfahrungen aus meiner Praxis. In der Folge stellte ich fest, daß viele meiner Patienten, bei denen die Zuckerbelastungsprobe unter verschiedenerlei Umständen wiederholt wurde, zwischen Hypoglykämie und Diabetes schwankten. Hypoglykämiker, die ihren Konsum an Süßigkeiten und Stärke fortsetzten, kehrten einige Jahre später als Diabetiker zurück, wohingegen Diabetiker, die die Kohlehydratzufuhr eingeschränkt hatten, nur noch Hypoglykämiker waren. Bei der Mehrzahl aber veränderte sich die Kurve, und sie litten abwechselnd an Hypoglykämie und Diabetes.

Es wird angenommen, daß *alle* Diabetiker wahrscheinlich zuerst das Stadium der Hypoglykämie durchmachen. Von vielen Ärzten wird die Tatsache, daß es sich bei Hypoglykämie oft um Prädiabetes handelt, als ein Warnzeichen betrachtet, das es ratsam erscheinen läßt, auf Diabetes-Symptome zu achten.

Diabetes kann durch Diät verhindert werden. Es ist praktisch erwiesen, daß die Behandlung der Hypoglykämie durch Diät die Entwicklung zum Diabetes verhindert, so daß weder die Symptome noch die gefürchteten Komplikationen der Zuckerkrankheit auftreten. Diabetes kann also erfolgreich bekämpft werden!

Wie erklärt sich das? Wenn ein Mensch denaturierte Kohlehydrate zu sich nimmt und sich die für den Stoffwechsel notwendigen Vitamine und Mineralstoffe versagt, versucht der Körper zu kompensieren, indem er die Bauchspeicheldrüse (Pankreas) mehr Insulin zwecks Zuckerherabsetzung produzieren läßt. Früher oder später ergibt sich bei der Bauchspeicheldrüse eine Überreaktion, und sie wird immer aktiver. Das überschüssige Insulin ruft Hypoglykämie samt ihren Symptomen hervor. Auch das sucht der Körper zu kompensieren, indem er einen Insulin-Antagonist ausschüttet, so daß im Frühstadium des Diabetes gewöhnlich sowohl ein erhöhter Zuckerspiegel als auch ein erhöhter Insulinspiegel zu finden ist.

Der ganze Verlauf läßt sich durch eingeschränkte Zuckerzufuhr verhüten. Der Internist Dr. L. S. Smelo drückt es in seinem Buch über moderne Behandlung folgendermaßen aus: »Vermeidung der Hypoglykämie ist der Schlüssel zur Vermeidung der Zuckerkrankheit. Es gilt, die hypoglykämische Phase des Diabetes zu verhüten. Mit einer solchen Therapie läßt sich der ungünstige Verlauf des Diabetes stoppen.«

Zusammenhang mit Fettsucht. Hypoglykämie, deren unangenehme Symptome durch Nahrungsaufnahme gelindert werden, verführt zu Freßsucht, die ihrerseits Fettsucht hervorruft. Das erklärt den Zusammenhang zwischen Hypoglykämie, Fettsucht und Diabetes sowie die Tatsache, daß Fettleibigkeit oft der Zuckerkrankheit vorausgeht.

Kohlehydratarme Ernährung verhindert das alles.
Die Wirksamkeit der kohlehydratarmen Ernährung wird von Forschern und Ärzten aus aller Herren Länder bestätigt. Als die deutschen Mediziner Dr. E. F. Pfeiffer und Dr. H. Laube 1974 bei einem internationalen Kongreß in Stuttgart ihre Forschungsarbeiten beschrieben, schmähten sie Zucker und Stärke wegen ihrer Wirkung auf die Insulinproduktion des Körpers und erklärten, ohne diese Stoffe gäbe es vielleicht gar keinen Diabetes.

Wenn alle diese Theorien stimmten – was durchaus einleuchtend ist –, dann wird der Mensch um so eher ein Diabetiker, je länger und je mehr er sich Zucker und Weißmehl zuführt. Jahrzehnt um Jahrzehnt wird sein Zuckerspiegel ansteigen, bis er als Siebzigjähriger einen Zuckerspiegel hat, der beim Jugendlichen die Diagnose Diabetes ergibt. In solchen Fällen spricht man gern vom Altersdiabetes, was barer Unsinn ist. Der Zuckerkrankheit kommt nicht nur Bedeutung zu, weil sie eine Komplikation von Fettsucht und Hypoglykämie ist, sondern weil sie vor allem die grundlegende Gesundheitsstörung ist, die sich in diesen Zuständen manifestiert.

Darum ist es so wichtig, sich einer Zuckerbelastungsprobe zu unterziehen, *bevor man mit der Energie-Diät beginnt.* Viele meiner Leser könnten den Fehler begehen, die umgekehrte Reihenfolge vorzunehmen. Man hat es eilig, Diät zu leben, um zu sehen, wie sie wirkt. Schaden wird das auf keinen Fall, aber es kann sein, daß sich der Stoffwechsel durch die neue Ernährungsweise so sehr bessert, daß eine vorliegende Zuckerkrankheit maskiert wird und sich ein falsches Gefühl der Sicherheit ergibt.

Wenn ein Mensch, der sich falsch ernährt hat, plötzlich vernünftig ist und sich dann der Zuckerbelastungsprobe unterzieht, kann der Befund durchaus normal sein. Nimmt er nun aber seine ungesunden Eßgewohnheiten wieder auf, das heißt, erleidet er einen Rückfall, wie es bei vielen vorkommt, so hat er keine Ahnung von der Gefahr, daß er Diabetiker werden könnte. Das habe ich selbst öfter erlebt: Patienten mit Prädiabetes, die ein paar Wochen lang kohlehydratarme Nahrung zu sich nehmen und dann normalen Blutzuckerbefund aufweisen. Beruhigend? Ja . . . aber unter Umständen täuschend.

8
Die Zuckerbelastungsprobe

In der Rückschau weiß ich selbst nicht, wie ich einen Patienten richtig behandeln konnte, den ich keiner Zuckerbelastungsprobe ausgesetzt hatte. Sie ist einfach zu bewerkstelligen, erfordert keine kostspieligen Apparaturen und bildet meiner Ansicht nach den wichtigsten Labortest in der klinischen Medizin.

Mit der Zuckerbelastungsprobe kann der Arzt zwei Diagnosen stellen. Sie erbringt den Beweis, daß Hypoglykämie vorliegt, und sie erbringt den Beweis, daß der Patient Diabetiker ist. Außerdem läßt sich daraus ersehen, ob eine Neigung zum einen oder zum anderen besteht.

Für mich bedeutet sie in der Geschichte der Medizin insofern einen großen Fortschritt, als sie zeigt, daß Hypoglykämie und Diabetes, zwei scheinbar entgegengesetzte Stoffwechselstörungen, oft gleichzeitig vorliegen, ja, daß sie als zwei Facetten ein und derselben Krankheit zu betrachten sind. Diesen doppeldeutigen Zustand bezeichnet man als Hypoglykämie des Diabetes-Frühstadiums oder als diabetisch reaktive Hypoglykämie.

Wahl des Arztes. Da viele Ärzte der Hypoglykämie noch immer keine Bedeutung beimessen, ist es wichtig, sich an einen Facharzt, in Sonderheit einen Diabetologen, zu wenden, da sonst die Gefahr besteht, daß die Symptome, die man selbst wahrnimmt, als unbedeutend und irrelevant abgetan werden. Außerdem vermag nur der Facharzt das Ergebnis der Zuckerbelastungsprobe richtig auszulegen, da es keine allgemein anerkannten Kriterien für den Unterschied zwischen vermindertem Blutzucker und Norm gibt. (Zum Glück ist das bei Diabetes nicht der Fall.) Es erfordert ein medizinisches Fachstudium, Blutzuckerkurven richtig zu deuten.

Geschichtliches. Die erste Beschreibung der Hypoglykämie lieferte 1924 der Engländer Dr. Seale Harris, aber die ersten Forscher befaßten sich nur mit der klassischen, offensichtlichen Form dieser Krankheit.

Dr. Harris kam selbst darauf, daß die Diagnose gestellt werden konnte, wenn der Blutzucker unter 70 mg% fiel, aber seine endgültige Diagnose beruhte nicht auf der Zuckerbelastungsprobe, sondern auf der Reproduktion der klinischen Anzeichen und Symptome. Kluge Ärzte benutzen immer noch die klinischen Symptome als abrundendes Kriterium.

In den dreißiger, vierziger und fünfziger Jahren schrieb Dr. Jerome W. Conn von der Universität Michigan viele Abhandlungen, die Hypoglykämie und ihre Behandlung kategorisierten. Seine Schriften wurden viel zitiert, und er beeinflußte mehr als jeder andere das Denken der Mediziner. Er überzeugte sie, daß die beste Behandlung der funktionellen Hypoglykämie in proteinreicher und kohlehydratarmer Nahrung besteht; doch leider erklärte er 1955 etwas selbstherrlich, die Probe sollte nur als diagnostisch betrachtet werden, wenn der Blutzucker unter 40 mg% sinkt.

Die Folge war, daß Hunderttausenden von Menschen, die unter entkräftenden Beschwerden litten, bei denen der Blutzucker aber nur auf 40 bis 60 mg% sank, gesagt wurde, sie seien gesund, es gehe ihnen gut, sie hätten keine Hypoglykämie. Es müsse an den Nerven liegen, wurde gesagt; sie erhielten Beruhigungs- oder Anregungsmittel und blieben ihren Leiden überlassen.

Mehrere Forscher gaben sich mit diesen Kriterien nicht zufrieden, denn ihres Erachtens kamen dadurch viele Patienten zu kurz, die sämtliche Symptome und Reaktionen der Unterzuckerung aufwiesen. Unabhängig voneinander betonten Dr. Sidney Portis, Dr. Maximilian Fabrykant, Dr. Stephan Gyland, Dr. Harry M. Salzer und Dr. Martin Buehler in medizinischen Fachzeitschriften, daß auch dann Hypoglykämie vorläge und Beschwerden hervorriefe, wenn der Blutzucker nicht unter 50 mg% sank. Diese Kliniker schufen den Begriff der *relativen* Hypoglykämie.

Wie die Probe gemacht wird. Wichtig ist, die Probe machen zu lassen, wenn man nicht gerade kohlehydratarme Diät lebt; im Gegenteil, man sollte drei oder mehr Tage vorher täglich mindestens 150 g Kohlehydrate zu sich nehmen, also viel Brot, Kartoffeln und stärkehaltiges Gemüse. Wer sich normalerweise viele Kohlehydrate zuführt, braucht die Ernährung nicht zu ändern. Wenn die Probe bei kohlehydratarmer Ernährung vorgenommen wird, kann eine übertriebene Reaktion erfolgen und der Blutzucker anfangs zu sehr steigen. Tags zuvor nimmt man nach dem Abendessen nichts mehr zu sich außer Wasser oder Tee ohne Zucker und ohne Milch.

Am Morgen geht man nüchtern zum Arzt – also kein Frühstück! In diesem Zustand wird die erste Blutzuckerbestimmung vorgenommen. (Das dauert heute keine fünf Minuten.) Unmittelbar darauf wird dem Patienten eine bestimmte Menge Glukose zugeführt. Eine halbe Stunde später wird wieder eine Blutzuckerbestimmung vorgenommen, und das wiederholt sich nach der nächsten halben Stunde und dann jede Stunde. Gleichzeitig wird jedesmal der Urin geprüft. Der Patient hat nichts anderes zu tun, als seinen Finger für einen kleinen Einstich hinzuhalten und die Glukose zu sich zu nehmen. Die eigentliche Arbeit wird im Labor geleistet.

Zum Schluß teilt der Arzt dem Patienten das Resultat mit. Man sollte sich nicht mit ein paar Worten abspeisen lassen, sondern sich vom Arzt die Befunde in Zahlen angeben lassen, die man notiert, um später Vergleiche anstellen zu können.

Ein zwei- bis dreistündiger Test genügt nicht. Notwendig ist ein fünf- bis sechsstündiger Test, weil sich die niedrigsten Blutzuckerwerte erst nach drei, vier oder fünf Stunden ergeben. Bei allzu kurzer Zuckerbelastungsprobe wird die richtige Diagnose oft verfehlt. Für Bestimmung einer Hypoglykämie oder eines Diabetes-Frühstadiums ist sie fast wertlos.

Man achte während des Testes selbst darauf, ob sich die Beschwerden, unter denen man leidet, einstellen. Gewöhnlich fallen sie mit dem Sinken des Blutzuckers zusammen.

Resultate der Zuckerbelastungsprobe. Es wurde bereits gesagt, daß man sich die einzelnen Befunde angeben lassen soll, nicht nur die letztliche Blutzuckerbestimmung. Das ist schon deshalb wichtig, weil in der Deutung der Resultate bei den Ärzten keine Übereinstimmung besteht.

Die Kriterien, die ich meinen Lesern liefere, beruhen auf der Auswertung von zwölftausend Zuckerbelastungstesten, die ich in meiner Praxis vorgenommen habe. Sie berücksichtigt die folgenden Fragen: Welche Befunde entsprechen am meisten den Beschwerden, der Familiengeschichte und später wiederholten Untersuchungen?

Die Resultate können auf einer Tabelle verzeichnet sein, die so aussieht:

Zuckerspiegel	80
nach ½ Stunde	140
nach 1 Stunde	130
nach 2 Stunden	85
nach 3 Stunden	70
nach 4 Stunden	75
nach 5 Stunden	80

Man kann sie auch graphisch darstellen:

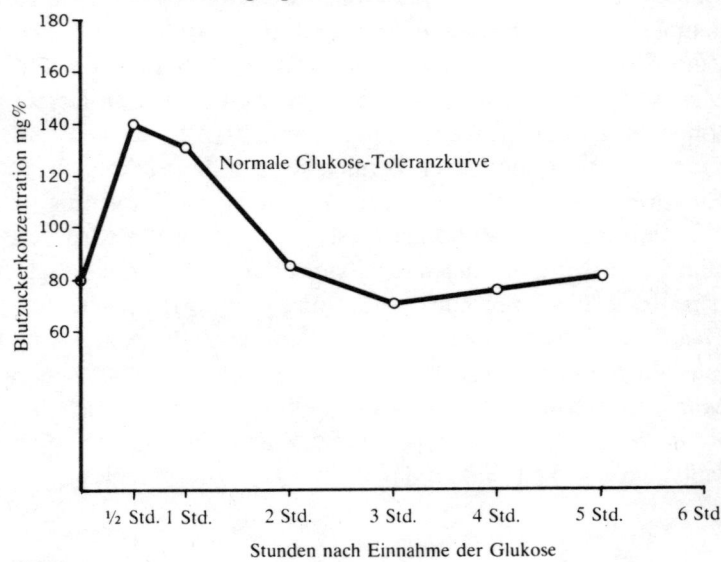

Normale Glukose-Toleranzkurve

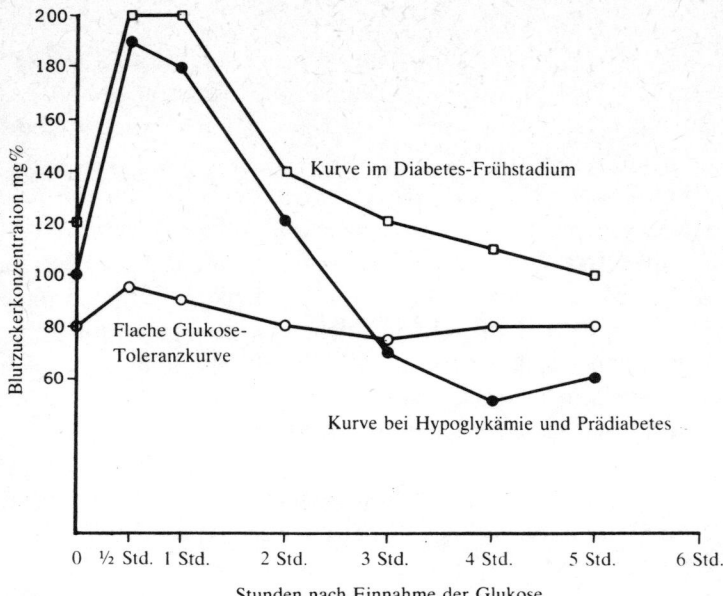

Beim Hypoglykämiker sinkt die typische Kurve um 20 mg% oder mehr unter den Anfangswert. Die prädiabetische Kurve steigt viel höher und sinkt in der dritten oder vierten Stunde um 60 mg%. Die flache Kurve weist auch auf Hypoglykämie hin. Weitere Faktoren, die berücksichtigt werden müssen, sind spezifische Beschwerden während des Tests: Schweißausbrüche, verminderte Wahrnehmungsfähigkeit, Schwindelgefühl und Zittern. Wenn sich die Beschwerden bei stärke- und zuckerarmer Diät vermindern, besteht ebenfalls Verdacht auf funktionelle Hypoglykämie. Bei diesen Patienten kommt es erneut zu den Beschwerden, wenn sie Zucker zu sich nehmen.

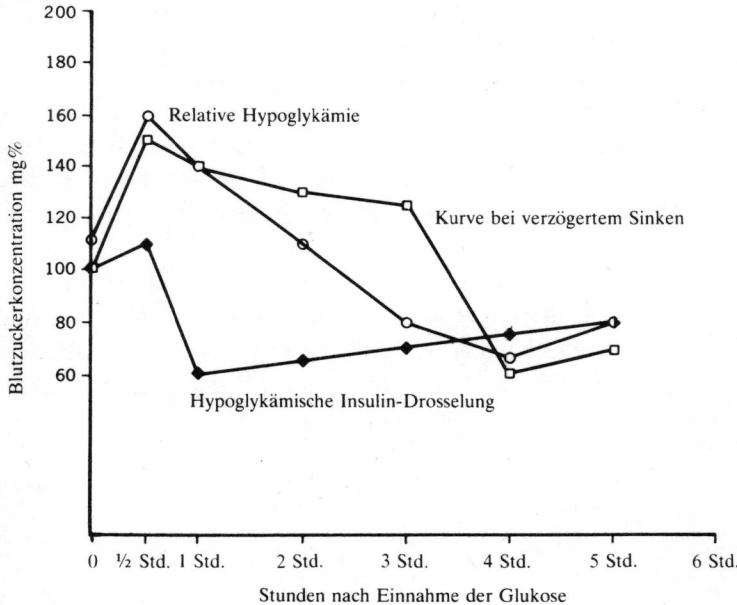

Bei der normalen Kurve beträgt der Unterschied zwischen höchster und niedrigster Blutzuckerkonzentration 50 bis 80 mg%. Die Kurve ist in dem Maße anomal, wie sie über- oder unterschritten wird.

Der Mensch, der bei der Zuckerbelastungsprobe eine normale Kurve aufweist, hat keine Zuckerstoffwechselstörung. Wenn er aber trotzdem unter den hier genannten Beschwerden leidet, ist ein wichtiger Punkt zu bedenken: Eine normale Kurve schließt Hypoglykämie nicht aus, sie erbringt nur keine Bestätigung. Sicher kann in diesem Fall nur sein, wenn man sich richtig ernährt. Es ist klar, daß die Beschwerden dann eine andere Ursache haben müssen.

Wie man die Kurve analysiert. Ist die Kurve nicht normal, so müssen Art und Ausmaß der Abweichung in Betracht gezogen werden. Die erste Berechnung gilt der *Zuckerkrankheit.* Wenn die Kurve über 110 mg% beginnt und nach einer Stunde über 170 mg% oder nach zwei Stunden über 130 mg% gestiegen ist, liegt der Verdacht auf Diabetes nahe.

Eine sehr genaue Rechenmethode ist die folgende: Man addiert den Blutzuckerausgangswert zu den Werten nach einer halben Stunde, einer Stunde und zwei Stunden. Diese vier Zahlen ergeben die Glukose-Toleranzsumme. Liegt diese Zahl unter 500, so ist man kein Diabetiker. Übersteigt sie 800, so ist man zuckerkrank. Wenn die Glukose-Toleranzsumme zwischen 651 und 800 liegt, dann leidet man mit 95%iger Wahrscheinlichkeit an Diabetes. Liegt sie zwischen 501 und 650, so handelt es sich um einen Grenzfall, bei dem Diabetes keineswegs auszuschließen ist. Je höher die Glukose-Toleranzsumme, desto leichter läßt sich Diabetes diagnostizieren.

Darum ist es angebracht, die Sache nicht auf sich beruhen zu lassen, wenn der Arzt auf die Frage, ob man Diabetes habe, nur mit Ja oder Nein antwortet. Verlangen Sie die Angabe der genauen Blutzuckerwerte. Auf diese Weise können Sie selbst ermessen, ob und in welchem Maße Sie diabetesgefährdet sind.

Als nächstes analysiert man den Kurvenabstieg, der erkennen läßt, wie nahe man der *Hypoglykämie* ist.

Damit die Deutung möglichst akkurat ist, sollte man sich zehn Fragen stellen.

1. Was ist die niedrigste Blutzuckerkonzentration während des Tests?
2. Wie groß ist der Unterschied zwischen dem Anfangsgrad und der niedrigsten Konzentration?
3. *Wann* hat die Kurve den höchsten Stand und wann den niedrigsten erreicht?
4. Wie groß ist die Fallgeschwindigkeit?
5. Wie verläuft die Kurve?
6. Wie groß ist der Unterschied zwischen dem höchsten und dem niedrigsten Grad?
7. Ist der Zuckerspiegel in der letzten Stunde gestiegen oder gesunken?
8. Liegt der Anfangsgrad unter 60 oder 70 mg%, und bleibt der niedrige Zuckerspiegel bestehen?
9. Haben die Urinproben während des Tests Zucker enthalten?
10. Sind während des Tests Beschwerden aufgetreten? Wenn ja, was für welche und wann?

Hier nun die Erklärungen, warum diese Fragen wichtig sind.

1. In den meisten medizinischen Lehrbüchern steht, Hypoglykämie liege vor, wenn die Blutzuckerkonzentration beim Test unter 50 mg% sinkt. Andere stellen die Diagnose bei 40 mg%, wieder andere bei 60 mg%. Als einziges Kriterium ist diese Untersuchung ungenau. Dabei kann es so oder so leicht zu einer falschen Diagnose kommen.
2. Die Ärzte, die den Begriff der relativen Hypoglykämie geprägt haben, sind der Ansicht, daß eine Diagnose gestellt werden kann, wenn der niedrigste Grad 20 mg% unter dem Anfangsgrad liegt. Ich erachte einen Unterschied von 30 als notwendig, um Hypoglykämie für wahrscheinlich zu halten.

3. Der Zeitpunkt des Sinkens ist sehr wichtig. Wenn die Zuckerkonzentration nach zwei Stunden nicht unter 130 gesunken ist, kann dies als Verzögerung gelten, die den Verdacht auf Diabetes nahelegt. Wenn andererseits der tiefste Stand schon nach zwei Stunden oder gar nach einer Stunde erreicht ist, so weist das auf eine *frühe* Insulin-Überproduktion hin, eine ziemlich schwer zu behandelnde Form der Hypoglykämie.

4. Die Geschwindigkeit des Fallens ist das Charakteristikum, das in engster Wechselwirkung mit dem Symptomenkomplex der Hypoglykämie steht. Über die Frage, wie sie einzuschätzen ist, gehen die Meinungen auseinander. Manche errechnen sie aus den 90 Minuten unmittelbar vor Erreichen des niedrigsten Standes. Ich selbst schätze sie danach ein, wie weit der Zuckerspiegel nach der ersten Stunde gesunken ist, und stelle dann Vergleiche an.

5. Normalerweise steigt die Blutzuckerkonzentration nach Verabreichung der Glukose, sinkt dann und kehrt zum Ausgangspunkt zurück. Ein zweiter Höhepunkt wird als anomal betrachtet. Er kann allerdings auf einem Irrtum bei der Untersuchung im Labor beruhen. Nicht übersehen darf man die verzögerte Fallkurve, wenn sich der langsame Fall plötzlich beschleunigt, gewöhnlich in der dritten oder vierten Stunde. Das weist auf Hypoglykämie hin.

6. Der Vergleich zwischen höchstem und niedrigstem Grad gibt die stärksten Hinweise. Bei ungefähr vier von fünf Hypoglykämikern ist der höchste Stand schon bald erreicht; hingegen weisen vier von fünf Patienten im Frühstadium des Diabetes einen hypoglykämischen Fall auf. Meines Erachtens ist ein Unterschied von 100 mg% zwischen dem höchsten und dem niedrigsten Grad entschieden anomal. Bei einem Unterschied von 80 mg% besteht Verdacht auf Hypoglykämie und/oder Diabetes.

7. Diese Feststellung ist nur insofern wichtig, als ein immer noch sinkender Zuckerspiegel anzeigt, daß der Tiefstand noch nicht erreicht worden ist, so daß der Test unvollkommen ist.

8. Wenn der Anfangsgrad niedrig ist, oder wenn der niedrige Zuckerspiegel bestehen bleibt, hat man es mit einem ernsten Hinweis zu tun. Dann handelt es sich nicht um die hier besprochene funktionelle oder reaktive Hypoglykämie, sondern dahinter könnte zum Beispiel ein insulinproduzierender Bauchspeicheldrüsentumor stecken oder ein anderes Leiden, das besonderer Untersuchung bedarf. Anomale Kurven können auch durch Leberkrankheiten, Enzymopathien und weitere, selten auftretende Krankheiten bewirkt werden.

9. Es ist entschieden nicht normal, wenn während der Zuckerbelastungsprobe im Urin Zucker auftritt. Das zeigt an, daß der Zucker die Nierenschwelle überschritten hat und in den Urin eingetreten ist. Gewöhnlich kommt das bei Diabetes vor, aber man sieht es fast ebenso oft bei Hypoglykämie, wenn auf die anfängliche Blutzuckererhöhung ein Absinken folgt. Es gibt auch die sogenannte renale Glukosurie; dabei wird bei normalem Blutzuckergehalt im Harn Zucker ausgeschieden. Diese Anomalie, die sich durch Insulin nicht beeinflussen läßt, ist an sich harmlos, aber es kommt dabei mitunter ein Übergang zu Diabetes vor.

10. Diese Beobachtung ist vielleicht am wichtigsten, weil sich die Beschwerden, unter denen man leidet, bei der Zuckerbelastungsprobe verdoppeln können. Wenn sie mit dem Punkt zusammenfallen, an dem der Blutzuckerspiegel am schnellsten gesunken ist, hat man die Bestätigung, daß die Beschwerden mit Unterzuckerung zusammenhängen. Es ist zwar möglich, daß zwischen vermindertem Blutzucker und einem Leiden kein Zusammenhang besteht, aber die Wechselwirkung ist als gegeben anzusehen, wenn sich das Leiden bei der Blutzuckerbelastungsprobe in besonderem Maße bemerkbar macht.

Ich habe die Blutzuckerbelastungsprobe so ausführlich beschrieben, weil gerade auf diesem Gebiet zwischen den praktischen Ärzten Meinungsverschiedenheiten bestehen, und nicht jeder Arzt – das muß leider gesagt sein – imstande ist, die Resultate richtig zu deuten.

Wie man die Probe selbst machen kann. Da nicht jeder die Möglichkeit hat, eine Labor-Zuckerbelastungsprobe vornehmen zu lassen, sei hier angegeben, wie man sich selbst untersuchen kann, wenn auch nur behelfsweise und nicht unbedingt gründlich.

Man nimmt nach dem Abendessen nichts mehr zu sich, verzichtet auf das Frühstück und nimmt statt dessen am Morgen Traubenzucker zu sich, und zwar 50 g in 300 Milliliter Wasser mit etwas Zitronensaft. Der Traubenzucker wird in einem großen Glas angerührt, das man in einem Zug schnell leert. Sechs Stunden lang darf man außer Wasser nichts zu sich nehmen. In dieser Zeit beobachtet man Stunde um Stunde, wie man sich fühlt, besonders im Hinblick darauf, ob sich die Beschwerden, an denen man leidet, verdoppeln. Wenn sie eintreten, deutet alles darauf hin, daß Hypoglykämie vorliegt. Gleichzeitig wird der Urin getestet. Zu diesem Zweck beschafft man sich tags zuvor Teststreifen oder -stäbchen, die ohne Rezept in der Apotheke erhältlich sind. Alle ein bis zwei Stunden wird der Urin getestet. Deshalb sollte man viel Wasser trinken. Wenn der Harn Blutzucker enthält, verfärbt sich der Streifen oder das Stäbchen. Die Packung gibt die Anweisung, was die Verfärbung zu bedeuten hat.

Wenn man entweder Zucker im Urin hat oder während der Belastungsprobe in vermehrtem Maße an den gewohnten Beschwerden leidet, muß man sich unbedingt in ärztliche Behandlung begeben und den Arzt vom eigenen Befund in Kenntnis setzen.

Warum man sich vor Beginn der Diät einer Zuckerbelastungsprobe unterziehen soll.

Auf die Gefahr hin, mich zu wiederholen, muß ich meine Leser darauf aufmerksam machen, daß es ein großer Fehler wäre, die Zuckerbelastungsprobe vor Beginn der Diät zu unterlassen. Durchaus möglich, daß man es eilig hat, sich einer neuen Ernährungsweise zu befleißigen, um zu sehen, wie sie wirken wird. Aber es könnte sein, daß dadurch eine Zuckerkrankheit, von der man keine Ahnung hat, verschleiert wird.

Ein typischer Fall. Laura litt an unüberwindbarer Müdigkeit und vermochte sich so wenig zu konzentrieren, daß sie nach der Zeitungslektüre nicht wußte, was sie gelesen hatte. Da sie sich im Gymnasium ausgezeichnet hatte, war ihr klar, daß dies nicht an mangelnder Intelligenz lag. Sie ging zum Arzt und unterzog sich der Zuckerbelastungsprobe. Als sie zu hören bekam, die Probe sei normal ausgefallen, schloß sie die Möglichkeit verminderten Blutzuckers aus. Aber drei Jahre lang besserte sich ihr Zustand nicht, und schließlich kam sie zu mir. Die Zuckerbelastungsprobe zeigte eine relative Hypoglykämie an, und ich setzte Laura auf Diät. Schon nach einer Woche besserte sich ihr Zustand. Nach drei Wochen sprach sie das Zauberwort: »Ich fühle mich besser denn je.« Aus reiner Neugier forderte ich von ihrem früheren Arzt den damaligen Befund an, ihre angeblich normale Glukose-Toleranzkurve. Da war's – schon vor drei Jahren hatte die Kurve relative Hypoglykämie angezeigt. Drei Jahre lang hatte Laura unnötigerweise gelitten, nur weil sie sich die genauen Befunde nicht hatte geben lassen.

Machen Sie es also nicht wie Laura, sondern besprechen Sie mit Ihrem Arzt seine Deutung der Befunde aufgrund des Wissens, das ich Ihnen vermittelt habe. Wenn Ihre Kurve im Hinblick auf irgendeines der angegebenen Kriterien vom Normalen abweicht, versuchen Sie es mit der Energie-Diät und sehen Sie selbst, wie Sie darauf reagieren. Die Reaktion auf die Diät beweist nicht zuletzt die Wichtigkeit der Zuckerbelastungsprobe.

9
Zusammenarbeit mit dem Arzt

Da es sich bei der Energie-Diät um eine Ernährungsweise handelt, die der Gesundheit dienen soll, ist es in vielen Fällen notwendig, sich ärztlich beraten zu lassen. Zweifellos ist sie gesund, und fraglos behebt sie Beschwerden, die von falscher Ernährung herrühren. Aber ich habe es selbst oft genug erlebt, daß sich bei Patienten, die keine besonderen Klagen vorbrachten, im Verlauf der Untersuchung gewisse Leiden wie Bluthochdruck, ein Schatten auf der Lunge oder erhöhter Triglyzeridspiegel herausstellten. Wie können Sie sicher sein, daß Ihnen nichts fehlt? Darum ist es notwendig, sich vor Beginn einer neuen Diät vom Arzt gründlich untersuchen zu lassen. Mit dem Wunsch, sich besser zu fühlen und leistungsfähiger zu sein, ist es nicht getan – in erster Linie muß herausgefunden werden, ob Ihre Beschwerden einzig und allein auf falscher Ernährung beruhen, oder ob Müdigkeit, Depression oder sonstiges schlechtes Befinden von einem versteckten Leiden herrühren. Das läßt sich nur durch eine gründliche ärztliche Untersuchung ermitteln.

Warum die gründliche ärztliche Untersuchung wichtig ist. Gerade weil die Energie-Diät ein so starkes Gefühl des Wohlbefindens verleiht, kann man sich leicht täuschen und ein Leiden, das sich unter anderen Umständen bemerkbar machen würde, nicht beachten.
Mitbestimmend ist auch ein psychologisches Moment. Dem Laien braucht von einem wohlmeinenden Bekannten nur die Frage gestellt zu werden: »Ja, und was ist bei Ihrer Diät mit dem Cholesterinspiegel?« und schon wird er unsicher und fängt an, sich zu beunruhigen.

Drittens wird verkehrte Selbstbehandlung vermieden. Mangelerkrankungen können zum Beispiel durch Anämie oder Blutverlust verursacht sein, und für den Laien ist es kennzeichnend, daß er es unterläßt oder vergißt, Eventualitäten in Betracht zu ziehen.

Wie findet man einen Arzt, der auf diätetische Behandlung eingeht?

Manch einer dürfte wissen, daß das gar nicht so leicht ist. Doch immerhin ist sich der größte Teil der Ärzteschaft heute darüber klar, welch wichtige Rolle die Ernährung für die Gesundheit spielt. Am besten wendet man sich natürlich an einen Facharzt, einen Diabetologen oder zumindest einen Internisten.

Diejenigen, die etwa an Gicht, Hypertonie oder Nierenstörungen leiden, sollten sich von ihrem Arzt nicht nur vor Beginn der Diät untersuchen lassen, sondern auch nach ein paar Wochen nochmals zur Kontrolle. Überhaupt muß jeder, der aus irgendwelchen Gründen in Behandlung ist, mit seinem Arzt über das Vorhaben sprechen.

Wenn man regelmäßig Medikamente einnimmt.

Die energiefördernde Diät wirkt sich im allgemeinen so günstig aus, daß man auf viele Medikamente verzichten kann, namentlich wenn es Mittel gegen Allergie, Diabetes, Hypertonie, Ödem, Depression und zwanghafte Ängste sind, um nur einige zu nennen. Die medikamentöse Behandlung wird in solchen Fällen ganz einfach überflüssig.

Zum Beispiel verstärkt die Diät die Harnproduktion, so daß die Wirkung der Diuretika, die zur Ausschwemmung von Ödemen oder gegen Bluthochdruck verabreicht werden, so verstärkt wird, daß es zu Muskelkrämpfen oder Schwächeanfällen kommen kann. Bei Personen, die Diuretika brauchen, bessert sich der Gesundheitszustand durch die Diät gewöhnlich sehr, aber sie müssen mit ihrem Arzt zusammenarbeiten, der sie gegebenenfalls von dem harntreibenden Medikament absetzen wird. Dabei entsteht öfters das Problem, daß sich der Arzt in seiner Autorität angezweifelt fühlt. Man muß also taktvoll vorgehen, darf sich aber nicht beirren lassen.

Je reibungsloser die Zusammenarbeit mit dem Arzt vonstatten geht, desto wichtiger ist es, ihn genau zu unterrichten. Wer gegen die Diät verstößt sollte es dem Arzt »beichten«, damit er sehen kann, wie sich die Verstöße auswirken. Er muß überhaupt Gelegenheit haben, sich zu überzeugen, daß sich die Beschwerden durch die andere Ernährungsweise bessern.

Krankengeschichte. Der Zusammenarbeit mit dem Arzt kommt auch insofern Bedeutung zu, als er die Krankengeschichte seines Patienten verzeichnet. Wenn er sich über die Zusammenhänge der Nutritionsstörungen klar ist, wird er wissen wollen, wann diese Beschwerden angefangen haben, wie oft sie auftreten und was sie zu beeinflussen scheint. Er ordnet sie chronologisch bestimmten Ereignissen zu: Veränderung des Lebensstils, Krisen in der Vergangenheit, Niederkunft, Krankheiten, Unfällen und vor allem irgendwelchen Veränderungen in den Eßgwohnheiten.

Die Beschwerden können schon von Kindheit und Jugend herstammen, denn bei der Befragung des Patienten stellt sich oft heraus, daß er, mag er jetzt auch gesund leben, als Heranwachsender falsch ernährt worden ist. Präparate, die man lange Zeit eingenommen hat, Beginn einer sitzenden Lebensweise, verminderte sportliche Betätigung nach der Schulzeit, Hektik und Streß – alle diese Dinge können mitspielen und das Bild abrunden, das sich der Arzt machen muß. Obwohl keine zwei Fälle gleich sind, ist immer wieder zu beobachten, daß die Krankengeschichte in den meisten Fällen zur selben Wurzel zurückzuführen ist: zur falschen Ernährungsweise.

Genetischer Zusammenhang. Nicht minder wichtig ist die Familiengeschichte. Meines Erachtens läßt sich die Vererbbarkeit des Diabetes damit erklären, daß jenes Gen sie bewirkt, das die Kohlehydrattoleranz bestimmt. Es braucht nicht unbedingt Diabetes ausgelöst zu werden, sondern es können ebensogut andere Anlagen sein: Fettsucht, Hypoglykämie, Alkoholismus, Schizophrenie, manisch-depressive Krankheit, frühzeitige Herzkrankheiten, Allergien, Magengeschwüre, Gallenblasenleiden und hohes Geburtsgewicht.

Außerdem sollte man, wenn möglich, ergründen, ob bei Blutsverwandten folgende Erscheinungen aufgetreten sind: Zukker- oder Stärkesucht, übertriebener Hunger oder Durst, nächtliche Nahrungsaufnahme, Alkohol-Unverträglichkeit, Abhängigkeit von Medikamenten, Schlaflosigkeit, Passivität und Faulheit, bizarre Verhaltensweise, mangelndes Konzentrationsvermögen, Ohnmachtsanfälle, Bewußtseinsschwund, Schwindelgefühle, Wutanfälle, kurz, unerklärliche Absonderlichkeiten.

Man braucht nicht zu erschrecken, wenn damit tatsächlich der eine oder andere Blutsverwandte beschrieben worden ist. Diese Symptome sind *nicht unbedingt* auf die genetische Unfähigkeit der Kohlehydratumwandlung zurückzuführen, aber es *könnte* der Fall sein. Doch je mehr sie bei Blutsverwandten vorkommen, um so größer ist die Wahrscheinlichkeit, daß man mit dem Gen der Kohlehydratintoleranz behaftet ist, und um so dringlicher ist es, sich einer Zuckerbelastungsprobe zu unterziehen.

Diätgeschichte. Sie ist so wichtig, daß man sie selbst zur Sprache bringen muß, wenn der Arzt es unterläßt, sich danach zu erkundigen. Man sollte ihm aus freien Stücken sagen: »Manchmal bin ich ganz wild auf Süßigkeiten«, oder: »Ich kann ohne meine zehn Tassen Kaffee am Tag nicht leben.« Er muß diese gravierenden Tatsachen wissen, um die richtige Diagnose stellen und die entsprechende Behandlung empfehlen zu können.

Was bei der Untersuchung unter anderem zu beachten ist. Bestimmte Anzeichen lassen auf Kohlehydratintoleranz schließen, zum Beispiel Hautstreifen, besonders hell- oder dunkelrote bei jungen Männern; bei Frauen Fuß- oder Beinödeme, Gesichtshaare und bis zum Nabel wachsende Schamhaare. Weiße Flecken an den Fingernägeln deuten auf Zinkmangel hin. Falschgestellte obere Schneidezähne und Pigmentstörung, die Sonnenbräune verhindert, lassen darauf schließen, daß es dem Körper an Vitamin B_6 und Zink fehlt.

Weiße Umrandung der Iris zeigt an, daß es mit der Umwandlung der Kohlehydrate und der Fette nicht stimmt. Frauen, die auf schlanken Beinen einen schweren Oberkörper tragen, können an Prädiabetes oder Diabetes leiden und müssen sich der Zuckerbelastungsprobe unterziehen.

Labortests. Fast ebenso wichtig wie die Zuckerbelastungsprobe ist die Bestimmung des Cholesterin- und Triglyzeridgehalts des Blutes. Natürlich werden auch die Blutkörperchen gezählt und die Blutsenkung ausgewertet. Das wird in den meisten Laboratorien mit einer einzigen Blutprobe vorgenommen. Der ganz gewissenhafte Arzt untersucht außerdem die Schilddrüsenfunktion, nimmt ein Elektrokardiogramm auf und röntgt den Patienten. Weitere Tests betreffen den Kalium-, Magnesium-, Kalzium-, Zink- und Kupfergehalt des Blutes, die Analyse der Haare im Hinblick auf die Zusammensetzung der Spurenelemente, den Vitamin- und Insulinspiegel.

Wenn der Befund in jeder Hinsicht gut ist und der Arzt dem derartig gründlich untersuchten Patienten mitteilt, daß die Beschwerden durch keinerlei Erkrankung oder Anomalität verursacht sind, kann man es unbesorgt mit der Energie-Diät versuchen. Man bittet ihn, die Kontrolle zu übernehmen. Ein Arzt, der dieses Ansuchen abschlägt, ist schwer vorstellbar. Aber man muß damit rechnen, daß er von Nutritionsstörungen keine Ahnung hat. Darum tut man gut daran, sich von Anfang an von einem Spezialisten untersuchen zu lassen, der mit der Ernährungswissenschaft vertraut ist.

10
Die Wahl der Diät

Nun sind Sie also bereit, mit der Diät zu beginnen. Der Arzt hat Ihnen entweder bestätigt, daß Sie organisch gesund sind, oder zugegeben, daß er Ihre Beschwerden nicht zu erklären vermag. Jetzt erhebt sich nur noch die Frage, welche der vier Diätarten für sie die richtige ist. Der Einfachheit halber seien sie hier nochmals aufgeführt:
1. Energie-Diät zur Gewichtsabnahme
2. Energie-Diät zur Gewichtszunahme
3. Energie-Diät unter Beibehaltung des Gewichts
4. Spezialdiät für Sonderfälle.
Falls man die Wahl verwirrend findet, muß man bedenken, daß alle vier Arten nur Varianten ein und derselben Ernährungsweise darstellen. Wenn man den Richtlinien folgt, trifft man bestimmt die für den Einzelfall richtige Wahl.

Richtlinien für die Wahl. Heutzutage kennt eigentlich jeder Mensch sein Idealgewicht, das heißt das Körpergewicht, das der Größe und dem Alter entspricht und nicht nur in bezug auf das Aussehen, sondern auch aus gesundheitlichen Gründen als Normalgewicht zu gelten hat.
Wenn man zum Zunehmen neigt, ganz gleich, wieviel man ißt, wenn man das Idealgewicht um zehn Pfund oder mehr überschreitet, oder wenn man beträchtliches Übergewicht hat, dann wählt man natürlich die 1. Diät.
Wenn man hingegen nie das gewünschte Gewicht erreicht hat oder tatsächlich zu dünn ist, so muß man die 2. Diät wählen.
Wer mit seinem Gewicht zufrieden sein darf und zu den Glücklichen gehört, die weder nach oben noch nach unten um

mehr als zehn Pfund vom Idealgewicht abweichen, der sollte unbedingt mit der 3. Diät beginnen.

Die 4. Diät – Spezialdiät für Sonderfälle – berücksichtigt eine außergewöhnliche Lage wie Schwangerschaft, Zeitabschnitte vor oder nach einer Operation, medikamentöse Behandlung, die die Ernährung beeinflußt, und so weiter. Zu einem späteren Zeitpunkt geht man in solchen Fällen je nach den Gegebenheiten zu einer der anderen Diätarten über.

Bei der 1. Diät ist die Kohlehydratzufuhr stark eingeschränkt.

Die 2. Diät läßt mehr Kohlehydrate zu, durchschnittlich 70 bis 80 Gramm am Tag, und ist befrachtet mit Eiweißstoffen und Fetten.

Die 3. Diät hält die Mitte zwischen der 1. und 2. und ist darauf abgestimmt, daß das Körpergewicht gewahrt bleibt.

Bei der 4. Diät sind je nach den Umständen gewisse Regeln angegeben, wozu unter anderem Enthaltung von Zucker und Stärke, mitunter auch von Alkohol und Kaffee gehört.

Warnung für die Dünnen. Für die Dicken ist die 1. Diät ideal. Es kann sein, daß sie sie in den höchsten Tönen preisen, so daß Leute mit Untergewicht versucht sein könnten, sie zu erproben, weil sie den Wunsch hegen, sich auch besser zu fühlen. Bei Mageren aber bewirkt sie das Gegenteil. Wenn sie sich so wenig Kohlehydrate zuführen, zehrt der Körper von seinem geringen Fettvorrat, und es besteht die Gefahr, daß gerade diejenigen Beschwerden, die bekämpft werden sollen, sich entwickeln oder in vermehrtem Maße auftreten, als da sind Müdigkeit, Schwäche, Lustlosigkeit, Übelkeit und sogar Erbrechen. Hingegen wird bei den Menschen mit Untergewicht bei der 2. und 3. Diät die Energie gefördert, ohne daß sich Beschwerden einstellen.

Bei Gicht. Wer zu Erhöhung des Harnsäurespiegels neigt – was bei Gicht der Fall ist –, trägt mit der 1. Diät zur Verschlimmerung seines Leidens bei. Bei Podagra oder schubweise auftretenden Gelenkschmerzen ist die 1. Diät keinesfalls angezeigt, es sei denn, man steht unter ärztlicher Beobachtung und wird medikamentös behandelt. Die 2., 3. und 4. Diät wirken sich bei Gichtkranken nicht nachteilig aus.

Bei Schwangerschaft. Laut Statistik ist es nicht gut, während der Schwangerschaft abzunehmen, weil sich sonst Komplikationen ergeben können. Auf jeden Fall darf die 1. Diät unter diesen Umständen nur gewählt werden, wenn ein Arzt die genaue Kontrolle übernimmt und darauf achtet, daß sie nur dazu dient, Gewichtszunahme zu verhindern.
Die 4. Diät ist für Schwangere am besten geeignet, denn die übliche Ernährungsweise wird nicht sehr verändert, aber Mutter und Kind erhalten alle notwendigen Vitamine und Mineralstoffe. Es ist erwiesen, daß um so weniger Schwangerschaftskomplikationen auftreten, je gesünder sich die werdende Mutter ernährt. Die 4. Diät enthält Folsäure, Pyridoxin (Vitamin B_6), Vitamin E und alle sonstigen für die Schwangerschaft wichtigen Nährstoffe.
Die 4. Diät eignet sich auch vorzüglich für die Stillzeit, in der ebenfalls Anforderungen an den Körper der Mutter gestellt werden. Nach dem Abstillen kann sie unter den drei anderen Arten ihre Idealdiät wählen.

Der gemeinsame Nenner. Alle vier Diätarten zielen darauf ab, das Befinden zu verbessern und die Energie zu fördern.
Der Hauptunterschied besteht in dem Maß der zulässigen Kohlehydratzufuhr.
Bei *allen* sind Zucker und denaturierte Kohlehydrate wie Nudeln (Spaghetti, Makkaroni und Ravioli), Weißmehl und Weißbrot strikt verboten.
Alle vier Diätarten berücksichtigen vermehrte Zufuhr von Vitaminen und Mineralstoffen.

Hilft die Diät wirklich? Natürlich kann sie nicht helfen, wenn die Müdigkeit von einer Anämie infolge eines blutenden Magengeschwürs, einer chronischen Entzündung oder einer anderen Krankheit herrührt. Ist eine Ernährungsstörung aber Ursache der Ermüdung, so wird die Diät bestimmt helfen.

Machen Sie die Probe selbst! Es ist ganz einfach: Sie brauchen nur die Probe zu machen, und dann werden Sie sehen, wie gut Ihnen die Diät getan hat. Aber Sie müssen bei der Stange bleiben und dürfen nicht rückfällig werden, wenn die eingewurzelte Zuckersucht Sie plagt.

Die guten Ergebnisse erfolgen nicht über Nacht. Eines muß man sich merken: Der Körper braucht eine gewisse Anpassungszeit, um sich umzustellen. Man darf also nicht den Fehler machen und Änderungen vornehmen, bevor sich die guten Ergebnisse zeigen können. Man muß dem Körper mindestens zwei Wochen Zeit lassen, es sei denn, das Befinden verschlechtere sich. Der Stoffwechsel kann sich nicht von heute auf morgen ändern.

Die ersten schwierigen Tage. Die ersten drei bis vier Tage sind manchmal gar nicht einfach. Das Gewohnte ist auf einmal verboten. Man darf nicht mehr naschen, und es mag sein, daß man deshalb verstimmt ist, nervös und vielleicht sogar noch müder wird.

Man muß trotzdem durchhalten; so ergeht es anfangs den meisten. Am dritten oder vierten Tag wird das plötzlich anders, spätestens am fünften. Dann fühlt man sich nach dem Erwachen am Morgen auf einmal besser.

Typisch ist, was mir eine Patientin sagte: Am dritten Tag glaubte sie erbrechen zu müssen, wenn sie noch ein hartgekochtes Ei sähe; aber am vierten fühlte sie sich pudelwohl und tatkräftig, war mittags nicht mehr abgespannt und hatte glänzende Laune.

Was am ermutigendsten ist: Gerade diejenigen, die in der Übergangsphase Schwierigkeiten haben, fühlen sich danach oft am besten.

Ein Beispiel. Ein solcher Fall ist Olga. Nach einem Monat berichtete sie mir, sie habe sich nie im Leben besser gefühlt, ihre Müdigkeit sei verschwunden, ihre Energie geradezu unerschöpflich. Aber in den beiden ersten Wochen hatte sie sich schlechter als vorher gefühlt. Wenn sie nicht gewußt hätte, daß sich das Durchhalten lohnen würde, hätte sie die ganze Diät über den Haufen geworfen und nie die Besserung erfahren.

Wenn die Schwierigkeiten länger als eine Woche dauern und wenn man sich schlechter statt besser fühlt, kann es sein, daß immer noch Vitamin- und Mineralstoffmangel vorliegt. In diesem Fall geht man am besten zur 4. Diät über und führt sie einige Wochen lang durch, bevor man die ursprünglich gewählte Diät wieder aufnimmt.

Man kann umschalten. Die Tatsache, daß man mit einer bestimmten Diätart beginnt, bedeutet nicht, daß sie für immer beibehalten werden muß. Da sich die Bedürfnisse ändern, kann man gut und gern auf eine andere Diätart umschalten. Es ist durchaus vernünftig, Varianten zu erproben, um zu sehen, ob sich die eine oder andere besser eignet.

Angenommen, Sie beginnen mit der 1. Diät, weil Sie zwanzig Pfund Übergewicht haben. Wenn Sie dann Ihr Idealgewicht erreicht haben, schalten Sie auf die 3. Diät um, um dieses Gewicht beizubehalten. Sobald Sie feststellen, daß Sie wieder zunehmen, kehren Sie zur 1. Diät zurück oder versuchen es mit dem Mittelweg.

Oder Sie fangen mit der 3. Diät an, stellen aber fest, daß die nachmittägliche Müdigkeit nicht weicht und das Gesamtbefinden nicht dem »Besser-denn-je« entspricht. Dann versuchen Sie es eine Zeitlang mit der 1. Diät, um zu sehen, wie die sich auswirkt.

Die Menschen sind verschieden. Es gibt keine absolute Diät, die bei jedem mit Gewißheit wirkt. Das zu behaupten, wäre eine allzu simple und unzulässige Verallgemeinerung.

Die wahre Probe für eine Diät ist die Anwendung. Die Frage lautet: Bessern sich die Beschwerden? Die Beantwortung ist unter Umständen kompliziert, weil bei diätetischer Behandlung so viele Dinge mitspielen. Eine neue Ernährungsweise kann einen verborgenen Vitaminmangel beheben, ebensogut Mineralstoffmangel oder beides. Sie kann einer Nahrungsmittel-Allergie entgegenwirken. Sie kann verminderten Blutzucker korrigieren. Obwohl viele Faktoren beteiligt sind, vermag man die für den Einzelfall beste Diät herauszufinden. Es lohnt sich, die richtige Diät zu ermitteln, sofern man sich an die Grundregeln hält. Das Ergebnis ist entscheidend: Wenn man das Idealgewicht erreicht hat und beibehält, wenn die Beschwerden verschwunden sind, wenn man sich gut fühlt und voll leistungsfähig ist, dann ist dies das Zeichen, daß der Körper alles erhält, was er braucht, das heißt, man hat die individuell richtige Diät gefunden.

11
Energie-Diät
zur Gewichtsabnahme

Wenn man unter Müdigkeit leidet und Übergewicht hat, kann man es mit vielen Diätarten versuchen, aber man wird bestimmt keine finden, die die 1. Diät übertrifft. Die kohlehydratarme Ernährung ist bei Fettsucht weitaus besser als die kalorienarme, besonders wenn es darum geht, nicht nur abzunehmen, sondern auch die Müdigkeit zu bekämpfen.

Die kohlehydratarme Ernährung hat viele Vorteile: Sie ist leicht durchführbar, das Essen mundet, die Gewichtsabnahme erfolgt schnell und sicher. Es bereitet auch keine Schwierigkeiten, auf Reisen und in Restaurants Diät zu leben und sich den neuen Eßgewohnheiten anzupassen.

Man braucht vor allem nicht zu hungern. Bei der kohlehydratarmen Ernährung ist der Hunger gebannt. Man hat ausgerechnet, daß 98% der Menschen, die eine Abmagerungskur auf der Basis geringer Kalorienzufuhr machen, einen Rückfall erleiden und sich gewissermaßen zur Entschädigung für die ausgestandenen Qualen allen Speck wieder anfuttern. Sie fühlen sich eben ausgehungert. Bei dieser Diät aber leidet man keinen Hunger. Das ist einer der Gründe, warum man sie ohne weiteres sein Leben lang beibehalten kann.

Hunger ist nicht angenehm. Viele von uns essen den ganzen Abend hindurch, auch nach einer ausgiebigen Mahlzeit, und manch einer wacht nachts auf und wandert in die Küche, um sich noch etwas zu Gemüte zu führen. Nicht wenige schämen sich ihrer Freßgier, können aber nicht dagegen an. Sie gehen sogar zum Psychiater, weil ein seelisches

Problem dahinter zu stecken scheint. Es bedarf jedoch keiner stundenlangen Sitzungen beim Psychiater, um von der Eßlust befreit zu werden, sondern nur eines einfachen Rates: Schluß mit den Kohlehydraten!

Es ist erstaunlich, wie viele Beschwerden von Hunger herrühren. Schwächeanfälle, Launenhaftigkeit, Konzentrationsunfähigkeit, Gähnen, Kopfschmerzen, Benommenheit können auf Hunger beruhen. Sobald der Hunger gestillt ist, sind die Beschwerden wie weggeblasen.

Hunger bei kalorienarmer Ernährung. Unzählige Personen »fressen sich lieber zu Tode«, wie man zu sagen pflegt, als daß sie ein zweites Mal im Leben die Kalorien zählen würden. Sie haben bei der kalorienarmen Diät zu sehr Hunger gelitten. In den meisten Fällen wird damit von heute auf morgen Schluß gemacht, weil das Hungergefühl unerträglich zu werden beginnt.

Ich selbst habe mit diesen Menschen stets große Schwierigkeiten, bis ich sie dazu bringe, es nochmals mit einer Diät zu versuchen. Sie wollen mir einfach nicht glauben, daß sie bei der Energie-Diät abnehmen werden, ohne zu hungern. Der kläglich gescheiterte frühere Versuch hat sie entmutigt. Um so größer ist ihre Überraschung, wenn sie abnehmen, ohne hungern zu müssen!

Nahrungsmittel und Kohlehydrate. Im Grunde ist die Sache ganz einfach. Die meisten werden die Diät sehr großzügig finden, besonders jene, die Erfahrung mit einer Abmagerungskur haben. Nur in einer Beziehung ist sie streng: in der rigorosen Beschneidung der Kohlehydrate. Gerade mit den Kohlehydraten, nicht mit Fett, vermag der Körper des Dicken infolge seiner überaktiven Insulinreaktion nicht fertig zu werden. Proteine und Fette *können* auch dick machen, aber *nur,* wenn Kohlehydrate vorhanden sind. Um dem entgegenzuwirken, müssen die Kohlehydrate weitmöglichst ausgeschaltet werden.

Es gibt viele Nahrungsmittel, die so gut wie keine Kohlehydrate enthalten und nach Belieben gegessen werden können. Dazu gehören zum Beispiel Fleisch und Eier.

Hingegen sind alle diejenigen Nahrungsmittel nicht erlaubt, die viele Kohlehydrate enthalten. Bei der Energie-Diät haben wir es also nur mit zweierlei zu tun: Nahrungsmitteln, die erlaubt, und solchen, die verboten sind. Und noch einfacher: Ja oder nein. Das ist die ganze Einteilung.

Die dritte Gruppe bilden die Lebensmittel, die nur wenige Kohlehydrate enthalten. Sie sind, je nach der Diätart, in begrenzter Menge erlaubt. Diese Differenzierung verleiht dem Diätetiker die Flexibilität, die notwendig ist, um je nach den Umständen abzunehmen und den individuell besten Gesundheitszustand zu erreichen; denn dabei wird die individuelle Reaktion des Stoffwechsels berücksichtigt.

Statt der Kalorien werden die Kohlehydrate gezählt. Am Anfang – am sogenannten biologischen Nullpunkt – darf man nur ungefähr 10 g Kohlehydrate zu sich nehmen. Allmählich ermitteln Sie dann die Kohlehydratmenge, die für Sie ideal zu sein scheint.

Daß sie ideal ist, merken Sie selbst: Die Stimmung bessert sich, die Gemütsverfassung wird ruhig, Hungergefühle verschwinden, die Energie belebt sich, und gleichzeitig nimmt man ab. Ebenso merkt man, ob man über den persönlich kritischen Punkt hinausgeht und sich zu viele Kohlehydrate zuführt; denn in diesem Falle meldet sich wieder die Freßlust, und wahrscheinlich kehren die alte Müdigkeit und andere Beschwerden zurück.

Sonderfälle. Es kann vorkommen, daß ein scheinbar gesunder Mensch bei der 1. Diät nicht abnimmt, ja sogar zunimmt. Wenn das der Fall ist – vorausgesetzt, man hat streng Diät gelebt –, dann liegt eine Stoffwechselanomalie vor, die häufig durch genetisch bedingten Enzymmangel verursacht ist, oder die Wirksamkeit des Schilddrüsenhormons ist herabgesetzt. Das sind Sonderfälle, die ärztlich behandelt werden müssen.

Eine Warnung, die Medikation betreffend. Es gibt Medikamente, die sich dem Erfolg der Diät entgegenstellen, nicht zuletzt deshalb, weil sie die Insulinproduktion anregen.

Dazu gehören vor allem die Präparate, die Östrogen enthalten, das Hormon, das Klimakteriumsbeschwerden behebt und in der Pille vorkommt. Östrogen leistet Diabetes, Hypoglykämie und Fettsucht Vorschub. Es verstärkt die Zuckerintoleranz. Frauen, die die Pille nehmen und allen Bemühungen zum Trotz dick bleiben, sollten zu einem anderen empfängnisverhütenden Mittel übergehen. Diejenigen,die mit Östrogen die Beschwerden der Menopause bekämpfen, können sich ohnehin von dem Medikament absetzen, weil sie sich bei der Diät so viel Vitamin E zuführen, daß die Klimakteriumsbeschwerden verschwinden.

Da bei Kohlehydratintoleranz oft Ödeme auftreten, werden in vielen Fällen Diuretika (Stoffe, die die Harnproduktion verstärken und die Ödeme ausschwemmen) eingenommen. Oder man nimmt sie gegen Bluthochdruck ein. Dazu ist zu bemerken, daß die Diät selbst ein starkes Diuretikum ist, besonders in den ersten Wochen. Die Einnahme harntreibender Mittel während der Diät führt gewöhnlich zu einem so starken Wasserverlust, daß dem Körper Kalium, Natrium und Kalzium entzogen werden, wodurch Erschöpfung, Wadenkrämpfe oder Muskelschwäche entstehen. Deshalb soll man sich schon eine Woche vor Beginn der Diät von allen Diuretika absetzen.

Lassen Sie sich in diesem Falle vom Arzt beraten. Es ist anzunehmen, daß Ihnen das Diuretikum vom Arzt verschrieben worden ist. Der Arzt kennt natürlich Ihre Krankengeschichte und weiß, ob Sie das Mittel unbedingt brauchen oder nicht. Hören Sie mit der Einnahme nicht ohne seine Einwilligung auf, und lassen Sie sich von ihm kontrollieren.

Keine appetitzügelnden Mittel mehr! Appetitzügelnde Mittel waren mir von jeher ein Dorn im Auge. Das Schlimme an ihnen ist weniger ihre unmittelbare Wirkung als der spätere Einfluß auf den Stoffwechsel. Während sich der Körper der

Normalität anzupassen sucht, steigert sich das Hungergefühl, und es kommt zu biologischen Wiederanpassungen, die trotz Diät zu Gewichtszunahme führen können. So stark kann diese Wirkung sein, daß die meisten Menschen, die bei der 1. Diät nicht abnehmen, sich aus den Reihen derjenigen rekrutieren, die längere Zeit appetitzügelnde Mittel eingenommen haben. Darum muß man mindestens zwei Wochen vor Beginn der Diät, am besten noch länger, damit aufhören.

Wer sich einfach außerstande fühlt, auf die appetitzügelnden Mittel zu verzichten, der dürfte süchtig geworden sein. In diesem Falle ist es um so dringender geboten, damit aufzuhören.

Die zehn Gebote der Energie-Diät zur Gewichtsabnahme.

1. In der ersten Woche nimmt man nur die erlaubten Nahrungsmittel zu sich und sonst nichts. Findet man ein bestimmtes Nahrungs- oder Genußmittel nicht auf der Liste der zugelassenen Nahrungsmittel, so heißt das, daß es einen sehr hohen Kohlehydratgehalt hat und deswegen nicht erlaubt ist.

2. Von den erlaubten Nahrungsmitteln kann man so viel essen, wie man will, da die Hungersignale die Menge bestimmen. Der Appetit wird ohnehin nachlassen, so daß man weniger als früher zu sich nimmt und dennoch dem Körper alles zuführt, was er braucht.

3. Man beginnt mit sechs kleinen Mahlzeiten pro Tag, die zeitlich drei bis vier Stunden auseinanderliegen. Wenn sich das als überflüssig erweist, kann man die Zahl der Mahlzeiten einschränken. Jede Mahlzeit muß proteinreich sein.

4. Das Frühstück darf nicht überschlagen werden. Wer gleich nach dem Aufstehen nichts zu sich nehmen mag, soll das Frühstück lediglich verschieben, aber ja nicht auslassen.

5. Die im 18. Kapitel angegebenen Vitamine und Mineralstoffe müssen dem Körper unbedingt zugeführt werden. Das ist bei der energiefördernden Diät wesentlich.

6. Zucker und Mehl werden streng gemieden. Die Angaben auf den Etiketten liest man sorgfältig, um festzustellen, ob die Fabrikware etwa Zucker oder denaturierte Stärke-Kohlehydrate enthält. Lebensmittel, bei denen die Angaben fehlen, werden nicht gekauft.

7. Koffein, ob in Kaffee oder Cola, soll eingeschränkt werden. Drei Tassen Kaffee pro Tag sind ein vernünftiges Quantum. Wer an mehr gewöhnt ist, der sollte in den ersten Wochen ganz darauf verzichten.

8. Alkohol wirkt wie Kohlehydrat und verhindert den Fettabbau. In der ersten Woche ist kein Schluck erlaubt. Das spätere Höchstmaß muß individuell bestimmt werden. Alle diejenigen, die große Mengen konsumieren oder alkoholabhängig sind, müssen ihn vollständig meiden.

9. So viel körperliche Bewegung wie möglich! Zum Tagesprogramm gehört Gymnastik, Sport, Radfahren (eventuell im Zimmer), Spazierengehen (sehr wichtig) oder Dauerlauf. In den ersten vier Tagen ist anstrengende körperliche Bewegung jedoch zu vermeiden, weil in dieser Zeit die Umstellung des Stoffwechsels vor sich geht.

10. Nicht nur vor Beginn der Diät unterzieht man sich einer ärztlichen Untersuchung, sondern auch nach einigen Wochen und dann wieder nach einigen Monaten.

Kein Zucker heißt: absolut keinen Zucker. Zucker ist nicht so energiefördernd, wie die Hersteller uns glauben machen wollen. Auf die Dauer ist er sogar energieraubend. Und er macht dick.

Er muß nicht nur vom Tisch verbannt, sondern auch in allen verborgenen Formen gemieden werden. Alle Nahrungsmittel, die Zucker in irgendeiner Form enthalten, ob als Saccharose, Glukose, Fruktose, Sorbit, Mannit, Dextrin (man achte auf die Etiketten!), Invertzucker oder Honig, sind zu meiden. Lassen Sie sich durch das Schlagwort »nahrhafte Süßigkeiten« nicht irreführen!

Eine besondere Ermahnung zur Vorsicht: Wenn ein Medikament Zucker enthält – zum Beispiel Hustensirup, Abführmittel, Tabletten gegen Halsentzündung oder Husten, kaubare Vitamine –, ist der Hersteller nicht gesetzlich verpflichtet, ihn unter den Bestandteilen aufzuführen; aber man merkt es am Geschmack. Wenn man ein solches Mittel einnehmen muß, frage man den Apotheker nach einem Äquivalent für Diabetiker. Es gibt meist die gleichen Medikamente ohne Zucker.

Halten Sie sich schadlos an Proteinen! Wenn Sie wollen, können Sie den Tag mit Eiern und Speck anfangen. Zwischenmahlzeiten sind nicht nur erlaubt, sondern sogar geboten, zum Beispiel ein Stück Käse mit grünem Salat oder ein Krabben-Cocktail (ohne rote Sauce). Mittags und abends sättigt man sich an Fleisch und Salat, und nicht einmal den Nachtisch braucht man sich zu versagen, sofern er keinen Zucker enthält. Dabei nimmt man knapp 10 g Kohlehydrate zu sich.

Bei dieser Diät kann man etwas Fett zu sich nehmen. Meine Diät ist mit der Behauptung, sie enthalte zuviel Fett, ziemlich gedankenlos kritisiert worden. Es ist jedoch erwiesen, daß es sich in Wirklichkeit um eine eher fettarme Diät handelt. Sie *erlaubt* Fettstoffe, ohne sie aufzuzwingen. Natürlich stopft man sich nicht mit Fetten voll. Man stopft sich überhaupt nicht voll, weil man nicht mehr so hungrig ist wie früher.

Aber *etwas* Fett nimmt man zu sich. Der Körper *braucht* Fettstoffe. Sie sind wesentliche Nährmittel. Ohne sie können die chemischen Prozesse nicht vonstatten gehen. Frauen, die sich zu wenig Fettstoffe zuführen, produzieren nicht genügend weibliche Hormone, so daß der Monatszyklus nicht regelmäßig verläuft.

Fette und Öle sind notwendig, um Haut und Schleimhäute glatt und geschmeidig zu erhalten. Sie dienen als Schmiermittel. Außerdem tragen sie zur Stabilisierung des Zuckerspiegels bei. Fett ist das Nahrungsmittel, das am wenigsten in Glukose umgewandelt wird und die Insulinreaktion am geringsten beeinflußt. Nicht zuletzt gestatten Fette Abwechslung in der

Ernährung, so daß man sich nicht so benachteiligt fühlt. Gute Mayonnaise und Buttersauce zum Fisch sind durchaus erlaubt. Gerade dieses Verbot macht die Diätarten mit niedrigem Kaloriengehalt so unschmackhaft.

Erlaubte Salate und Salatsaucen. Kopfsalat, möglichst die grünen Blätter, und grüne Gemüsesalate sowie roher Spinat. Roquefortsauce oder Essig und Öl sowie Maynonnaise. Von ausgelassenen Speckwürfeln und gehackten harten Eiern als Beigabe sollte man absehen.

Erlaubte Imbisse. Man braucht nicht nur Selleriestückchen oder eine Mohrrübe zu knabbern. Erlaubt sind alle Käsesorten, Oliven, hartgekochte Eier, Aufschnitt, Krabben und alle proteinhaltigen Reste vom Vortag.

Nachtisch. In der ersten Woche sind nur kohlehydratfreie Gelatinepuddings erlaubt. Danach kann man sich die Süßspeisen schmecken lassen, die dem Diabetiker erlaubt sind, außer jenen, die Früchte enthalten. Selbstverständlich werden sie nur künstlich gesüßt. Schlagsahne als Beigabe ist erlaubt.

Bei dieser Diät ist ein ausgiebiges erstes Frühstück empfehlenswert. Ein kräftiges Frühstück verleiht Vorratsenergie für den ganzen Tag. Es kommt hinzu, daß der Körper nach der Nachtruhe am schnellsten verbrennt. Man kann beobachten, daß viele Dicke überhaupt kein Frühstück zu sich nehmen, mittags nur wenig essen, hingegen am Abend Riesenportionen. Das umgekehrte Vorgehen sollte Ziel des Diätetikers sein. Aber kein Brot, keine Brötchen, keine Teigwaren zum Frühstück! Statt dessen Eier mit Schinken, Omelette, geräucherten Fisch oder ein Beefsteak.

Was in der ersten Woche alles erlaubt ist:

Fleisch: Corned beef, Hammelkoteletts, Zunge, Schinken, frische Würste, Tatar-Hackfleisch. Fast jedes Fleisch ist in beliebiger Menge zulässig, außer Innereien (Leber und

Nieren), kohlehydrathaltigen Würsten wie Bratwürsten und Frankfurter Würsten und fabrikverpackten Fleischwaren. Alles Geflügel ist erlaubt, aber es darf nicht gefüllt werden.

Fisch: Alle Süß- und Salzwasserfische, geräucherter Lachs, Thunfisch aus der Büchse, Krabben und Hummer. Aber bei der Zubereitung darf kein Mehl verwendet werden, also auch kein Paniermehl. Austern, Muscheln und marinierte Fische kommen erst später hinzu.

Eier: In jeder Form, auch als Omelett.

Käse: Täglich 100 g halbfetter oder viertelfetter Käse. Rahmkäse und Quark sind noch nicht erlaubt.

Gewürze: Salz, Pfeffer, Senf, Meerrettich, Essig, Vanille und Kräuter; künstlicher Süßstoff; alle Würzpulver, die keinen Zucker enthalten.

Getränke: Wasser, Mineralwasser (Vichy, Perrier, Sprudel), zuckerfreie Erfrischungsgetränke. Kräutertee, schwarzer Tee, Kaffee nach besonderer Zuteilung.

Nachtisch: Gelatinepudding, künstlich gesüßt.

Fette: Butter, Margarine, Öl, Speck, Backfett in kleinerer Menge. Täglich vier Teelöffelvoll Sahne (Sahne enthält weniger Kohlehydrate als Milch). Ein Teil der Fettstoffe sollte in Pflanzenfetten (ungesättigten Fettsäuren) bestehen.

Obst: Nur täglich den Saft einer frischen Zitrone.

Gemüse: In der ersten Woche kein Gemüse.

Salat: Täglich zwei kleine Portionen folgender Sorten: Blattsalat, Sellerie, Chicorée, Gurke, Fenchel, roher Spinat, Brunnenkresse, Feldsalat, dazu Schnittlauch und Petersilie. Man beginnt mit zwei lose gehäuften Tassenvoll.

Zutaten: Speckwürfelchen, geriebener Käse, Kräuter, hartgekochtes Ei, eine kleine saure Gurke, Oliven (nicht mehr als sechs).

Bei der 1. Diät sind dauernd verboten:

Bananen	Honig	Reis
Bohnen (dicke)	Joghurt (mit Zucker)	Rosinen
Brot	Kartoffeln	Sirup
Cracker	Kaugummi	Süß und süßsauer
Datteln	(mit Zucker)	Eingemachtes
Eierkuchen	Ketchup	Süßigkeiten
Eis	Kuchen	jeder Art
Erbsen	Mais	Teigwaren
Feigen	Marmelade	Weintrauben
Früchte	Mehl (Paniermehl)	Zucker
(getrocknete)	Nudeln	
Gelee	(Makkaroni,	
Haferflocken	Spaghetti, Ravioli)	

Achtung: Diese Liste ist keineswegs vollständig.

Erste Woche. In der ersten Woche bekommt der Körper es nicht mit Kohlehydraten zu tun, denn auf die 10 bis 15 g, die ihm pro Tag zugeführt werden, reagiert er, als ob er gar keine erhalte. So muß es mindestens eine Woche lang bleiben.

Es wäre gut, wenn man sich die Zeit nehmen könnte, Buch zu führen. In diesem Falle schlägt man nach, wie viele Kohlehydrate man sich zuführt, und achtet darauf, daß es möglichst nicht mehr als 10 g täglich sind. Man trägt auch den jeweiligen Kräftezustand und die Beschwerden ein, desgleichen das tägliche Körpergewicht.

Am Ende der Woche sollte man auch für sich selbst Inventur machen. »Habe ich abgenommen? Habe ich mehr Energie? Hat sich meine Stimmung gebessert? Wie steht es mit meinen Beschwerden? Kurz, wie gut hat sich die Diät ausgewirkt?« Wenn alles zu Ihrer Zufriedenheit verlaufen ist, werden Sie sozusagen in die nächste Klasse versetzt.

Zweite Woche. In der zweiten Woche darf man sich pro Tag ungefähr 5 g mehr Kohlehydrate zuführen als in der ersten. Wie die Gerichte zusammengestellt werden, bleibt jedem einzelnen überlassen, sofern die tägliche Kohlehydratmenge nicht 15 bis 20 g übersteigt. Man kann jetzt Gemüse, Quark, Nüsse, Leber und Nieren, die bisher ausgeschlossenen Meeresfrüchte und Fleischwaren hinzufügen oder mehr Salat essen. Um sicherzugehen, daß die erlaubte Menge nicht überschritten wird, sollte man die Kohlehydrate zählen.

Dritte Woche. Von nun an wird die Kohlehydratzufuhr allmählich weiter erhöht. In der dritten Woche beträgt sie 20 bis 25 g. Eine halbe Tassevoll Avocado, ein Dutzend Oliven oder ein kleines Glas Tomatensaft macht den täglichen Unterschied aus. Danach steigert man die Zufuhr jede Woche um weitere 5 g, solange der Körper sein eigenes Fett verbrennt. Die Kontrolle ist einfach: Das ist der Fall, wenn man fortlaufend abnimmt, nicht mehr so hungrig ist wie früher und sich ungewöhnlich wohlfühlt.

Der Fortschritt wird kontrolliert, bis das Idealgewicht erreicht ist. Am Ende jeder Woche wird der Befund kontrolliert, weil sich die Ernährung ja nach der Reaktion des Körpers richten muß. Solange man sich wohlfühlt und weiter abnimmt, kann man wöchentlich 5 g mehr Kohlehydrate zu sich nehmen. Sobald das Befinden weniger gut ist oder die Gewichtsabnahme nachläßt, nimmt man die Anfangsdiät der ersten Woche für einige Tage wieder auf und geht danach zum Stand der vorigen Woche über, denn das ist offensichtlich der kritische Punkt für die Gewichtsabnahme und die Energieförderung. Bei den meisten Dicken schwankt er zwischen 20 und 50 g Kohlehydraten pro Tag.

Man kann eine Probe machen, um den kritischen Punkt zu finden. Zur biochemischen Probe, ob Körperfett abgebaut wird, benutzt man Ketostix, Keto-Merckognost oder Ketur-Test, alle ohne Rezept in der Apotheke erhältlich. Die

Teststreifen dienen zum Nachweis von Ketonkörpern im Urin. Je nach der Lila-Verfärbung, die auf der Gebrauchsanweisung angegeben ist, kann man feststellen, ob der Fettabbau dem höchsten Wohlbefinden und dem Idealgewicht entspricht. Die Verfärbung zeigt auch Hunger an. Wichtig ist, darauf zu achten, ob eventuell zuviel Fett abgebaut wird – das zeigt die Farbe an – und der Körper mehr Kohlehydrate braucht, als er erhält.

Es kommt vor, daß die Verfärbung nicht der Norm entspricht, obwohl man weiter abnimmt und sich wohlfühlt. Das ist der Fall, wenn die Ketonkörper in so geringem Maße im Blut zunehmen, daß sie nicht in den Harn übergehen. Dennoch ist alles in Ordnung, sofern man nicht Hungergefühle erleidet, im Verhältnis zu den vergangenen Wochen nicht an Energie einbüßt und weiterhin abnimmt.

Bei der Probe mit den Teststäbchen ist allerdings zu bedenken, daß die dunkle Verfärbung keine Garantie für Gewichtsabnahme ist. Von den möglichen Ursachen eines vergeblichen Kampfes gegen Übergewicht handelt das 20. Kapitel.

Welches Körpergewicht sollte beibehalten werden?

Wenn man den Punkt kennt, an dem man abzunehmen aufhört, darf man ihn nicht überschreiten, bevor man das Idealgewicht erreicht hat. Erst dann können einige Kohlehydrate erneut hinzugefügt werden, wobei darauf zu achten ist, daß das gute Befinden und die gesteigerte Energie nicht ins Wanken geraten. Dieses Körpergewicht muß man sein Leben lang beibehalten.

Wie schnell soll die Gewichtsabnahme vor sich gehen?
Von schnell ist gar keine Rede. Die Diät soll ja für immer wirken. Die ganze Diät ist so ausgerichtet, daß man sie gern einhält, das Idealgewicht beibehält und sich stets auf der Höhe fühlt. Eine Gewichtsabnahme, die langsam erfolgt, wirkt sich besser aus. Zudem spielen individueller Stoffwechsel und individuelle Reaktion eine Rolle. Männer nehmen im allgemeinen rascher ab als Frauen.

Ich habe einmal 112 Patienten kontrolliert, die alle 50 Pfund abnehmen mußten, um ihr Idealgewicht zu erreichen. Die Kontrolle erstreckte sich über sechs Monate. In dieser Zeit nahmen 74 von ihnen über 20 Pfund ab, 26 über 40 Pfund und die übrigen mindestens 8 Pfund. Ich durfte überzeugt sein, daß sie alle streng Diät gelebt und niemals »geschummelt« hatten.

Es ist unwichtig, wie schnell die Diät wirkt, wichtig ist, daß man sie leicht befolgen kann. Bei allen Diätarten bildet die Beibehaltung des Gewichts das Hauptproblem. Wie viele haben sich schon ihr Fett abgehungert und es sich über kurz oder lang wieder angefuttert! Man schätzt, daß von hundert Dicken, die eine der üblichen Abmagerungskuren gemacht haben, nur zwei nach einem Jahr nicht wieder genauso rundlich sind wie früher.

Die Energie-Diät ist anders. Vielleicht rührt ihr Dauererfolg davon her, daß sie ein solches Wohlbefinden verleiht, daß man um keinen Preis mehr darauf verzichten möchte.

12
Warum die 1. Diät so gut wirkt

Um zu verstehen, was sich bei der 1. Diät im Körper vollzieht, sind einige Erläuterungen vonnöten. Jeder, der nach einer Diät lebt, wird irgendwann einmal von Freunden und Bekannten gefragt, wie sich seine Gewichtsabnahme erklären läßt, und wenn er noch dazu zu seiner guten Verfassung beglückwünscht wird, sollte er Auskunft geben können.

Wozu dient unser Körperfett? Das ist die Kardinalfrage. Antwort: Es ist unsere Reservenahrung. Wenn man sich das klarmacht, versteht man sofort, wie die 1. Diät wirkt. Bei den meisten Menschen wird über 90% der Energie in Form von Fett im Körper gespeichert. Wenn die Kohlehydratzufuhr eingeschränkt wird, benutzt der Körper das Fettdepot. Die Reserve wird angezapft, und das überschüssige Fett wird so verwertet, wie die Natur es gewollt hat.

Der Grund, warum das beste Mittel gegen Fettleibigkeit und Müdigkeit kohlehydratarme und höchst nahrhafte Diät ist, besteht darin, daß sie sich die folgende biologische Tatsache zunutze macht: *Je weniger schnell abbaubare Stoffe (Alkohol und Kohlehydrate) dem Körper zur Verfügung stehen, desto mehr zehrt er von seinem Vorrat – dem Fett.*

In früherer Zeit war unsere Fähigkeit, Fett als Vorrat zu speichern, insofern von lebenswichtiger Bedeutung, als sie dem Menschen dazu verhalf, Notzeiten der Nahrungsmittelknappheit zu überstehen. Es gehört zu den Naturwundern, daß der Körper das gespeicherte Fett abzubauen und als Energielieferanten zu benutzen vermag.

Von dieser Fähigkeit macht der Stoffwechsel in gewissem

118

Grade täglich Gebrauch, in stärkerem Maße, wenn man abnimmt, am meisten, wenn man sich keine Kohlehydrate zuführt.

Stoffwechsel und Energie. Bei der üblichen Ernährungsweise entstammt die Hälfte der Energie der Stärke und dem Zucker. Die andere Hälfte liefern die aufgespaltenen Proteine und Fette.

Wenn wir nichts essen, holt sich der Körper die Energie von den Reservekohlehydraten, dem sogenannten Glykogen (tierische Stärke); aber diese Reserven sind in zwei Tagen aufgebraucht.

Die Hauptreserven sind die Triglyzeride, das heißt das Körperfett. Wenn der zweitägige Glykogenvorrat aufgebraucht ist, bilden die Triglyzeride die hauptsächliche Bezugsquelle. Sie spalten sich in zwei metabolische Nahrungsstoffe, nämlich in freie Fettsäuren und Ketonkörper.

Die freien Fettsäuren dienen der Muskelarbeit, die Ketonkörper werden von den Gehirnzellen benutzt. Wenn die Fettspaltung eintritt, sind diese beiden Stoffe nachweisbar; man sagt dann, die betreffende Person ist im Zustand der Ketose. Darunter ist zu verstehen, daß das Fett abgebaut wird und – besser als Glukose – für Energielieferung benutzt werden kann.

Je mehr überflüssiges Fett abgebaut wird, um so mehr freie Fettsäuren und Ketonkörper sind vorhanden. Im allgemeinen nimmt man um so mehr ab, je stärker die Ketose ist.

Darum ist eine Diät, die darauf abzielt, Ketose hervorzurufen, wirksamer und nachhaltiger als jede Abmagerungskur.

Übergewicht und Müdigkeit. Die beste Diät für Gewichtsabnahme ist auch die beste zur Bekämpfung der Müdigkeit. Von allen Personen, die ihre Kohlehydratzufuhr einschränken, werden in der Bekämpfung der Müdigkeit fast immer von denjenigen die besten Resultate erzielt, die am wenigsten Kohlehydrate zu sich nehmen.

Wenn das gespeicherte Fett die hauptsächliche Energiequelle

wird, liefert es viel längere Zeit Energie als der Abbau der Kohlehydrate, der zwar schneller wirkt, aber kurzlebiger ist.

Ursache der erhaltenen Energie. Der Stoffwechsel vollzieht sich mit unterschiedlicher Geschwindigkeit, und die Geschwindigkeit wird von Hormonen und anderen im Blut kreisenden Stoffen bestimmt. In diesem Falle – wenn die Kohlehydratreserve aufgebraucht ist und keine Glukose mehr zur Verfügung steht – übernehmen die sogenannten Lipoide die führende Rolle. Das ist der Sammelbegriff für Fette und fettähnliche Substanzen. Wenn sie ins Blut gelangen, kann der Körper ohne weiteres die Ketonkörper und Fettsäuren als Energielieferanten benutzen, und die Müdigkeit verschwindet.

Beziehung zwischen Energie und Ketonkörpern. Mit der erwähnten Ketostixprobe kann man diese Reaktion selbst nachprüfen. Wenn der Stoffwechsel bei strikter Befolgung der 1. Diät normal ist, zeigt der Streifen die positive dunkle Verfärbung. Wenn Sie zu diesem Zeitpunkt verstärkte Energie spüren, weniger Hunger haben und die Beschwerden nachlassen, haben Sie den Beweis, daß Sie zu den vielen Menschen gehören, die sich besser fühlen, sobald das Körperfett abgebaut wird und der Zustand der Ketose eintritt.

In manchen Fällen folgt die subjektiv empfundene Besserung erst ein paar Tage nach dem positiv verlaufenen Test. Doch so oder so haben Sie eine wertvolle Erkenntnis gewonnen: *Ich fühle mich besser, wenn ich mein Fett abbaue.* Wenn Sie das wissen, können Sie nach der Diät leben, die für Sie die beste ist.

Kein Heißhunger mehr. Die häufigste Antwort auf die Frage nach der Wirkung der 1. Diät lautet: »Ich habe keinen Heißhunger mehr.« Bei dieser Diät wird aus dem notorischen »Fresser« ein disziplinierter Esser, aus dem nächtlichen Nascher ein gesunder Schläfer, aus dem Gierschlund ein maßvoller Genießer, weil kein Hungergefühl auftritt. Schon nach einigen Tagen stellt sich der Appetitverlust ein. Der neurotische Zwang, sich den Magen zu füllen, verschwindet wie von Zauberhand, die unbändige Eßlust ist wie weggeblasen.

Wie kommt es zu diesem Nachlassen des Appetits? Die Erklärung ist zwar unvollkommen, beruht aber auf einem sinnreichen Schutzsystem der Natur. Wenn der Körper dem Hungern ausgesetzt wird und von dem Fettspeicher zehrt, stellt sich der dramatische Appetitverlust von selbst ein. Das haben viele Versuche an Tieren und Menschen bewiesen, doch weiß man nicht mit Sicherheit, ob er von den Ketonkörpern oder von den Fettsäuren bewirkt wird. Nach Ansicht des amerikanischen Ernährungswissenschaftlers Dr. George L. Blackburn hängt Hunger mit dem Ketonspiegel zusammen, da sich bei Versuchen gezeigt hat, daß sich bei zweimaliger täglicher Zufuhr von 20 g Kohlehydraten Ketonspiegel *und* Hunger verändern. Schon 7½ g Kohlehydrate sollen den Ketonspiegel beträchtlich verändert haben. Wird die Zufuhr dann erhöht, so vermindern sich die Ketonkörper im Blut, und der Hunger meldet sich wieder.

Eine weitere Ursache ist Insulin. Sowohl Fettleibige als auch Hypoglykämiker und Frühdiabetiker produzieren zuviel Insulin. Forschungsberichten zufolge bewirkt die Einschränkung der Kohlehydratzufuhr bei Fettleibigen eine erhebliche Senkung des Insulinspiegels. Andererseits wird das Depotfett bei verminderter Insulinproduktion abgebaut.

Andere Hormone sind ebenfalls beteiligt. Ferner haben die Forschungen namhafter Fachgelehrter ergeben: Bei geringer Kohlehydratzufuhr sinkt auch der Cortisolspiegel; bei starker Zuckerzufuhr steigt er augenfällig.

Bei hohem Cortisolspiegel kommt es zu einer bestimmten Form der Fettsucht: Brust, Bauch und Rücken setzen Fett an, das Gesicht rundet sich, aber Arme und Beine bleiben schlank. Bei Frauen kann Haarwuchs im Gesicht entstehen, Männer bekommen rote Streifen.

Die weitere Folge der Cortisol-Überproduktion ist Diabetes.

Das Gleichgewicht läßt sich wiederherstellen, wenn man Zucker und andere Kohlehydrate aus dem Speisezettel verbannt.

Andere Vorteile der ketogenen Diät. Die ketogene Diät hat auch den Vorteil, daß sie überschüssiges Wasser ausschwemmt und all jenen hilft, die an Harnverhaltung leiden. Deswegen ist sie ein Diuretikum, das sich bei leichtem Bluthochdruck, Herzinsuffizienz mit Stauungen und bei zu Ödemen führenden Erscheinungen günstig auswirkt.

Wirkung bei Hypoglykämie. Wie ist es möglich, daß die 1. Diät der Hypoglykämie entgegenwirkt? Erstens dadurch, daß der Abbau des gespeicherten Fettes die Insulinproduktion mäßigt, die ja durch starke Zucker- und Stärkezufuhr angeregt wird. Zweitens verhindern die Ketonkörper im Blut, wie immer neuere Forschungen ergeben haben, die Adrenalinreaktion auf den sinkenden Zuckerspiegel. Dr. J. P. Flatt und Dr. George L. Blackburn von der Harvard-Universität haben diesen Nachweis mit Tierversuchen erbracht. Sie gaben den Versuchstieren eine große Dosis Insulin und maßen sowohl das Sinken des Zuckerspiegels als auch die Adrenalin-Ausschüttung. Das wiederholten sie, während die Tiere gleichzeitig eine Infusion von Ketonkörpern erhielten. Die Wissenschaftler stellten fest, daß die Adrenalin-Ausschüttung, obwohl der Zuckerspiegel ebenso sank, bedeutend geringer war als zuvor.

Viele Beschwerden, die bei Hypoglykämie auftreten, rühren in Wirklichkeit von der Adrenalin-Ausschüttung her, so die nervösen Schweißausbrüche, das Herzklopfen, die Kopfschmerzen, das Erwachen mitten in der Nacht. Diese Beschwerden verschwinden bei der Diät.

Nicht Kalorien werden gezählt, sondern Kohlehydrate. Bei der Diät, die die Kohlehydratzufuhr beschneidet, nimmt man selbst dann ab, wenn man sich eine Kalorienmenge zuführt, die andernfalls Gewichtszunahme bewirkt. Demnach muß die kohlehydratarme Ernährung einen metabolischen Vorteil haben, die Kalorien-Theorie hingegen eine Fehlerquelle. Dafür gibt es viele Beweise, jedoch keine für das Gegenteil. Die absolut schlüssige Studie liegt noch nicht vor.

Im Jahr 1965 stellte der Amerikaner Dr. Fred Benoit mit seinen Mitarbeitern einen interessanten Versuch mit vierzehn Fettsüchtigen an. Sieben von ihnen wurden auf eine 1000 Kalorien-Diät gesetzt, bei der sie täglich nur 10 g Kohlehydrate erhielten. Die anderen sieben fasteten. Nach zehn Tagen hatten die auf ketogene Diät gesetzten Fettsüchtigen mehr abgenommen als die anderen, die gar nichts gegessen hatten. Dieses Ergebnis wurde auch bei wiederholtem Experiment erzielt. Die ketogen Ernährten litten weder an Müdigkeit noch an Übelkeit, sondern fühlten sich ausgesprochen wohl.

Schon damals hätte man also erkennen können, daß die Kalorienzählerei wenig Wert hat, denn das Experiment bewies, daß derjenige, der sich 1000 Kalorien pro Tag, aber so gut wie keine Kohlehydrate zuführt, mehr Körperfett abbaut als einer, der fastet.

Das Märchen von den Kalorien. Statt aus Dr. Benoits Experiment die logischen Schlußfolgerungen zu ziehen, griff man ihn an. Die Kalorien-Theorie paßt der Nahrungsmittelindustrie in den Kram, weil sie die Herstellung aller möglichen dickmachenden Lebensmittel rechtfertigt. Ein Biochemiker, der in enger Verbindung mit der Zuckerindustrie stand, schrieb, Dr. Benoits Daten stimmten nicht. Wieso? Wenn sie stimmten, dann könnte die Kalorien-Theorie nicht stimmen, und die Kalorien-Theorie könnte unmöglich ein Trugschluß sein.

Experimente mit Überfütterung. Weitere Beweise, die die Kalorienzählmethode erschütterten, erbrachte Dr. Ethan Allen Sims, der Versuche an Strafgefangenen machte, die sich freiwillig zur Verfügung gestellt hatten. Damit sie zunahmen, mußte er ihnen Kalorienmengen zuführen, die weit über alle Kalorienberechnungen hinausgingen. Auch Dr. George Brays

Überfütterungsversuche ergaben, daß sich nur 50 bis 60% der einverleibten Kalorien bemerkbar machten. Was war aus den restlichen geworden? Wie kann man noch zweifeln, daß nicht die Kalorien selbst zählen, sondern die Form, in der der Mensch sie zu sich nimmt?

Zusammenfassung. Die 1. Diät wirkt so gut, weil sie überflüssiges Körperfett abbaut, die Ausschüttung von Ketonen anregt und dadurch Hungergefühle unterdrückt, die Harnproduktion verstärkt und Wasserretention verhindert, den Blutzucker stabilisiert, den Insulin- und Cortisolspiegel senkt und den gesamten Stoffwechsel günstig beeinflußt.
Die 1. Diät wirkt sich als denkbar beste Abmagerungskur aus und fördert die Energie. Es ist die beste Ernährungsweise bei Fettsucht und im Kampf gegen Müdigkeit. Der hohe Insulinspiegel, den fettsüchtige und unter Müdigkeit leidende Menschen haben, sinkt bei dieser Diät unweigerlich.
Es gibt kein besseres Mittel gegen Hunger und Appetit. Sowohl Übergewicht als auch Müdigkeit sind leicht zu bekämpfen, wenn man nicht von Hungergefühlen beherrscht wird. Hunger und Müdigkeit treten oft gleichzeitig auf. Mit der 1. Diät läßt sich beides überwinden.

13
2. Diät: Energie-Diät zur Gewichtszunahme

Häufig bekomme ich von mageren Leuten die Worte zu hören: »Herr Doktor, ich brauche Ihre Diät nicht. Ich kann essen, was ich will, ich nehme nicht zu.« Dieser Standpunkt stimmt mich immer besorgt, weil er im allgemeinen zu einer Fehlernährung verführt, die großen gesundheitlichen Schaden anrichten kann, ohne daß die Betreffenden eine Ahnung davon haben.

Allgemeine Irrtümer in bezug auf Schlankheit. Da die Dünnen wissen, daß die Körperfülle der Dicken nicht zuletzt auf den Genuß von Süßigkeiten zurückzuführen ist, begehen sie den großen Fehler, sich mit Leckereien vollzustopfen, mit leeren Kalorien, die gar keine Nährstoffe enthalten. Sie schwelgen in Süßigkeiten, ohne zu wissen, daß sie dadurch die richtige Ernährung verhindern, die sie Fleisch ansetzen lassen würde.

Menschen mit Untergewicht müssen den Nachdruck auf Proteine, Fette und natürliche Kohlehydrate legen. Sie sollten sich klarmachen, was zusätzliche Vitamine und Mineralstoffe bei ihnen bewirken könnten.

Sie wundern sich, daß sie trotz reichlicher Zufuhr an all den Dingen, die als dickmachend gelten, nicht zunehmen, weil sie einfach nicht wissen, was mit den vielen zucker- und stärkehaltigen Eßwaren in ihrem Körper vorgeht. Es kommt ihnen nicht in den Sinn, daß ihre Ernährungsweise schuld an ihrer Müdigkeit und an anderen Beschwerden sein könnte.

Die 2. Diät schafft bei all diesen Problemen Abhilfe. Die 2. Diät ist für diejenigen bestimmt, die an Müdigkeit, Depressionen oder anderen ernährungsbedingten Beschwerden leiden und Untergewicht haben. Sie dient nicht in erster Linie dazu, Fett anzusetzen, sondern vor allem dazu, Energie zu erlangen.

In den meisten Fällen trägt sie auch zur Gewichtszunahme bei, aber es kommt vor, daß man trotzdem kein einziges Pfund zunimmt. Es ist schwieriger, einem Mageren zur Gewichtszunahme zu verhelfen, als einen Dicken von überflüssigem Fett zu befreien. Zum Glück sind die unheilbaren »Knochengestelle« in der Minderheit, und Sie können durchaus hoffen, auch zuzunehmen, wenn Sie von der Fehlernährung abgehen und Ihren Gesundheitszustand bessern.

Was soll der müde, lethargische, gespannte oder reizbare Untergewichtige also tun?

Die ketogene Diät ist nichts für Magere. Es ist klar, daß die 1. Diät, die am meisten Energie verleiht, für Menschen mit Untergewicht keineswegs geeignet ist. Sie haben ja kein gespeichertes Fett, von dem der Körper dabei zehrt. Werden dem Untergewichtigen zu viele Kohlehydrate entzogen, so baut er seine lebenswichtigen Proteine im Gewebe ab, was nie der Fall sein darf.

Die Mageren dürfen keine ketogene Diät leben.

Zwei überaus wichtige Ernährungslehren können sie sich jedoch zunutze machen: Enthaltung von Zucker und anderen denaturierten Kohlehydraten sowie Zuführung von Vitaminen und Mineralstoffen in genügender Menge.

Diese Ernährungslehren haben für den Mageren größere Bedeutung als für jeden anderen, weil er nicht mit dem Mechanismus des Fettstoffwechsels rechnen kann, der vor Adrenalin-Ausschüttung schützt und die Speicherung stabilisiert.

Grundsätze der 2. Diät.

1. Die neue Diät muß mehr Kalorien enthalten als die bisherige Ernährungsweise, sonst kann man unmöglich zunehmen.

2. Alle kalorienreichen Eßwaren müssen nahrhaft sein; sie dürfen nicht die leeren Kalorien enthalten, die in nichtnährenden Lebensmitteln wie Zucker, Weißmehl und Alkohol vorkommen.
3. Häufige Mahlzeiten sind notwendig, namentlich solche mit ausgewogenem Gehalt an Protein, Fett und natürlichen Kohlehydraten.
4. Die individuelle Idealzufuhr an Kohlehydraten muß erprobt werden.

Die beiden Ursachen der Magerkeit. Bei Menschen mit Untergewicht, die im übrigen ganz gesund sind, liegen gewöhnlich zwei Faktoren vor, die meistens miteinander verquickt sind.

Erstens wird die Nahrung durch den Stoffwechsel nicht richtig verwertet. Der größte Teil der Nahrung wird zwecklos verbrannt, ähnlich wie bei einer untauglichen Maschine »Reibung« statt Arbeitsenergie erzeugt wird.

Zweitens ist der Trieb zur Nahrungsaufnahme, der Appetit, der unser Körpergewicht regelt, herabgesetzt. Magersüchtige vergessen buchstäblich oft zu essen.

Regeln für den Beginn und die erste Woche der 2. Diät. In Anbetracht dieser Tatsachen gelten für die erste Woche der energiefördernden 2. Diät die folgenden goldenen Regeln:

1. Vor Beginn der Diät wird der individuelle Vitamin- und Mineralstoffbedarf nach Kapitel 18 bestimmt und mindestens vier Tage lang erfüllt. Das dient zweierlei Zwecken: Mängel werden *vor* der metabolischen Veränderung behoben, und man kann erkennen, ob Nutzen oder Nebenwirkungen eher dem Vitaminmangel als der Ernährungsweise zuzuschreiben sind.
2. Rechnen Sie aus, wie viele Kohlehydrate Sie im allgemeinen täglich zu sich nehmen. Angenommen, es sind jetzt weniger als 100 g, dann erhöhen Sie die Zufuhr anfangs auf 100 g.

3. Teilen Sie Ihr Programm so ein, daß fünf bis sechs Mahlzeiten auf den Tag verteilt werden. Drei entsprechen vielleicht den jetzigen Hauptmahlzeiten; zwei oder drei wären dann Imbisse dazwischen oder vor dem Zubettgehen. Auf diese Weise ißt man tagsüber alle drei bis vier Stunden.

4. Die tägliche Grammzahl wird durch die Zahl der Mahlzeiten geteilt. So erhält man die ungefähre Grammzahl der Kohlehydrate, die man sich bei jeder Mahlzeit zuführen sollte. Bei den Hauptmahlzeiten werden es wahrscheinlich etwas weniger als bei den Imbissen sein.

5. Die Kohlehydrate müssen hauptsächlich aus natürlicher Stärke bestehen, die zum Beispiel in Vollkorn, Linsen, Gemüse und besonders in Nüssen enthalten ist. Früchte sind anfangs weniger empfehlenswert als Gemüse, weil sie mehr Fruchtzucker als komplexe Kohlehydrate enthalten. Fruchtsäfte können in kleinen Mengen genossen werden. Honig ist im allgemeinen zu vermeiden, Milch anfangs einzuschränken, weil sie Laktose (Milchzucker) enthält. Diese Nahrungsmittel werden später hinzugefügt.

6. Kein Zucker! Es mag sonderbar erscheinen, wenn ein Magerer ausdrücklich keinen Zucker haben soll, aber gerade dieser Verzicht bewirkt den Unterschied im Energiegrad. Das Zuckerverbot betrifft alle Arten von Süßigkeiten, natürlich auch Marmelade und Gelee.

7. Kein Weißmehl, keine Maisstärke, keinen polierten Reis oder andere denaturierte Nahrungsmittel wie etwa Nudeln, Makkaroni und dergleichen. Statt dessen ißt man unpolierten Reis und Vollkornbrot.

8. Kein Koffein in der ersten Woche. Das bezieht sich nicht nur auf Kaffee, sondern auch auf andere koffeinhaltige Getränke. Man prüfe die Angaben auf Flaschen und Büchsen.

9. Kein Alkohol. In den meisten Fällen gilt dieses Verbot nur für den Beginn der Diät.

10. Die Kohlehydrate werden nach diesen Regeln ausgesucht. Man kann dann selbst entscheiden, was, wieviel und wann

man sie zu sich nehmen will. Alle übrigen Nahrungsmittel sollen vor allem Protein und Fett enthalten. Das sind: Fleisch, Fisch, Eier und Käse.

11. Essen Sie, soviel Sie mögen, ohne sich vollzustopfen. Das Hauptaugenmerk sollte eher auf der Häufigkeit als auf der Menge liegen.

Die Regeln müssen mindestens eine Woche eingehalten werden. Wenn Sie irgendwie »gemogelt« haben, das heißt, wenn Sie doch nach alter Gewohnheit Schokolade, Kaffee, ein zuckergesüßtes Getränk oder Alkohol zu sich genommen haben, mag es auch nur ein einziges Mal gewesen sein, zählt die Woche nicht. Man muß dann wieder von vorn anfangen, bis eine vollständig fehlerfreie Woche erreicht worden ist.

Nun ist es an der Zeit, Inventur zu machen. Um zu sehen, wie und in welchem Maße sich die neue Diät ausgewirkt hat, vergleicht man nach Ablauf der strikt durchgeführten ersten Woche seine eingetragenen Werte.

Wenn die Besserung augenfällig ist, kann man die leiblichen Genüsse ausgestalten und sich das Leben lebenswerter machen. Die folgenden Fragen sind dabei zu beantworten:

1. Sind die vielen Mahlzeiten immer noch notwendig? Oder fühlen Sie sich ebenso gut, wenn ab und zu ein Imbiß ausgelassen wird?

2. Nehmen Sie zu oder ab? Gewöhnlich nimmt man in der ersten Woche zwei bis drei Pfund ab, wenn die Gesamtzufuhr an Kohlehydraten drastisch eingeschränkt worden ist. In der zweiten Woche sollte eine kleine Gewichtszunahme erfolgen. Wenn dies nicht der Fall ist, muß die Gesamtzahl der Kohlehydrate erhöht werden. Wenn das Körpergewicht gleich bleibt oder in die Höhe geht, braucht die Kohlehydratmenge nicht erhöht zu werden.

3. Welche Nahrungsmittel würden Sie gern hinzufügen? Jetzt sind noch andere Nahrungskohlehydrate erlaubt wie Milch, ungesüßter Joghurt und Obst. Speisen können mit *ein wenig*

Honig gesüßt werden, und man darf ein Glas Wein oder 30 g Branntwein genießen, sofern man weiß, daß man es dabei belassen kann.

Wer keine Energiezunahme feststellt, muß selbst entscheiden, ob er mehr oder weniger Kohlehydrate braucht. Dabei ist mit Fehlern und Irrtümern zu rechnen. Die Entscheidung ist leichter zu treffen, wenn man die Ketostix-Probe macht. Bei positivem oder nur leicht positivem Ergebnis muß die Kohlehydratzufuhr erhöht werden, denn Ketose bedeutet, daß Fett abgebaut wird, was Sie sich nicht leisten können. In diesem Fall werden die Kohlehydrate täglich um 20 g erhöht, bis man das Quantum erreicht, das optimales Wohlbefinden bewirkt.

Weitere Zugaben. Nachdem Milch, Obst, Joghurt, Nüsse, etwas Honig, Gemüse und Vollkornbrot hinzugekommen sind und alles zur Zufriedenheit verlaufen ist, kann man ohne weiteres prüfen, wie man etwas Koffein oder Wein verträgt, wenn man das am meisten vermißt. Diese Zugabe sollte allmählich erfolgen, nie beides gleichzeitig, und man beobachtet unterdessen, ob die Energie zunimmt oder ob Müdigkeit und andere Beschwerden wieder auftreten. Wenn der Energiestand gut bleibt, braucht man nicht mehr darauf zu verzichten, andernfalls ist es doch noch notwendig.

Zu diesem Zeitpunkt kann man auch Zucker in ganz geringer Menge dem Speisezettel hinzufügen.

Um das gewünschte Körpergewicht zu erlangen oder beizubehalten, kann es notwendig sein, die Fettzufuhr zu erhöhen. Bei dieser Diät ergibt sich manchmal ein erhöhter Cholesterinspiegel. Um festzustellen, ob man zu den Menschen gehört, die so reagieren, ist es dringend geboten, sich der *zweiten* Blutuntersuchung zu unterziehen. Nur so läßt sich ermitteln, wie man biochemisch auf die 2. Diät reagiert. Aus dem 22. Kapitel werden Sie ersehen, warum und wieso dem Cholesterinspiegel keineswegs die Bedeutung zukommt, die ihm die Propaganda fälschlicherweise beigemessen hat. Ein leicht erhöhter Cholesterinspiegel ist gewiß nicht die schlimmste Komplikation, die sich denken läßt. Wahrscheinlich wird sich Ihr

Cholesterinspiegel durch die 2. Diät nicht erhöht haben, doch wenn dies der Fall sein sollte, haben Sie und Ihr Arzt eine klinische Entscheidung zu treffen. Überwiegt der Nutzen den Nachteil? Das hängt davon ab, um wieviel es Sie sich besser fühlen. Wenn die Besserung nur gering ist, sollte die Zufuhr an gesättigten Fetten eingeschränkt und die Zufuhr an Gemüsestärke erhöht werden. Hat sich hingegen eine auffällige Besserung ergeben, besprechen Sie die Frage mit einem Facharzt.

Gesunde und ungesunde Nahrungsmittel. Nüsse sind für Magersüchtige das beste Nahrungsmittel. Sie sind vollgepackt mit Nährstoffen, halten ein vollkommenes Gleichgewicht und wirken Wunder bei der Stabilisierung des Blutzuckerproblems.

Ausgesprochen schädlich sind für Magersüchtige denaturierte Nahrungsmittel. Sie dürfen auf keinen Fall Kuchen, Gebäck, zuckerüberzogene Leckereien, gezuckerte Getränke, Nudeln, Makkaroni, Spaghetti und Ravioli zu sich nehmen. Gewöhnen Sie sich an, Pellkartoffeln zu essen. Kaufen Sie nur unpolierten Reis und Vollkornbrot.

Essen Sie nach Herzenslust! Von den folgenden Nahrungsmitteln können Sie soviel essen, wie Sie wollen, da sie alle nur geringe Kohlehydratmengen enthalten.

Fleisch und Geflügel: Alles, nach Wunsch zubereitet.

Eier: Jede Zubereitungsart.

Nüsse: Je mehr, desto besser.

Sojaprodukte: Sofern sie keine denaturierten Stoffe enthalten.

Fette und Öle: Butter, Margarine, Mayonnaise, Backfett. (Der Prozentsatz der ungesättigten Fette hängt von der persönlichen Reaktion ab; *einige* ungesättigte Fette sollten dabei sein.) Sahne und Sauerrahm sind in jeder Menge erlaubt.

Gewürze: Salz, Pfeffer, Paprika, Oregano, Zwiebeln, Knoblauchsalz, alle Gewürzpulver. Sojasauce, Worcestershire-Sauce, alle Saucen, die nur wenig Zucker enthalten. Künstliche Süßstoffe, aber nicht Sorbit und Mannit. Vanille,

Kakao, Senf, Essig, Meerrettich, Zimt, Muskat, Gewürz-
nelke, Kapern usw.

Nachtisch: Gelatinepuddings ohne Zucker. Jedes ungezuckerte oder künstlich gesüßte Dessert. Schlagrahm, wenn er
nicht gezuckert ist.

Schwarze und grüne Oliven

Mixed Pickles

Getränke: Wasser, Tee, Vichy-Wasser, Sprudel, Zitronensaft,
koffeinfreier Kaffee. Echter Kaffee ist zu meiden. Klare
Brühe. Künstlich gesüßte Erfrischungsgetränke.

Salat: Alle grünen Salate, alle Gemüsesalate. Sellerie-, Avo-
cado-, Gurken-, Tomaten-, Radieschen-, Rettich-, Zwie-
bel-, Pfefferschotensalat. Alle Salatsaucen, sofern sie weder
Zucker noch Sorbit enthalten.

Nahrungsmittel, die bei der 2. Diät berechnet wer-
den müssen. Die hier aufgezählten Nahrungsmittel sind
nicht nur erlaubt, sondern sogar notwendig, aber ihr Kohlehydratgehalt muß in Rechnung gestellt werden. Dazu benutzt
man die Tabelle auf S. 257 ff.

Gemüse (geputzt)

Kartoffeln (geschält)

Obstsaft: Kein volles Glas täglich.

Brot: Nur Vollkornbrot.

Obst: Äpfel, Apfelsinen, Birnen, Weintrauben, Kirschen, Me-
lonen, Beeren, Bananen, Avocados.

Milch: Nicht mehr als 2 Tassen für Erwachsene, 3 für Kinder.
Joghurt und Buttermilch sind in dieser Zählung inbegriffen.
Wer an Laktosemangel leidet (Durchfall nach dem Genuß
von Milch), soll Milch meiden.

Alkohol: Wein, der zum Kochen verwendet wird. Sonst höchstens zwei Gläser pro Tag.

Bei der 2. Diät sind dauernd verboten:

Zucker in jeder Form

Ketchup

Weißmehl in jeder Form

Polierter Reis

Die wichtige Frage der Kohlehydratzufuhr. Magersüchtige nehmen sofort ab, wenn ihr Körper nicht genügend
Kohlehydrate erhält. Andererseits dürfen sie sich nicht zuviele
zuführen, weil das, schon aus Appetitsgründen, auf Kosten
der energiespendenden Proteine geschehen würde. Darum ist
es wichtig festzustellen, bei welchem geringsten Maß der
Kohlehydratzufuhr man zunimmt.

Es gilt also, darauf zu achten, wann die Gewichtszunahme
anfängt. Danach muß man sich in der Folge richten. Die
weitere Gewichtszunahme sollte nicht durch vermehrte Kohlehydratzufuhr bewerkstelligt werden, sondern lieber durch
gesteigerte Protein- und Fettzufuhr, weil dies die energiefördernden Stoffe sind.

Ist das Idealgewicht erreicht, so bleibt man bei der Ernährungsweise. Wenn die zugeführten Kohlehydrate immer ge-
wissenhaft gezählt worden sind, ist die Kontrolle nicht schwer.
Sobald man das richtige Gleichgewicht gefunden hat, weiß
man ja, welches die richtige Kohlehydratmenge im Einzelfall
ist.

Wenn man über die gesetzte Grenze hinausschießt, das heißt,
mehr zunimmt, als dem Idealgewicht entspricht, kann man
zwischen zwei Dingen wählen. Entweder wird die Fettzufuhr
oder die Kohlehydratzufuhr gedrosselt. Die Entscheidung
sollte davon abhängen, bei welcher Einschränkung das Befinden besser ist.

**Wenn man bei der 2. Diät weder zunimmt noch
Energie gewinnt.** Bei richtiger Anwendung der 2. Diät
nimmt der Magersüchtige nicht nur zu, sondern fühlt sich auch
gekräftigt. Ist das nicht der Fall, muß er mehrere Dinge in
Betracht ziehen.

Vergewissern Sie sich, daß Sie mit dem Frühstück nicht ge-
knausert haben. Am Morgen muß die Energiequelle durch
Nahrung gespeist werden, sonst sackt man im Laufe des
Vormittags körperlich und geistig ab. Kaffee oder Fruchtsaft
zum Frühstück genügt nicht. Wer es nicht über sich bringt,
nach dem Aufstehen ein herzhaftes Frühstück zu sich zu

nehmen, der muß es eben etwas später nachholen; doch bis zur nächsten Mahlzeit darf nicht gewartet werden.

Unter Umständen muß das Vitamin- und Mineralstoffprogramm erweitert werden (s. 18. Kapitel).

Zwingen Sie sich, regelrecht nach Stundenplan etwas zu sich zu nehmen, auch wenn Sie keinen Hunger verspüren. Vielleicht gehören Sie zu dem Menschenschlag, der über der Arbeit das Essen vergißt.

Das Rauchen sollte aufgegeben werden. Die wirksamste Maßnahme in Verbindung mit der 2. Diät wäre das Aufgeben des Rauchens, wenn man zunehmen und Energie gewinnen möchte. Je mehr man raucht, desto eher ist es möglich, daß das Rauchen einem einen Strich durch die Rechnung macht. In den ersten Tagen fühlt man sich wahrscheinlich schlechter, wenn man nicht mehr raucht, aber sobald sich der Körper an die fehlende Nikotinwirkung gewöhnt hat, macht sich die Besserung bemerkbar. Vor allem steigert sich der Appetit.

Lebensmittelvorräte müssen immer zur Hand sein. Am besten stellt man sich eine Liste der nahrhaften Lebensmittel auf, die stets zur Hand sein sollten: Käse, Nüsse, Sonnenblumenkerne, Avocados, Eier. Dann kann es nicht geschehen, daß die Pause zwischen zwei Mahlzeiten zu lang wird. Unterwegs führt man immer etwas zum Knabbern mit sich.

Läßt die Energie trotz allem zu wünschen übrig, versuche man es einmal mit der Fruktose-Diät (s. S. 138).

Eine wichtige Warnung. Wenn der Untergewichtige trotz strikter Befolgung der 2. Diät nicht zunimmt, muß eine andere Ursache als die der Fehlernährung vorliegen, und dann ist der Arzt zuzuziehen. Vor allem darf unerklärliche Gewichtsabnahme nicht mißachtet werden. Sie kann das Symptom einer ernsten, sogar lebensgefährlichen Krankheit sein, und sofortige ärztliche Untersuchung ist geboten, namentlich wenn der Magersüchtige ganz plötzlich abnimmt.

Wenn die Gewichtsabnahme mit Durst oder häufigem Urinieren einhergeht, könnte es sich um Diabetes handeln. Unerklärliche Abnahme kann auch durch Krebs verursacht sein, besonders bei gleichzeitig auftretender Müdigkeit. Dann darf der Gang zum Arzt auf keinen Fall aufgeschoben werden.

14
3. Diät: Energie-Diät
unter Beibehaltung des Gewichts

Es ist nicht einfach, eine Ernährungsweise zu finden, die Müdigkeit bekämpft, ohne daß sich das Körpergewicht verändert; aber die energiefördernde 3. Diät dient diesem Zweck. Sie ist für Personen bestimmt, die aus irgendwelchen Gründen weder ab- noch zunehmen sollten oder ihr Idealgewicht beibehalten wollen.

Die 3. Diät beruht auf allen Grundsätzen richtiger Ernährung, ist jedoch nicht ketogen, weil Ketonkörperproduktion ja mit Gewichtsverlust zusammenhängt. Es gilt dabei, den Punkt zu finden, an dem die Kohlehydratzufuhr eingeschränkt werden muß, ohne daß Abbau des Körperfettes (Ketose) erfolgt. Bei den meisten Menschen liegt dieser Punkt um 60 g Kohlehydrate pro Tag.

Wenn bei dieser Menge Neigung zum Zunehmen besteht, verringert man sie auf 50 g, und wenn auch das nichts hilft, auf 40 g.

Bei Neigung zum Abnehmen wird die Menge auf 80 bis 90 g erhöht.

Was bei der 3. Diät alles erlaubt ist.

Fleisch: Alles, nach Wunsch zubereitet, auch Fleisch, das einige Kohlehydrate enthält wie Leber und manche Wurstsorten.

Fisch und Meeresfrüchte: Alles.

Käse: Alle Sorten.

Eier: Jede Zubereitungsart.

Salat: Alle Sorten, soviel man will.

Gemüse: Bei Gemüse müssen die Kohlehydrate gezählt werden. Kohlehydratarmes Gemüse ist vorzuziehen, damit mehr Spielraum für das Tagesquantum bleibt.

Fette und Gewürze: Wie bei der 1. Diät.

Brot: Nur Vollkornbrot und Knäckebrot. Die Tagesmenge sollte nicht über 15 g Kohlehydrate hinausgehen.

Oliven und Nüsse: Soviel man will. Ausgenommen sind Kastanien und Marknüsse.

Früchte und Obstsäfte sind in den beiden ersten Wochen nicht erlaubt. Später bestimmen die eigenen Beobachtungen, ob sie allmählich hinzugefügt werden können oder nicht.

Bei der 3. Diät sind dauernd verboten:

Cracker	Ketchup	Süßigkeiten jeder Art
Eierkuchen	Kuchen	Sirup
Eis	Marmelade	Weißbrot
Gebäck	Nudeln (Makkaroni,	Weißmehl
Gelee	Spaghetti, Ravioli)	Zucker

Die sechs Regeln der 3. Diät

1. Man stellt nach den Ausführungen im 18. Kapitel einen Vitamin- und Mineralstoffplan auf.
2. Fleisch, Fisch und Meeresfrüchte, Eier, Käse und Salat können nach Herzenslust gegessen werden.
3. Man beginnt die Diät mit sechs proteinreichen kleinen Mahlzeiten pro Tag; dazwischen liegen jeweils drei bis vier Stunden.
4. Solange man das erwünschte Körpergewicht beibehält, kann man die Liste der Gemüse erweitern, aber dabei muß Kontrolle geübt werden. Bei Gewichtsabnahme wird Obst hinzugefügt. Bei Zunahme schaltet man auf die 1. Diät um.
5. Zucker, Weißmehl und polierter Reis sind zu meiden, überhaupt alle denaturierten Lebensmittel.
6. Die Reaktion auf Kaffee und Alkohol beobachtet man selbst. Bei Alkoholgenuß ist darauf zu achten, ob er Müdigkeit hervorruft.

Die guten Resultate der 3. Diät sind erwiesen. Der Psychiater Dr. Richard A. Kunin hat in seiner Klinik in San Francisco 73 Patienten auf die 3. Diät gesetzt. Bei 82% besserte sich der Zustand sehr bald. Aber sie verfielen wieder der Depression, als sie die alten Eßgewohnheiten – mit reichlicher Kohlehydratzufuhr – wiederaufnahmen.

Wenn die Energie trotz Diät zu wünschen übrigläßt.

Wenn die Vitamin- und Mineralstoffzufuhr und die kohlehydratarme Ernährung die Energie nicht fördern, liegt einer von zwei entgegengesetzten Gründen vor: Entweder nimmt man zu viele oder nicht genügend Kohlehydrate zu sich.

Wie der Fettleibige fast unweigerlich mehr Energie hat, wenn er im Zustand der Ketose ist und vom eigenen Körperfett zehrt, genauso auch manch einer, der Normalgewicht hat. Man versucht es also mit der 1. Diät. Andernfalls ißt man mehr und achtet darauf, ob bei Zunahme von einigen Pfunden Wohlbefinden und gesteigerte Energie den Erfolg anzeigen.

Wenn auch das nichts nützt.

Es gibt Menschen, die kohlehydratreiche Nahrung *brauchen*. Wenn Sie zu dieser Gruppe gehören, können Sie die 3. Diät leicht abwandeln. Ich selbst habe zwei Möglichkeiten mit gutem Erfolg angewendet, und zwar mit Zusatz von Fruktose oder von Weizenkeimlingen und Linsen.

Zwischen beidem können Sie wählen, und dann entscheiden Sie selbst, ob Sie die Fruktose oder die Stärke brauchen. Es hängt davon ab, was Ihnen mehr Energie verschafft.

Die Fruktose-Diät.

Fruktose ist ein Bestandteil des Fruchtzuckers. Im Gegensatz zur Glukose (Traubenzucker) erfordert die Umwandlung der Fruktose kein Insulin. Deshalb ist sie eine schnell verfügbare Energiequelle, die nicht jene Insulinreaktion hervorruft, durch die der Blutzucker gesenkt wird und Müdigkeit entsteht.

Natürlich wäre es sinnlos, mit der Fruktose-Diät zu übertreiben. Man darf nicht vergessen, daß man sich mit Fruktose

Kohlehydrate zuführt. (Magersüchtige können sich also mehr leisten als Personen, die ihr Körpergewicht beibehalten wollen.) Um zu erkennen, ob Fruktose genau das ist, was Ihnen fehlt, nehmen Sie ungefähr 16 Tabletten, auf den Tag verteilt, ein, am besten in dem Augenblick, da Sie sich abgespannt fühlen. Die energiefördernde Wirkung stellt sich in Minutenschnelle ein.

Sechs Teelöffelvoll Fruktose in Pulverform ergeben 30 g. Die übrigen 30 g Kohlehydrate werden aus den Nahrungsmitteln bezogen, wenn die Tagesmenge 60 g ausmacht. Bei unerwünschtem Gewichtsverlust kann man die Fruktosezufuhr erhöhen. Wenn man zunimmt, wird entweder die Menge der Fruktose oder der anderen Kohlehydrate vermindert.

Der Ernährungswissenschaftler Dr. J. Daniel Palm bezeichnet Fruktose als ein »natürliches Beruhigungsmittel«, das Hungergefühle lindert, der Alkoholsucht und bei Hypoglykämikern dem Verlangen nach Zucker entgegenwirkt. Ebenso erfolgreich hat er die Fruktose-Diät bei Migräneleidenden und hyperaktiven Kindern angewendet.

Fruktose als Süßstoff. Wenn man Fruktose zum Süßen der Speisen anwendet, muß bedacht werden, daß sie zwei Drittel süßer ist als Zucker. Verlangt ein Rezept beispielsweise fünf Teelöffelvoll Zucker, so braucht man nur drei Teelöffelvoll Fruktose. Zu beachten ist dabei, daß ein Teelöffelvoll 5 g Kohlehydraten entspricht.

Eine Warnung. Es ist festgestellt worden, daß Fruktose den Triglyzeridspiegel heben kann. Man tut also gut daran, bei der Fruktose-Diät den Triglyzeridgehalt des Blutes prüfen zu lassen.

Die beste Wirkung erzielt man mit Fruktose, wenn man gleichzeitig Magnesium zu sich nimmt (s. S. 169).

Falsch ist die Annahme, Fruktose sei dem in Früchten enthaltenen Zucker gleichzusetzen. Der eigentliche Fruchtzucker besteht zur Hälfte aus Glukose und regt die Insulinproduktion eher an, als daß er sie dämpft.

Die zweite Möglichkeit der Energiebelebung bei der 3. Diät. Ebenso starke Energiequellen wie Fruktose sind stärkehaltige Lebensmittel wie Weizenkeimlinge, Getreidekörner, unpolierter Reis und Linsen, sofern sie nicht denaturiert sind.

Die sechs Grundregeln bleiben bestehen, und auch die Verbote gelten uneingeschränkt. Man holt sich die benötigten Kohlehydrate statt von der Fruktose von Getreideprodukten, Linsen oder Reis. Beide Möglichkeiten stehen Ihnen offen, und Sie müssen selbst sehen, welche in Ihrem Fall die bessere ist und Ihnen mehr Energie verleiht.

Bei fertigen Packungen ist allerdings zu beachten, daß manche Rosinen Honig oder gar Zucker enthalten. Das ist gewiß nicht die richtige Ernährung für Hypoglykämiker, denn ihr Stoffwechsel ist weder Honig noch getrockneten Früchten gewachsen. Man tut am besten daran, fertige Packungen im Reformhaus zu kaufen.

Um herauszufinden, was im Einzelfall besser ist, ob Fruktose oder stärkehaltige Nahrungsmittel, versucht man es zwei Wochen lang mit Fruktose und dann zwei Wochen lang mit Stärke. Dann kann man die Vorteile vergleichen. Was paßt besser zu Ihrem Lebensstil? Bei welchem Programm fühlen Sie sich besser?

Nicht leichtsinnig experimentieren! Stets ist daran zu denken, was mit der 3. Diät bezweckt wird: Das Körpergewicht soll gleichbleiben und die Energie gefördert werden. Die Dosierung darf nur geändert werden, wenn der eine oder andere Zweck mit der vorgeschriebenen Diät nicht zu erreichen ist. Wenn es an Energie fehlt, macht man von den beiden Möglichkeiten Gebrauch: Fruktose- oder Stärke-Zufuhr, aber nur dann, wenn es mit der normalen 3. Diät nicht zu erreichen ist.

Wenn man sich bei geringerer Kohlehydratzufuhr besser fühlt, jedoch dabei Gewichtsabnahme feststellt, wird Körperfett abgebaut. In diesem Fall muß der Arzt den Lipoidspiegel prüfen.

Es darf jeweils immer nur ein Austausch vorgenommen werden, weil sich sonst nicht kontrollieren läßt, wodurch die eventuelle Besserung bewirkt worden ist. Was noch wichtiger ist: Man muß imstande sein, anzugeben, was zur Verschlechterung geführt hat. Wenn man zwei oder drei Maßnahmen gleichzeitig vornimmt, kann man dies unmöglich ermitteln. Es ist ratsam, sich zur Gedächtnisstütze Notizen zu machen.

15

4. Diät: Spezialdiät für Sonderfälle

Diese Diät ist kurzfristig, da sie einer besonderen Lebenslange angepaßt ist und über kurz oder lang ihre Gültigkeit verliert. Als Sonderfälle sind Schwangerschaft, Erkrankung und Operation zu betrachten.

In all diesen Fällen muß man sich so ernähren, daß der Körper alles erhält, was er braucht, ohne daß Physiologie und Stoffwechsel drastischen Veränderungen ausgesetzt werden.

Die 4. Diät bietet viele Vorteile in der Wartezeit vor Beginn der 1., 2. oder 3. Diät. Sie eignet sich auch für Reisen oder sonst eine Lebenslange, in der man außerstande ist, die übliche Diät zu leben. Dann ist sie eine Übergangslösung.

Die vier Regeln der 4. Diät:

1. Zucker wird vermieden.
2. Stärke und Weißmehl (in jeder Form) werden vermieden.
3. Alkohol und Koffein werden vermieden.
4. Auf Vitamin- und Mineralstoffzufuhr ist zu achten (s. 18. Kapitel).

Bevor man ins Krankenhaus geht. Als erstes sprechen Sie mit Ihrem Arzt und teilen ihm mit, ob und welche Diät Sie leben. Vielleicht hält er es für richtig, daß Sie damit fortfahren. Wenn möglich, halten Sie zehn Tage vorher die Regeln der 4. Diät ein und weichen Sie auch im Krankenhaus nicht davon ab.

Im Krankenhaus muß man besonders darauf achten, daß man keinen Zucker zu sich nimmt. Das ist leicht zu machen, denn jede größere Klinik hat eine Diätköchin, die sich zumindest auf Diabetikerkost (asolut zuckerfrei!) versteht.

Im allgemeinen ist es Patienten nicht erlaubt, mitgebrachte Präparate oder Medikamente einzunehmen. Darum müssen Sie die Bewilligung Ihres Arztes einholen, um Ihr Vitamin- und Mineralstoffprogramm durchführen zu können. Dafür ist beizeiten zu sorgen.

16
Warum Vitamine und Spurenelemente so wichtig sind

Was sind Vitamine und Spurenelemente? Vitamine sind Nahrungsbestandteile, die im Gegensatz zu Proteinen, Fetten und Kohlehydraten keine Energie liefern, aber für den richtigen Ablauf des Stoffwechsels unentbehrlich sind. Einige Vitamine kommen in der Natur als Vorstufen, sogenannte Provitamine, vor und werden erst im Körper in die wirksame Form umgewandelt. Bei fehlender oder zu geringer Vitaminzufuhr kommt es zu Mangelerkrankungen; die bekanntesten sind Rachitis, Pellagra, Skorbut und Beriberi. Es ist erwiesen, daß viele heutige »Zivilisationskrankheiten« von Vitaminmangel herrühren.

Spurenelemente, das heißt kleinste Mengen chemischer Elemente, sind ebenso unentbehrlich. Man bezeichnet sie als Mikronährstoffe. Der Körper braucht zwar nur »Spuren« dieser Mineralsalze, aber wenn das erforderliche Maß unterschritten ist, ergeben sich ebenso Ausfallserscheinungen wie bei Vitaminmangel.

Vitamine in Relation zu Medikamenten. Vitamine machen Medikamenten im menschlichen Körper keine Konkurrenz. Aber sie machen der chemischen Industrie Konkurrenz, und da die chemische Industrie heute den Arzneimittelmarkt weitgehend beherrscht, werden pharmazeutische Präparate in Unmengen verschrieben und die Vitamine aus dem Feld geschlagen. Das Feld, auf dem sich dieser Kampf abspielt, ist unser Leib.

Wenn ein Vitamin als Mittel zur Behandlung von Geisteskrankheit oder Blutarmut angewendet wird, gilt es zwar immer noch als Nahrungsbestandteil, wird aber als therapeutisches Agens benutzt. Als therapeutisches Mittel macht es den pharmazeutischen Präparaten Konkurrenz, und da liegt der Hase im Pfeffer.

Es ist bekannt, daß die Verabreichung zu großer Vitamingaben schädigend wirken kann, doch wenn davon die Rede ist, wird meistens verschwiegen, daß die sogenannte Hypervitaminose unter Umständen bei Kleinkindern auftritt, beim erwachsenen Menschen hingegen äußerst selten ist. Die Überdosierung betrifft übrigens nur Vitamin A und D.

Wie erklärt es sich, daß die Vitamin-Therapie manchmal nicht nützt? Die Erklärung ist einfach. Es genügt nicht, ein bestimmtes Vitamin als Therapeutikum zu verabreichen, wenn die Ernährungsweise des Patienten außer acht gelassen wird. Vitamine können nur als Bestandteil eines »Nutritionsteams« wirken. Gegen das Hindernis einer Fehlernährung vermögen sie nichts. Zum Beispiel ist die Vitamin-Therapie wirkungslos, wenn eine vorliegende Hypoglykämie nicht behandelt wird. Sie könnte nämlich der Grund sein, warum die Therapie negative Resultate ergibt. Dem Wert der Vitamine tut das keinen Abbruch, sondern es beweist nur, daß die Fehlernährung behoben werden muß, damit sich das betreffende Vitamin günstig auswirken kann.

Ein klassisches Beispiel dafür sind die Studien mit Niacinamid, einem Vitamin B, die man an Schizophrenen vorgenommen hat. Das Vitamin wirkte sich nur günstig aus, wenn gleichzeitig mit der Verabreichung eine Umstellung in der Diät erfolgte.

Sogar dringend benötigte Vitamine tragen selten zur Besserung bei, wenn sie dem Körper zugeführt werden, während die Fehlernährung fortdauert.

Ein Trugschluß. Vitamine wurden ähnlich wie Bakterien aufgrund der Theorie »eine Ursache – eine Heilung« entdeckt: Skorbut, Beriberi, Pellagra wurden durch einen bestimmten Vitaminmangel verursacht, und daraus schloß man:

Wenn das Fehlen eines Vitamins keine Krankheit verursacht, dann ist dieses Vitamin nicht erforderlich.

Dieser Trugschluß führte zu Ungereimtheiten in bezug auf die Festsetzung der erforderlichen Menge vieler Vitamine. Fragt man nur, wieviel Vitamin C beim Menschen Skorbut verhindert, so lautet die Antwort: 30 bis 60 mg. Doch bei denjenigen Tieren, die Vitamin C selbst produzieren, bildet es sich in einer Menge, die beim Menschen 2000 bis 15 000 mg entsprechen würde. Versuche mit einer Tierart, die wie der Mensch Vitamin C nicht selbst produziert, ergaben, daß der entsprechende Tagesbedarf beim Menschen 3500 mg sein würde. Um das Höchstmaß an Wundheilung, Wachstum und Streßresistenz zu erreichen, mußte die entsprechende Menge zugeführt werden.

Weitere Verwirrung entstand dadurch, daß man nicht erkannte, daß ein Vitamin mehreren Zwecken dienen kann und daß eine biologische Funktion unter Umständen durch mehr als ein Vitamin unterstützt wird.

Zum Beispiel verhinderte die Entdeckung, daß Mangel an Vitamin B_{12} und Folsäure perniziöse Anämie verursacht, lange Zeit den weiteren Fortschritt, weil einflußreiche Forscher die Tatsache übersahen, daß diese Vitamine außer der Verhütung von Anämie noch andere wichtige Funktionen haben. In den Vereinigten Staaten hatte dies zur Folge, daß die Gesundheitsbehörde 1971 Folsäure zum rezeptpflichtigen Medikament erklärte. Derartige Entscheidungen begünstigen die chemische Industrie in ihrem Konkurrenzkampf mit der Naturheilkunde, abgesehen davon, daß auf diese Weise die Preise in die Höhe getrieben werden.

Vorschriften, die die Vitamin-Therapie erschweren.

In den meisten Ländern richtet man sich nach den Vorschriften der amerikanischen Gesundheitsbehörde FDA (Food and Drug Administration). Die neuen Anordnungen, die verbieten, Vitamine und Mineralstoffe in größerer Menge zu kaufen, kämen der Vorschrift gleich, nur mit ärztlichem Rezept eine Scheibe Leber oder eine Süßkartoffel kaufen zu können, denn beides enthält fünfmal mehr Vitamin A, als die FDA rezeptfrei zuläßt. Um sich die Menge an Vitamin C zuzuführen, die von den meisten Forschern als Mittel gegen Erkältung empfohlen wird, müßte man täglich 100 Tabletten zu sich nehmen!

Die FDA begründet ihre Vorschriften folgendermaßen: »Laien sind nicht imstande, zu bestimmen, ob sie an Vitamin- oder Mineralstoffmangel leiden.«

Ganz unberechtigt ist das Eingreifen der Behörde nicht. Man unterscheidet nämlich zwischen wasserlöslichen und fettlöslichen Vitaminen. Die fettlöslichen, zu denen die Vitamine A, D und E gehören, sind speicherbar und müssen deshalb dosiert werden, das heißt, sie können bei allzu großer Zufuhr schädlich wirken. Bei Mangelerkrankungen, die auf ihr Fehlen zurückzuführen sind, ist tatsächlich ärztliche Überwachung angezeigt. Die geltenden Vorschriften berücksichtigen jedoch nur diese spezifischen Krankheiten, nicht den allgemeinen Gesundheitszustand. Außerdem sind die »Tatsachen«, auf denen der festgesetzte Tagesbedarf beruht, keineswegs schlüssig. Viele Ernährungswissenschaftler setzen ihn weitaus höher an.

Viele Menschen haben einen größeren Tagesbedarf.

Diese Tatsache ist bei der Festsetzung nicht berücksichtigt worden. Hier ein typischer Fall:

Ann Clark konsultierte mich, weil sie Übergewicht hatte und hypoglykämisch war. Ich setzte sie auf die 1. Diät und ein Vitaminprogramm, das mindestens 200 mg aller bekannten Vitamine des B-Komplexes umfaßte. Sie nahm ab, und ihre Müdigkeit verschwand. Aber eine Beschwerde wurde sie nicht los. Sie hatte oft das Gefühl, außerhalb ihres eigenen Körpers zu sein und auf sich und andere Menschen im Raum hinabzublicken. Von dem Psychiater, den sie aufgesucht hatte, weil sie befürchtete, schizophren zu sein, hatte sie nur zu hören bekommen: »Das kommt häufig vor.«

Der Tagesbedarf an Niacinamid wird auf 20 mg geschätzt. Ich erhöhte ihn bei Ann Clark auf 6 g (6000 mg). Eine Woche später war die Depersonalisation verschwunden, Wahrnehmungsfähigkeit und Erinnerungsvermögen wurden normal. Wenn Ann Clark diese Menge nicht zu sich nimmt, tritt das Entfremdungserlebnis wieder auf.

Ann Clark ist kein Sonderfall. Es gibt heute viele ernährungswissenschaftlich orientierte Psychiater, die mit einer Vitamin-Therapie ähnliche gute Ergebnisse erzielen.

Die guten Resultate sind schwer zu erklären. Man weiß noch zu wenig von den bekannten Vitaminen (von den unbekannten ganz zu schweigen), so daß sich die Zusammenhänge nicht immer erklären lassen. Man hat den Begriff der *Vitaminabhängigkeit* geprägt, der besagt, daß sich diese Menschen nicht zu wenig Vitamine zuführen, sondern daß sie wegen eines fehlenden Enzyms oder wegen einer Stoffwechselstörung viel größere Mengen bestimmter Vitamine brauchen. Derartige Defekte sind schon ermittelt worden, aber viele müssen erst noch gefunden werden.

Wie größerer Bedarf an Vitaminen oder Spurenelementen ermittelt werden kann. Zu diesem Zweck werden Blut-, Urin- und Haaruntersuchungen angestellt. Sie geben wichtige Hinweise, sind aber experimentell und ziemlich kostspielig. Um nur einige wenige Vitamine nachzuprüfen, muß der Patient reichlich viel Geld ausgeben. Das kann sich jedoch lohnen, denn ein einziger Mangel läßt meistens auf mehrere Mängel schließen. Man sollte nicht den Fehler begehen und den ersten gefundenen Mangel beheben. Wenn zum Beispiel Blutarmut von Eisenmangel herrührt, gewiß, dann soll der Mangel behoben werden, aber man darf nicht meinen, damit sei nun alles in Ordnung.

Wer sich diese Untersuchungen leisten kann, mag sie vornehmen; aber unbedingt notwendig sind sie nicht. Therapeutische Versuche tun es auch – dem Körper wird das Vitamin zugeführt, und die Reaktion gibt die Antwort.

Enthält natürliche Nahrung nicht genügend Vitamine? Das war einmal. Selbst wenn man nicht die geringste Fehlernährung zuläßt, sondern nur naturbelassene Nahrungsmittel kauft und sie so zubereitet, daß die Nährstoffe möglichst erhalten bleiben, erhält der Körper nicht alles, was er braucht, vom individuellen Stoffwechsel ganz abgesehen.

Diejenigen, die behaupten, daß wir uns bei richtiger Ernährung, also unter Verzicht auf die 1100 leeren Kalorien, die sich die Menschen heute mit Zucker und denaturierten Lebensmitteln einverleiben, alle benötigten Vitamine und Spurenelemente zuführen, stellen nicht in Rechnung, wie sehr sich die ganze Lebensweise im zwanzigsten Jahrhundert geändert hat. Nur in Ausnahmefällen bringt die Landwirtschaft reine Naturprodukte hervor. Vermehrte Einnahme von mehrfach ungesättigten Fetten kann Mangel an Vitamin E hervorrufen. Durch das Rauchen wird Vitamin C zerstört. Viele Medikamente verursachen Vitaminmangel. Antibiotika verändern die Darmflora, die gewöhnlich bestimmte Vitamine synthetisiert. Diuretika können Kalium, Natrium und andere Mineralstoffe ausschwemmen. Die Umweltverschmutzung erhöht den Bedarf an Vitamin C und E. Und unser Boden ist mancher wichtiger Spurenelemente beraubt. All dies trägt zu den Mängeln unserer Ernährung bei, die es in der »guten alten Zeit« nicht gegeben hat.

Die Menschen sind verschieden. Wie der Stoffwechsel verschieden sein kann, so auch der Bedarf an Vitaminen und Mineralstoffen. Man hat festgestellt, daß zum Beispiel die Aktivität gewisser Enzyme beim Vergleich zwischen zwei Personen bis zum Fünfzigfachen variieren kann.

Ebenso groß ist der Unterschied beim Vitaminbedarf. Die Menge, die dem einen durchaus genügt, entspricht den Bedürfnissen des anderen unter Umständen nicht einmal annähernd.

Der überzeugendste Beweis für die weite Verbreitung der Mangelkrankheiten ist der bemerkenswerte Erfolg der Vitamin-Therapie. Auf vielen Gebieten hat sich die Wirksamkeit der Vitamin-Therapie bereits erwiesen. Ausgezeichnete Resultate wurden bei schizophrenen Patienten erzielt. Neben der antihypoglykämischen Diät – kein Zucker, Einschränkung der Stärkezufuhr und kein Koffein – erhielten sie große Mengen an Vitamin B_2, B_6 und C, manchmal auch an Vitamin E. Einige wurden zudem mit Schilddrüsenpräparaten behandelt. Manche Menschen reagieren gut auf Folsäuregaben in Verbindung mit zusätzlichem Vitamin B_{12}. Andere brauchen Zink und Mangan.

Dr. David Hawkins, einer der Pioniere auf diesem Gebiet, der schon über 5000 Geistesgestörte mit der Vitamin-Therapie behandelt hat, sagt, daß er die Hälfte seiner Patienten aus der Klinik entlassen konnte, darunter schwere Fälle von Alkoholikern, Depressiven und Schizophrenen.

Man schätzt, daß Schizophrenie zu 50 bis 75% auf Vitaminabhängigkeit beruht. Ungefähr das gleiche gilt für die Heilung Alkohol- und Drogensüchtiger. Auch bei ihnen wurden mit kohlehydratarmer Ernährung und vermehrter Vitaminzufuhr erstaunliche Erfolge erzielt.

Resultate bei Kindern. Kinder, die Verhaltensstörungen und Schulschwierigkeiten aufweisen, sprechen auf die neue Diät hervorragend an.

Dr. Bernard Rimland, der Leiter des Instituts für Verhaltensforschung in San Diego, glaubte nicht recht an die Vitamin-Therapie, doch als er immer wieder von den Erfolgen hörte, die Eltern und Ärzte damit erzielt hatten, beschloß er, sie selbst zu erproben. In seinem Institut wurden 300 Kinder beobachtet, deren Eltern und Ärzte die entsprechenden Anweisungen erhielten. Alle diese Kinder litten an Verhaltensstörungen. Jedem Kind wurde täglich Vitamin B_2, B_6, Pantothensäure und Vitamin C gegeben. Bei 45% der Kinder ergab sich eine entschiedene Besserung.

Der neue Zweig der Medizin. Ich habe mit vielen Medizinern gesprochen, die sich der Orthomolekularbewegung angeschlossen haben, dem neuesten Zweig der Molekularbiologie. Alle stimmen darin überein, daß die Megavitamin-Behandlung viel weitere Anwendungsmöglichkeiten hat als nur die Behandlung von Nerven- und Geisteskrankheiten. Ein riesiges Forschungsgebiet ist noch unerschlossen, und es scheint nur darauf zu warten, daß diese Ernährungsgrundsätze bei Alltagserscheinungen in der medizinischen Praxis angewendet werden.

Ich selbst habe in meiner Praxis Vitamine als therapeutische Mittel erprobt und damit Erfolge erzielt, die durch keinerlei Nebenwirkungen beeinträchtigt wurden. Die verschiedensten Beschwerden – Schlaflosigkeit, Wallungen, Heuschnupfen, Wadenkrämpfe, Arthritis, Hautausschlag, Haarausfall, Ödeme, Depression, Vergeßlichkeit, Wutanfälle, Angst, Kopfschmerzen, Müdigkeit – konnte ich auf diese Weise beheben.

17
Was man von Vitaminen und Mineralstoffen wissen muß

Nutritionsmedizin, das heißt Diagnose, Behandlung und Verhütung von Krankheiten auf ernährungswissenschaftlicher Basis, ist ohne Berücksichtigung der Vitamine und Spurenelemente nicht denkbar.

Die Vitamine und Mineralstoffe sollen hier in dieser Reihenfolge besprochen werden: zuerst die wasserlöslichen Vitamine, C und der B-Komplex, dann die fettlöslichen, E, A und K, und zum Schluß die Spurenelemente und anderen Nährstoffe.

Vitamin C

Daß der Mensch zusätzlicher Zufuhr an Vitamin C bedarf, ist durchaus logisch. Den meisten Tieren stehen Enzyme, in lebenden tierischen und pflanzlichen Zellen gebildete hochmolekulare Eiweißkörper, zur Verfügung, die ihr körpereigenes Vitamin C synthetisieren. Den Menschen und Affen jedoch nicht. Die Tiere, die Vitamin C selbst produzieren, scheinen es in gewebesättigenden Mengen hervorzubringen. Das führte Dr. Irving Stone und Dr. Linus Pauling zu der Berechnung, die für den Menschen zulässige Menge betrage 2000 mg, und sie empfahlen hohe Vitamin-C-Zufuhr als Mittel gegen Erkältungen.

Viele Ärzte, die mit dieser Behandlung gute Erfolge erzielten, unterstützten diese Empfehlung. Berichte von großangelegten Versuchen in Glasgow, Toronto, Dublin und in einem Navaho-Schulinternat bestätigten, daß Vitamin-C-Zufuhr der Ansteckung entgegenwirkte.

Hilft Vitamin C auch bei anderen Erkrankungen?

Ganz entschieden ja. Jüngsten Berichten aus Japan ist zu entnehmen, daß eine Tagesgabe von 3 bis 5 g vor Virushepatitis schützt.

In der Retorte inaktiviert Vitamin C das Virus der Poliomyelitis, des Herpes simplex (Bläschenausschlag) und der Tollwut.

Viele Virus- und Bakterieninfektionen sind in Nordkarolina von Dr. Fred Klenner erfolgreich behandelt worden, der berichtet, daß er Vitamin C in einer Dosis von 10 bis 60 g verabreicht hat, oft intravenös.

Man weiß seit langem, daß Vitamin C an der Bildung der Bindegewebsfasern, der sogenannten Kollagene, wesentlich beteiligt ist. In dieser Eigenschaft schützt es das Zahnfleisch gegen Blutung, die Blutgefäße gegen Quetschung und fördert die Wundheilung.

Als entgiftendes Agens wirkt es sich bei verschiedenen Arten von Vergiftungen günstig aus. Bei Krebskranken bessert es das subjektive Befinden.

Rauchen und Vitamin C. Man schätzt, daß eine Zigarette bis zu 25 mg Vitamin C abbaut. Ein starker Raucher, der sich nicht zusätzlich Vitamin C zuführt, ist dem Mangel ausgesetzt. Wer ein Päckchen pro Tag raucht, sollte 1 bis 3 g Ascorbinsäure einnehmen, um den Vitamin-C-Spiegel im Gleichgewicht zu halten.

Schizophrenie. Vitamin C gehört in der orthomolekularen Psychiatrie zur Behandlung der Schizophrenie. Schizophrene, die eine sehr große Dosis Vitamin C erhalten, scheiden den Überschuß nicht so vollständig aus wie normale Menschen. Ihr Gewebe nimmt ihn auf, um den Mangelzustand zu beheben, denn erst bei 3 bis 40 g wird der Überschuß im Harn ausgeschieden. Gewöhnlich ergibt sich durch Zufuhr von Vitamin C eine Besserung im gestörten Erleben der eigenen Persönlichkeit, das Schizophrenie kennzeichnet.

Cholesterin. Wie sehr viele andere Nährstoffe trägt Vitamin C zur Senkung des Cholesterin- und Triglyzeridspiegels bei. Der Tschechoslowake Dr. Emil Ginter gab Frauen und Männern mittleren Alters täglich große Vitamin-C-Mengen und stellte fest, daß der hohe Cholesterinspiegel daraufhin sank, der Triglyzeridspiegel sogar fast um die Hälfte.

Viele Untersuchungen haben die günstige Wirkung von Vitamin C bei Arteriosklerose bestätigt. Die Wirkung mag auf die Tatsache zurückzuführen sein, daß es für die Umwandlung von Cholesterin in Galle, die ja ausgeschieden werden kann, wesentlich ist. Oder es liegt daran, daß Vitamin C die Grundsubstanz der Knorpel, Chondroitinsulfat, verstärkt, wie Dr. Anthony Verangieri von der Rutgers-Universität nachgewiesen hat. Diese Substanz hat man experimentell bei Koronarsklerose angewendet, wodurch Berichten zufolge die Sterblichkeitsziffer um 80% gesenkt wurde.

Weitere Wirkungen. Bei 500 Patienten, die an Kreuzschmerzen litten, konnte zum größten Teil auf eine Operation verzichtet werden, nachdem man ihnen täglich ungefähr 1 g Vitamin C gegeben hatte. Die Schmerzen traten wieder ein, wenn sie davon abgesetzt wurden.

Der Bedarf an Vitamin C ist während und nach schweren Krankheiten, bei Verletzungen, inneren Blutungen, Verbrennungen und nach Operationen sehr viel größer als unter normalen Umständen. Bei schweren Verbrennungen und ausgedehnten Oberflächenverletzungen kann der Spiegel schnell auf Null sinken. Wundkomplikationen kommen bei Vitamin-C-Mangel achtmal häufiger vor als bei normalem Spiegel. Die Zugabe an Vitamin C verkürzt die Zeit der Rekonvaleszenz.

Der Nutritionswissenschaftler Dr. Richard Passwater stellte die Behauptung auf, daß Vitamin C auch vor krebserregenden Chemikalien, sogenannten karzinogenen Stoffen, schütze. Bei Versuchen an Mäusen erwies es sich, daß sich bei 90% die karzinogen erzeugte Krebsgeschwulst zurückbildete, wenn den Mäusen Vitamin C und E sowie das Spurenelement Selen gegeben wurden. Der Urologe Dr. Jorgen E. Schlegel wendete Vitamin C wirksam an, um einen Blasenkrebs-Rückfall zu verhüten. Vitamin C verhindert auch die Bildung von Nitrosamin, einem karzinogenen Stoff, den der menschliche Körper produziert, wenn wir uns zuviel Nitrite einverleiben, die zur Konservierung von Nahrungsmitteln (Pökelfleisch und Speck) dienen.

Was trägt Vitamin C zur Energieförderung bei?

Darüber ist noch nicht viel veröffentlicht worden. Dr. H. L. Newbold hat festgestellt, daß sich »Menschen mit vermindertem Blutzucker im allgemeinen viel besser fühlen, wenn ihnen Ascorbinsäure in großer Menge verabreicht wird«. Dr. Carl Pfeiffer hat den Beweis erbracht, daß Vitamin C Zwangsängsten entgegenwirkt, meßbar am Elektroenzephalogramm. Ferner ist bedeutende Erhöhung der »geistigen Beweglichkeit« nachgewiesen worden sowie bei Kindern eine Steigerung des Intelligenzquotienten.

Nach meiner Erfahrung bekämpft Vitamin C die Müdigkeit, die sich jedoch wieder einstellt, wenn die gewohnte Dosis dem Körper nicht mehr zugeführt wird. In meiner Praxis hat es sich manchmal auch bei der Behandlung allergischer Krankheiten wie Asthma und Heuschnupfen als nützlich erwiesen.

Vitamin-B-Komplex

Niacin, das B-Vitamin, mit dem die Megavitamin-Bewegung begonnen hat.

Die orthomolekulare Medizin, die Heilkunde der Zukunft, hat still begonnen. Die beiden Ärzte Dr. Abram Hoffer und Dr. Humphry Osmond in der kanadischen Provinz Saskatchewan kamen von dem Gedanken an die Ähnlichkeit zwischen der durch Niacinmangel verursachten Krankheit Pellagra und der Geistesstörung Schizophrenie nicht los. Sie behandelten ihren ersten schizophrenen Patienten 1959 mit Niacin, und zum Glück für die heutige Menschheit hatten sie damit Erfolg. Ich sage, zum Glück, weil wahrscheinlich etwa die Hälfte aller Schizophrenen auf eine so einfache Therapie ansprechen würde. Die beiden Pioniere blieben dabei, erforschten die Wirksamkeit dieses Vitamins, dann die anderer Vitamine, die sie gleichzeitig anwendeten, zuerst bei Schizophrenie, mit der Zeit auch bei anderen psychischen Störungen. Sie erregten das Interesse anderer Psychiater, die in zunehmender Zahl weitere Forschungen betrieben und die Vitamin-Therapie bei verschiedenen Krankheiten anwendeten. 1968 prägte Linus Pauling den Ausdruck »orthomolekulare Psychiatrie«, und 1973 veröffentlichte er zusammen mit Dr. David Hawkins ein Buch, das diesen Titel trägt und einen Markstein der neuen Wissenschaft darstellt.

Die orthomolekulare Psychiatrie sollte eigentlich inzwischen zu einem Eckpfeiler der psychiatrischen Therapie geworden sein. Aber sie hatte das Pech, daß sie entwickelt wurde, als die medikamentöse Behandlung der Geistesstörungen gerade ihren Siegeszug antrat. Und dahinter stand die mächtige chemische Industrie.

Niacin hat jedoch die Bewegung der Megavitamin-Therapie in Gang gesetzt. Es wurde in Dosen von 3 bis 20 g verabreicht, was dem 150- bis 1000fachen der üblichen Dosierung von 20 mg entspricht.

Wirkt sich die hohe Dosierung auch bei anderen Krankheiten aus? Man hat die Megadosierung mit Erfolg bei der Behandlung von hyperaktiven Kindern und solchen, die Lernschwierigkeiten haben, angewendet, außerdem bei Verhaltensstörungen im Alter, bei Alkoholismus, Drogensucht und bei anderen Geistesstörungen. Ferner hat sie bei der Senkung des Cholesterinspiegels Erfolge gezeitigt.

Niacin verhilft dazu, die Abhängigkeit von Nikotin und Beruhigungsmitteln zu vermindern, und lindert in manchen Fällen arthritische Beschwerden.

Daß die verstärkte Zufuhr dieses Vitamins sich als geboten erweisen würde, sagte Dr. Tom Spies schon in den dreißiger Jahren voraus, als er feststellte, daß oft eine Dosierung von 600 mg notwendig war, um Pellagra wirksam zu bekämpfen.

Pellagra tritt zwar verhältnismäßig selten in schwerster Form auf, aber gelindere Formen sind häufig. Dr. Hoffer beschreibt sogar Überempfindsamkeit, Depression und Mangel an Humor als »Minipellagra«, und Dr. R. Glen Green, einer der Forscher in Saskatchewan, gibt eine glänzende klinische Beschreibung der oft vorkommenden »subklinischen Pellagra«, die auf seine Niacin-Therapie recht gut angesprochen hat. Sie ist von gelegentlichen Wahrnehmungsstörungen gekennzeichnet – zum Beispiel bewegen sich die Wörter auf dem Papier –, die auch Geschmack, Geruch und Gehör sowie Körperbewegung betreffen können.

Einige Nebenwirkungen sind allerdings zu beachten. Große Niacinmengen können eine Stunde nach Einnahme eine unangenehme juckende »Wallung« hervorrufen. Bei Niacinamid ist das nicht der Fall, doch verstärkt es manchmal eine Depression. Magengeschwür, Superazidität (Absonderung eines Magensaftes mit übermäßig hohem Säuregehalt) und Diabetes können sich verschlimmern. In all diesen Fällen muß die Dosierung vermindert werden.

Wie wirkt Niacin? Niacin ist Bestandteil der beiden wichtigsten wasserstoffübertragenden Coenzyme (NAD und NADP, früher DPN und TPN). Da über fünfzig Enzyme NAD oder NADP enthalten, ist die Zahl der chemischen Reaktionen, die vom Niacin abhängen, fast unbegrenzt. Es wirkt auch dem niedrigen Histaminspiegel entgegen, der bei verschiedenen Zustandsbildern wie sexueller Funktionsstörung, Hyperaktivität und Schlaflosigkeit zu finden ist.

Bei Hypoglykämikern hebt es außerdem den Zuckerspiegel, so daß es die Müdigkeit bekämpft.

Pyridoxin. Pyridoxin – Vitamin B_6 – kennen die Megavitamin-Therapeuten schon lange als einen ihrer stärksten Wirkstoffe. Für mich ist gerade dieses Vitamin eine der wichtigsten Waffen im Kampf um Superenergie.

Dafür gibt es gute Gründe. Erstens beherrscht die Pyridoxalstruktur viele chemische Prozesse, namentlich diejenigen innerhalb des Eiweißstoffwechsels. Zweitens sind diesbezügliche Mangelerkrankungen weitverbreitet, weil beim Raffinieren Vitamin B_6 aus dem Mehl verschwindet, aber im vorgeschriebenen Anreicherungsprogramm *nicht* inbegriffen ist. Um die Sache noch zu verschlimmern, enthalten sehr viele hochgepriesene Polyvitaminpräparate nur wenig Vitamin B_6, mitunter weniger als ein Milligramm. Überdies wird es beim Kochen, Aufbereiten der Lebensmittel und Verfeinern sehr leicht zerstört. Durch die Pille und durch Östrogenpräparate wird sein Spiegel gesenkt. Ohne starke Zufuhr an Vitamin B_6 sollte man diese Mittel nicht längere Zeit einnehmen.

Pyridoxin wendet man gegen Übelkeit, Ödeme, Schwangerschaftstoxikose und prämenstruelle Wasseransammlung an. Es ist vielleicht das stärkste Vitamindiuretikum. Ich selbst habe es bei Harnverhaltung oft so erfolgreich benutzt, daß kein diuretisches Medikament gegeben werden mußte.

Beim Fett- und Cholesterinstoffwechsel spielt Pyridoxin eine wichtige Rolle. Ernährungsmäßig bedingte Blutarmut läßt sich damit beheben. Es wird zur Verhütung von Nierensteinen angewendet. Erwiesenermaßen bessert es den Zustand asthmatischer Kinder bedeutend.

Bei einigen Formen von Kindheitsepilepsie kann sich eine eklatante Wirkung zeigen. Ein Forscher hat festgestellt, daß bei Kindern mit anomalen Hirnwellen in Minutenschnelle Besserung eintritt, wenn ihnen Vitamin B_6 injiziert wird.

Wissenschaftlichen Protokollen zufolge ist es bei Parkinsonismus, peripherer Neuritis, Akne, Psoriasis (Schuppenflechte), Haarausfall, Magengeschwüren und verschiedenen Geistesstörungen erfolgreich angewendet worden.

Dr. Carl Pfeiffer behandelt damit hohen Histaminspiegel, niedrigen Zink- und hohen Kupferspiegel, auch den hohen Gehalt an Kryptopyrrol, der oft bei Schizophrenen vorkommt. Alle diese Anomalitäten lassen sich beheben, wenn man 600 bis 1600 mg Vitamin B_6 gibt. Die gleichen chemischen Anomalitäten zeigen sich bei psychiatrisch »normalen« Patienten; wenn sie behoben sind, verschwinden viele Beschwerden dieser Patienten. Dazu gehört die Unfähigkeit, bei strikter

Einhaltung der Diät abzunehmen. Wenn diese Menschen Vitamin B_6 und zugleich Zink erhalten, kommt es zur Gewichtsabnahme.

Erinnern Sie sich an Ihre Träume? Jeder Mensch träumt, aber nicht jeder erinnert sich an die Einzelheiten. Dr. Pfeiffer hat entdeckt, daß sich diese Fähigkeit wieder einstellt, wenn Vitamin B_6 in bestimmter Menge gegeben wird, auch bei jenen Frauen, die nach einer Entbindung oder seit dem Einnehmen der Pille »nicht mehr träumen«.

Wie man den Mangel feststellen kann. Krümmen Sie die Finger, bis die Spitzen die Fingerwurzeln erreichen. Wenn die Berührung nicht möglich ist, leiden Sie wahrscheinlich an Vitamin-B_6-Mangel.

Meines Erachtens ist Pyridoxin eines der wesentlichsten Vitamine, die Energie verleihen. Bei jedem Polyvitamin- und bei jedem B-Komplex-Präparat ist darauf zu achten, wieviel Vitamin B_6 es enthält. Weniger als 25 mg ist nahezu wirkungslos.

Thiamin. Thiamin – Vitamin B_1 – wurde als erstes entdeckt, als es 1911 aus Reiskleie, die Beriberi verhütet, isoliert wurde. (Man nannte es damals Aneurin.) Es ist wichtig für die Funktion des zentralen Nervensystems. Wenn es fehlt, hat man in Armen und Beinen ein taubes, kribbelndes oder brennendes Gefühl. Konzentrationsfähigkeit, Gedächtnis, Stimmung und Wahrnehmungsvermögen können beeinträchtigt sein. Auch Müdigkeit und Depression können durch Thiaminmangel verursacht sein.

Wie andere B-Vitamine geht auch Thiamin beim Kornmahlen und Reispolieren verloren. Gerade diejenigen Menschen, die Zucker oder Alkohol in großen Quantitäten konsumieren, benötigen große Thiaminmengen. Dies wird meistens nicht in Betracht gezogen.

Die tägliche Zufuhr von 500 bis 2000 mg erweist sich oft als gutes Mittel gegen Müdigkeit.

Thiaminmangel ist weniger vorherrschend als Mangel an anderen B-Vitaminen, da Thiamin zum Anreicherungsprogramm gehört und in Polyvitaminpräparaten meist reichlich enthalten ist. Es ist zur Behandlung von vielen Krankheitsbildern angewendet worden und sollte in jede Vitamin-B-Komplex-Therapie mit eingeschlossen sein.

Riboflavin. Riboflavin – Vitamin B_2 – kommt in verschiedenen Enzymen vor, die im Rahmen biologischer Oxydation eine wichtige Funktion ausüben. Rissige Lippen, wunde Mundwinkel, purpurrote Zunge, blutunterlaufene, brennende, lichtempfindliche Augen deuten auf Vitamin-B_2-Mangel hin.

Einen niedrigen Riboflavinspiegel findet man im Plasma vieler Personen mit rheumatoiden und arthritischen Leiden. Andere Untersuchungen haben einen Zusammenhang zwischen Depression und Riboflavinmangel ergeben, und neuerdings wird angenommen, daß Vitamin B_2 bei Verhütung und Behandlung des grauen Stars eine Rolle spielen könnte.

Im Anreicherungsprogramm ist Riboflavin ungenügend vertreten. Es sollte ebenso stark wie Thiamin und die übrigen B-Vitamine berücksichtigt werden.

Pantothensäure. Dieses B-Vitamin hat beim energiefördernden Stoffwechsel eine Schlüsselrolle inne, weil es ein Bestandteil des Coenzyms A ist, das seinerseits zur Bildung des Hauptbestandteils aller Stoffwechselverbindungen beiträgt, nämlich des Acetyl-Coenzyms A. Das ist der Endpunkt des Protein-, Fett- und Kohlehydratstoffwechsels. Es kann sich aufspalten, um Energie zu liefern, oder kann zur Bildung von Cholesterin, Steroid- oder Sexualhormonen und Antikörpern genutzt werden.

Die Pantothensäure wurde von dem Ernährungswissenschaftler Roger Williams entdeckt. Sie wird bei der Megavitamin-Therapie angewendet und hat sich bisher in jeder Dosierung als unschädlich erwiesen.

Pantothensäure ist ein biochemischer Vorläufer der Nebennierenhormone, und da man sie im Drüsengewebe der Nebennieren in großen Mengen findet, haben die Pioniere der Ernährungswissenschaft es mit ihr bei all jenen Leiden versucht, bei denen man Hormon-Therapie anwenden könnte: Arthritis, Allergien, Asthma, Streßreaktionen und Hypoglykämie. Zum Beispiel stellten Dr. Elaine Ralli und ihre Mitarbeiter fest, daß Patienten, die hohe Dosen erhielten, gegen Gefühlsstreß besser gewappnet waren. Ich selbst habe viele Patienten auf diese Weise behandelt; Pantothensäure ist ungefährlicher als Cortison und andere Steroide. Man sollte es zuerst mit ihr versuchen und die stärkere Therapie denjenigen Fällen vorbehalten, bei denen Pantothensäure (und die anderen Vitamine, die sie begleiten müssen) nicht wirkt. Die Dosierung variiert zwischen 500 und 1500 mg. Man beachte, daß Pantothensäure, wenn sie als Kalziumpantothenat verabreicht wird, schläfrig machen kann. Infolge dieser Eigenschaft kann es als »Schlafvitamin« benutzt werden.

Inosit. Dieses Vitamin B finde ich persönlich unschätzbar. Da Mangelerscheinungen noch nicht einwandfrei bewiesen worden sind, wird es von der FDA folgendermaßen aufgeführt: »Notwendigkeit für die menschliche Ernährung ist nicht festgestellt worden.«
Aber Inosit gehört zu den Nährstoffen, die verloren gehen, wenn Weizen, in dem es vor allem vorkommt, zu Weißmehl verarbeitet wird. Etwa 87% gehen dabei verloren, und die Produkte werden nicht damit angereichert.
Inosit ist ein Bestandteil der sogenannten Phosphatide, die in der Körperchemie eine wichtige Rolle spielen, weil sie Arteriosklerose verhindern und dem Hirnstoffwechsel dienen. Sowohl der Cholesterin- als auch der gesamte Lipoidspiegel können gesenkt werden, wenn man älteren Leuten täglich 3 g Inosit gibt.
Auf das Gehirn wirkt Inosit ähnlich wie ein mildes Beruhigungsmittel. Nach meinen Erfahrungen sind 2000 mg Inosit ein gutes Schlafmittel und 650 mg ein wirksames Beruhigungsmittel. Wieviel ungefährlicher als Schlaftabletten!

Cholin. Dieses Vitamin B ist der Lieferant der Methylgruppe, die für viele verschiedene biochemische Reaktionen benötigt wird. An sich ist es nicht unersetzlich, da andere Nährstoffe – Methionin, Betaine, Vitamin B_{15}, Folsäure, Vitamin B_{12} – die gleiche Funktion übernehmen können. Doch alle diese Nährstoffe sind oft knapp, und dann müssen die Methylgruppen auf andere Weise geliefert werden.

Biotin. Wie die übrigen Vitamine des B-Komplexes dient Biotin – Vitamin H – als Coenzym für viele Enzyme. Wenn man zu viel rohes Hühnereiweiß ißt, erfolgt eine Zerstörung von Biotin. Da der größte Teil des Biotinbedarfs durch die Synthese von Darmbakterien gedeckt wird, sind Mangelerscheinungen unwahrscheinlich.

PAB (p-Aminobenzoesäure). PAB spielt im Körper mehrere Rollen und zählt zu den wichtigen Energielieferanten. Wenn einer meiner Patienten durch die Diät und das Vitamin-Mineralstoffprogramm keine Energie gewinnt, verschreibe ich ihm mindestens 1000 mg PAB, und meistens verschwindet dann die Mattigkeit.

Untersuchungen in der Sowjetunion haben ergeben, daß 450 mg PAB den Cholesterinspiegel bei der Hälfte der Patienten gesenkt haben.

PAB ist als wirksames Sonnenschutzmittel bekannt, und man benutzt es bei vielen Hautleiden. Bei einigen meiner Patienten hat es sich bei Knochen- und Gelenkbeschwerden sehr günstig ausgewirkt.

Die Frage, ob PAB das Ergrauen der Haare verhindert, ist noch umstritten. Mag sein, daß eine Tagesdosis von über 1000 mg bei manchen die ergrauten Haare in der ursprünglichen Farbe nachwachsen läßt.

Folsäure. Folsäure nimmt in der Vitamin-Therapie eine Schlüsselstellung ein. Immer wenn ich die Klage höre: »Ich habe meine Vitamine eingenommen, aber mein Zustand hat sich nicht gebessert«, stellte ich fest, daß die Patienten entweder die Gesamtdiät nicht strikt befolgt haben oder daß ihr Vitaminprogramm nicht genügend Folsäure enthält.

Folsäuremangel ist weitverbreitet. Der Grund ist klar: Folsäure wird beim Kochen und Konservieren sehr leicht zerstört; 50 bis 95% können dabei verloren gehen. Auch Alkohol bekommt ihr nicht. Tatsächlich leiden fast alle Alkoholiker an starkem Folsäuremangel. Wenn sie aufhören zu trinken, dauert es länger als eine Woche, bis sie der Nahrung wieder Folsäure, Vitamin B_1 und B_6 entnehmen können.

Sowohl die Pille als auch Östrogen und Schwangerschaft bewirken Verlust an Folsäure. Vitamin C bewirkt Folsäure-Ausscheidung durch den Urin, weshalb der Körper erhöhte Zufuhr braucht. Außerdem absorbieren viele Menschen sie nicht richtig.

Folsäuremangel ist eine wohlbekannte Ursache der megaloblastischen Anämie, aber er herrscht im Frühstadium stärker vor als im Spätstadium. Die Symptome sind: Reizbarkeit, Vergeßlichkeit, Schwäche, Müdigkeit, Durchfall, Kopfschmerzen, Herzklopfen, Kurzatmigkeit, Launenhaftigkeit, Depression, Wahn, Halluzinationen, Paranoia, bei Trinkern verminderter Geschlechtstrieb.

Bei allen Leiden, die mit Anfällen verbunden sind, ist in bezug auf Folsäuregaben Vorsicht geboten, und immer muß sie zusammen mit Vitamin B_{12} gegeben werden. Nicht alle Patienten fühlen sich bei hohen Folsäuregaben wohl, manche sogar schlechter. Das dürfte mit einem niedrigen Histaminspiegel zusammenhängen, der durch Folsäure erhöht wird. Bei einer kleinen Anzahl der Patienten ist der Histaminspiegel zu hoch, und das sind diejenigen, die sich schlechter fühlen.

Vitamin B_{12}. Vieles von dem, was über Folsäure gesagt worden ist, gilt auch für Vitamin B_{12}. Es wirkt der perniziösen Anämie entgegen, das heißt, diese Krankheit ist ein Mangelsymptom.

Das kobalthaltige Vitamin B_{12} ist Teil eines Coenzyms, das am Protein-, Fett- und Kohlehydratstoffwechsel beteiligt ist. Es trägt zur Bildung der Nervenfaserhüllen bei, und sein Mangel ruft eine wohlbekannte Neuritisform hervor. Wachstumshemmung, wunde Zunge und die meisten Symptome des Folsäuremangels sind die Folge, wenn dem Körper nicht genügend Vitamin B_{12} zugeführt wird.

Da Vitamin B_{12} bei oraler Einnahme oft nicht absorbiert wird, pflegt man es zu injizieren.

An sich sollte es nicht zu einem Mangel kommen, weil der Körper Vitamin B_{12} gut zu speichern vermag. Aber Vegetarier erleiden ihn häufig, da Gemüse kaum Vitamin B_{12} enthält; der Hauptlieferant ist proteinreiche Fleischnahrung. Frauen, die die Pille nehmen, alle, die sich große Mengen an Vitamin C zuführen und viel Alkohol konsumieren, erleiden Einbuße an Vitamin B_{12}.

Vitamin B_{15} (Pangaminsäure). Vitamin B_{15}, ein wichtiger Methyllieferant, wird vor allem in der Sowjetunion viel angewendet. Bei einem Kongreß 1964 in Moskau wurden darüber 36 Vorträge gehalten, die alle von seiner guten Wirkung bei Herzkrankheiten handelten. Vitamin B_{15} senkt den Cholesterinspiegel und fördert die Sauerstoffversorgung des Herzmuskels. Bei der Bekämpfung von Alkoholismus und Alkoholvergiftung leistet es gute Dienste. Bei mildem Diabetes senkt es den Zuckerspiegel. Nebenwirkungen hat es überhaupt nicht.

Interessant sind die Untersuchungen an Ruderern in der Sowjetunion. Wenn von Vitamin B_{15} Gebrauch gemacht wurde, nahm die Milchsäure um weniger als die Hälfte zu, und die Ruderer ermüdeten weniger schnell.

Auch ich habe mit diesem Vitamin die besten Erfahrungen gemacht und finde, es gebühre ihm der gleiche Platz wie allen anderen des B-Komplexes.

Vitamin B_{17} (Amygdalin). Wie Vitamin B_{16} wurde auch B_{17} von dem Amerikaner Dr. Ernst T. Krebs entdeckt. Es kommt in vielen Pflanzensamen vor, vor allem in Aprikosenkernen. Es scheint ein gutes Mittel gegen Sichelzellenanämie zu sein.

164

Neben vielen anderen Forschern berichten Dr. Hans Nieper aus Hannover und der Mexikaner Ernesto Contreras von guten Erfolgen, die sie bei Krebs mit ungiftiger Chemotherapie erzielt haben; die Behandlung beruht teilweise auf der Wirkung, die Vitamin B_{17} auf die Teilung der Krebszellen ausübt.

Die fettlöslichen Vitamine

Die fettlöslichen Vitamine können vom Körper gespalten werden, weshalb übergroße Zufuhr problematisch ist.

Vitamin E (Tocopherol). Nirgends sonst sind die Fronten im Kampf für oder gegen Vitamine klarer gezogen als im Fall des Vitamins E. Die Mediziner halten es entweder für wertlos oder für das großartigste.

Ich gehöre zur letztgenannten Gruppe: Meiner Meinung nach kann Vitamin E überaus wertvoll sein. Es gehört zu den Nährstoffen, die dem gemahlenen Weizen entzogen und nicht ersetzt werden; infolgedessen ist die Zufuhr im allgemeinen gering und sind Mangelerscheinungen durchaus möglich.

Vitamin E scheint sich bei Wundheilung und Narbenbildung günstig auszuwirken. Als Behandlungsmittel bei Herzkrankheiten wurde es sehr begrüßt, seine Verwendung als schmerzstillendes Mittel bei Angina pectoris ist umstritten. Aber die Ärzte finden es nützlich bei peripheren Arterienleiden, loben seine schmerzstillende Wirkung bei Blutgefäßkrämpfen und betonen, daß es nach Operationen Blutgerinnsel verhüten hilft.

Mit Erfolg benutzt man es auch bei hämolytischer Anämie, chronischen Brustzysten bei Frauen, nächtlichen Wadenkrämpfen und bei verschiedenen Hautleiden.

Als sogenanntes Sexualvitamin behebt es gelegentlich die Impotenz des Mannes, und bei Frauen lindert es die lästigen Wallungen in der Menopause. Wird Vitamin E in der Frühzeit der Menopause gegeben, so kehrt oft der Monatszyklus zurück, und endometriale Abstriche zeigen erhöhte Östrogentätigkeit an.

Ich bin außerdem überzeugt von der Nützlichkeit des Vitamins E, wenn es darum geht, Schwangerschaftskomplikationen – etwa wiederholte Fehlgeburten – zu vermeiden. Vitamin E bekämpft darüber hinaus die toxische Wirkung der industriellen Verschmutzung, des Zigarettenrauchs und der mehrfach ungesättigten Fettsäuren.

Es bestehen viele Gründe seitens der Biochemie für die Annahme, daß Vitamin E den Alterungsprozeß verlangsamt. Schon deshalb verordne ich meinen Patienten manchmal eine Tagesgabe von mindestens 800 Einheiten.

Als Energiespender. Vitamin E hat sich als nützlicher Teil unseres Ernährungsprogramms erwiesen. Es scheint nach einigen Monaten eine normalisierende Wirkung auf den Blutzucker auszuüben. Es dürfte der Gewichtszunahme dienen. Darum wende ich bei der 2. Diät, bei der ja zugenommen werden soll, größere Mengen an als bei der schlankmachenden 1. Diät.

Vitamin E muß vorsichtig dosiert werden, wenn man zu hohem Blutdruck neigt oder jemals an Gelenkrheumatismus gelitten hat. Toxische Wirkungen, die allerdings selten vorkommen, werden vermieden, wenn man mit 200 Einheiten täglich beginnt und die Dosis allmählich steigert.

Vitamin A. Die Möglichkeit, an Vitamin-A-Mangel zu leiden, ist recht groß. Wahrscheinlich kommt dieser Vitaminmangel am häufigsten vor; laut Statistiken sollen im Westen 30% der Bevölkerung davon betroffen sein.

Vitamin A ist wesentlich für normales Wachstum sowie für die Gesundheit der Schleimhäute und der Haut. Es verhütet Nachtblindheit. In dieser Beziehung kann man die Probe selbst machen: Wenn man nachts bei entgegenkommendem Verkehr den Mittelstreifen auf der Fahrbahn nicht zu erkennen vermag, ist man nachtblind und benötigt Vitamin A.

Auch bei den folgenden Erscheinungen besteht Verdacht auf

Vitamin-A-Mangel: Furunkel, Akne, trockene oder schuppige Haut, Ausschlag, Augenjucken, trockene, brüchige Haare, Appetitverlust, Anfälligkeit für Infektionen.

Neuerdings schreibt man ihm Schutzwirkung gegen Infektionen zu, und es gilt als starkes Agens gegen Viren, da es die Immunreaktion des Körpers anregt. Ein Chirurgenteam in Phoenix, Arizona, hat festgestellt, daß Vitamin A bei verletzten, verbrannten und operierten Personen Streßmagenblutungen verhüten hilft.

Da Vitamin A die Schleimhäute »schmiert«, wirkt es sich bei verschiedenen Unannehmlichkeiten günstig aus, so bei Reizung durch Kontaktlinsen und bei zu trockener Scheide.

Die Gerüchte über die Gefahr einer A-Hypervitaminose (Schädigung durch zu große Vitamingaben) sind stark übertrieben. Es gibt nur einige protokollierte Fälle, und bei allen handelt es sich um Personen, die monate- oder jahrelang Tagesmengen von 100 000 bis 600 000 Einheiten eingenommen haben. Vorsicht ist jedoch bei Säuglingen und Kleinkindern geboten. Als allgemeine Regel gilt: Wenn es notwendig scheint, 10 000 Einheiten pro Tag zu überschreiten, sollte dies nur unter ärztlicher Beobachtung geschehen.

Vitamin D. Dieses Vitamin kann als Hormon betrachtet werden. Es regelt den Kalzium- und Phosphorstoffwechsel. Ein Zuviel ist ebenso schädlich wie ein Zuwenig. Man vermeide den Fehler, der so oft begangen wird: Wenn man täglich drei oder mehr Polyvitamintabletten nimmt, die Vitamin D enthalten, geht man das Wagnis ein, an einer D-Hypervitaminose zu erkranken.

Vitamin K. Dies ist das sogenannte Koagulationsvitamin, das heißt dasjenige, das zur Blutgerinnung beiträgt, deshalb kann es in hoher Dosierung gefährlich sein. In den Polyvitaminpräparaten ist es daher selten enthalten. Vitamin K kommt reichlich vor in einer Diät mit Luzerne, Spinat, Leber und Eidotter.

Mineralstoffe

Als Spurenelemente werden die Mineralstoffe bezeichnet, die nur in geringen Mengen im menschlichen Organismus vorkommen, jedoch eine wichtige Aufgabe haben. Darum müssen sie ihm mit der Nahrung zugeführt werden. Zu den löslichen Mineralstoffen, die für die Zellen unentbehrlich sind, gehören Natrium, Kalium und Chlor. Unsere Knochen brauchen Kalzium, Magnesium und Phosphor. Wesentliche Mikromineralstoffe sind Eisen, Jod und Schwefel. Alle Spurenelemente benötigt der Körper; sie *müssen* ihm zur Funktionstüchtigkeit zugeführt werden, weil er sie nicht selbst synthetisieren kann.

Natrium, Kalium, Chlor. Da diese drei Elemente in allen Nahrungsmitteln enthalten sind, kann unter normalen Umständen kein Mangel eintreten. Aber Knappheit kann bei längerem Erbrechen oder Durchfall, bei Sonnenstich, Verbrennungen, Wasserentzug aus den Körpergeweben (Dehydration), Nierenleiden, Hormonstörungen und diuretischer Behandlung entstehen, manchmal auch, wenn wegen hohen Blutdrucks die Salzzufuhr eingeschränkt wird oder die Wasserretention allzu stark ist. Die daraus resultierende Krankheit fällt unter den Sammelbegriff Natrium-Mangelsyndrom. Zum Kaliumverlust kann es bei sehr strenger Diät und beim Fasten kommen, auch bei kohlehydratarmer Ernährung, wenn der Körper keine Kaliumreserven hat. Bei einer Abmagerungsdiät ist also darauf zu achten, daß gleichzeitig eingenommene Diuretika keinen Schaden anrichten und daß weder die Natrium- noch die Kaliumzufuhr eingeschränkt wird.

Kalzium. Wir brauchen täglich ungefähr 1000 mg Kalzium. Wenn es dem Körper nicht durch die Nahrung zugeführt wird, entzieht er es den Knochen, und die Folge ist Osteoporose (Mangel an Knochengewebe).
In den Vereinigten Staaten hat eine Untersuchung ergeben, daß drei von zehn Familien nicht die erforderliche Kalziummenge zu sich nehmen.

Milch ist der beste Kalziumlieferant. Aber wer Laktose (Milchzucker) nicht verträgt oder aus Diätgründen Milch meiden muß, kann sich die erforderliche Mindestmenge schon mit 110 g Hartkäse zuführen.

Bei der Behandlung der Hypoglykämie haben sich intravenöse Kalzium-Infusionen als gutes Mittel erwiesen. Auf Kalziummangel richte ich mein Augenmerk, wenn ein Patient über Wadenkrämpfe, Ruhelosigkeit, Reizbarkeit und über Beschwerlichkeit beim Treppensteigen klagt.

Der Kalziumgehalt des Blutes wird vermindert, wenn man längere Zeit harntreibende Mittel einnimmt. Das gleiche ist der Fall, wenn jemand, der viel Milch zu trinken pflegt, den Konsum plötzlich einschränkt. In solchen Fällen muß für angemessenen Ersatz gesorgt werden.

Kalzium gehört wie Cholesterin zu den Substanzen, die man bei Arteriosklerose in den Ablagerungen der Arterienwand findet. Das heißt aber nicht, daß Kalzium Arterienverkalkung *bewirkt*. Nichtsdestoweniger liefert Kalziumentzug die Grundlage einer sehr wirksamen Behandlung. Kalziummangel kann zu Tetanie (Muskelspasmen) und ein Kalziumüberschuß zu Nierensteinen führen.

Magnesium. Wie Kalzium ist Magnesium an der Knochenstruktur und an der Übertragung von Nerven- und Muskelimpulsen beteiligt. Zudem spielt Magnesium eine wichtige Rolle bei enzymatischen Reaktionen, die Energie liefern.

Magnesiummangel kommt vor. Wer Nüsse, Pflanzensamen und Blättergemüse meidet und wer dem Alkohol zu sehr zuspricht, läuft Gefahr, an Magnesiummangel zu leiden. Der Mangel kann auch nach langem Gebrauch harntreibender Mittel, intravenöser Ernährung und bei Nieren- und Leberleiden auftreten. Starker Zuckerkonsum gilt ebenfalls als Ursache des Magnesiumverlustes, und 85% des Magnesiumgehaltes wird dem Getreide beim Mahlen entzogen. Der Magnesiumgehalt vermindert sich, wenn man Östrogenpräparate, große Mengen an Vitamin D und viel Fett zu sich nimmt.

Magnesium ist wichtig für richtige Absorption der Vitamine.

Marginaler Magnesiummangel führt zu Arteriosklerose, Depression, Reizbarkeit, Krämpfen, Benommenheit, Muskelschwäche, Bluthochdruck, Schweißausbrüchen, unangenehm kalten Händen und Füßen und Herzrhythmusstörungen.

Die richtige Magnesiumzufuhr ist äußerst wichtig für ein gesundes Herz; in der Gegend, wo magnesiumhaltiges hartes Wasser vorkommt, sterben viel weniger Menschen an Herzattacken als anderswo. Die Sterblichkeitsrate steigt, wenn das Wasser enthärtet wird. Bei Angina führt Magnesium Besserung herbei, und es liegen sowohl aus Europa als auch aus Südamerika Krankheitsprotokolle vor, die von ausgezeichneten Erfolgen berichten, wenn man Patienten unmittelbar nach einem Herzanfall und während der Genesungszeit Magnesium injiziert hat.

Zu beachten: Bei Einnahme von Magnesium muß der Magnesium-Kalzium-Quotient beachtet werden. Das natürliche Verhältnis ist ein Teil Magnesium auf zwei Teile Kalzium. So kommt es im kalzium- und magnesiumhaltigen Mineral Dolomitspat vor.

Phosphor. In Form von Phosphat ist Phosphor an den chemischen Reaktionen beteiligt, die eine Freisetzung der energieliefernden Nahrung bewirken.

Phosphate müssen im Gleichgewicht mit Kalzium sein. Das wird von den Hormonen der Nebenschilddrüsen und vom Vitamin D geregelt. Proteinreiche Nahrungsmittel – außer Käse – haben hohen Phosphor-, aber geringen Kalziumgehalt, so daß für den notwendigen Ausgleich gesorgt werden muß, wenn man proteinreiche Diät lebt.

Schwefel. Dieser chemische Grundstoff kommt als Sulfat- oder Sulfitmolekül in den wichtigen schwefelhaltigen Aminosäuren vor. Schwefelmangel ist nicht bekannt, aber die schwefelhaltigen Aminosäuren sind für die Ernährung wichtig. Eier gehören zu den besten Lieferanten.

Eisen. Eisen ist außerordentlich wichtig für die Bildung des Hämoglobins, das den Sauerstoff in die roten Blutkörperchen befördert. Obwohl seine wesentliche Funktion allgemein bekannt ist, leiden verhältnismäßig viele Menschen an Eisenmangel.

Vielfach ist Müdigkeit die Folge der durch Eisenmangel hervorgerufenen Blutarmut. Entweder führt sich der Betreffende nicht genügend Eisen mit der Nahrung zu, oder es handelt sich um chronischen Blutverlust durch allzu starke Menstrualblutung oder ein unerkannt blutendes Magen-Darmgeschwür.

Gewöhnliche Symptome des Eisenmangels sind Schwäche, Depression, Benommenheit und Mattigkeit.

Es ist nicht einfach, sich mit der Nahrung genügend Eisen zuzuführen. Zwei Drittel der menstruierenden Frauen und die meisten Schwangeren sollen an Eisenmangel leiden. Bei Männern ist er ebenfalls häufig.

Selbst wenn man feststellt, daß die Blutarmut auf Eisenmangel beruht, können auch noch andere Ursachen vorliegen. Das ist stets in Betracht zu ziehen.

Große Eisenmengen sind nicht zu empfehlen, weil Eisen in den Geweben abgelagert werden kann. Bei übertriebener Zufuhr kommt es außerdem zu Nebenwirkungen. Der Gesunde sollte sich täglich etwa 10 mg zuführen. Bei Mangel empfehle ich 12 bis 18 mg. Bei Behandlung einer Ernährungsanämie sorge ich dann dafür, daß sich der Patient auch genügend Vitamin C, B_6, E und Zink zuführt.

Zu beachten: Es ist besser, Eisen zwischen den Mahlzeiten als während des Essens einzunehmen, und zwar in Form von Eisensulfat, nicht in Retardkapseln, die verspätete Absorption zu tief unten im Darm bewirken. Vitamin E und Eisen soll man nicht zur selben Tageszeit einnehmen, weil sie miteinander konkurrieren.

Menschen, die an Sichelzellenanämie oder Hämochromatose (Eisenspeicherkrankheit) leiden, dürfen kein Eisen einnehmen, weil bei ihnen die Gefahr der Überladung besteht.

Bei Eisenmangelanämie muß man sich vom Arzt behandeln lassen, damit zuerst einmal die Ursache festgestellt wird.

Zink. Zink, das kritischste Spurenelement, ist ein Bestandteil vieler Enzyme, darunter desjenigen, das die Kohlensäure im Blut freisetzt. Zink verbindet sich leicht mit Insulin.

Da beim Getreidemahlen, Raffinieren und Konservieren sehr viel Zink verlorengeht, tritt Zinkmangel häufig auf. Und da Zink ein wichtiger Bestandteil des Eidotters ist, fallen auch diejenigen, die der Propaganda »gegen Eier« auf den Leim gegangen sind, dem Zinkmangel anheim. Einen niedrigen Zinkspiegel findet man oft bei Patienten mit Beingeschwüren, Diabetes, Leberzirrhose, Schizophrenie, zystischer Fibrose und chronischen Infektionen.

Zink ist notwendig für die Aufnahme der Vitamine B_{12} und A. Es ist ein spezifisches Mittel gegen Geschmacksstörung.

Zinkzufuhr wirkt geradezu Wunder beim Heilvorgang von Wunden, Hautgeschwüren, Brandwunden und chirurgischen Schnitten.

Tierversuche im Ernährungsinstitut von Norddakota haben ergeben, daß die Nachkommen der Weibchen, die während der Tragzeit an Zinkmangel leiden, außergewöhnlich aggressiv, streßempfindlich, weniger lernfähig sind und ein kleineres Gehirn haben.

Neuerdings spielt Zink auch in der Nutritionspsychiatrie eine große Rolle. Dr. Carl Pfeiffer hat gezeigt, daß Zink ein biologischer Antagonist des Kupfers ist und sowohl den zu hohen Kupferspiegel als auch den zu niedrigen Zinkspiegel der Schizophrenen normalisieren kann. (Die gleiche Erscheinung hat man auch bei Frauen beobachtet, die die Pille nehmen, und sie dürfte die seelischen Probleme erklären, die manchen zu schaffen machen.)

Zink vermag auch den Kadmiumspiegel zu senken. Untersuchungen haben ergeben, daß ein zu hoher Kadmiumspiegel Ursache eines zu hohen Blutdrucks sein kann. Um den Kadmiumspiegel zu senken, ist eine tägliche Zinkzufuhr von 30 mg notwendig.

Weiße Flecken auf den Fingernägeln deuten Zinkmangel an.

Mangan. Wie etliche Spurenelemente ist Mangan Bestandteil von Coenzymen, und in diesem Fall ist es an der Schilddrüsenfunktion und an der Bildung des Acetylcholins beteiligt. Beim Getreidemahlen geht es fast vollständig verloren. Tierversuche haben ergeben, daß Manganmangel die Hirnfunktion, den Fett- und Zuckerstoffwechsel, die Knochenbildung, das Wachstum und die Fortpflanzung beeinträchtigt. Da Mangan für den Menschen wichtig ist, muß für genügende Zufuhr gesorgt werden.

Kupfer. Ein chemischer Grundstoff, der sein Gutes und sein Böses hat. Kupfer ist wichtig für viele Enzymreaktionen, aber Probleme entstehen, wenn der Spiegel zu hoch ist. Bei vielen Schizophrenen findet man einen zu hohen Kupferspiegel; wenn er durch verstärkte Zink- und Manganzufuhr gesenkt wird, kann sich der Zustand der Patienten bessern. Kupferüberschuß kann auch geringere Übel wie Schlaflosigkeit, Depression, Kopfschmerzen, Hautstreifen, graue Haare und Haarausfall bewirken. Hohen Kupferserumgehalt findet man außerdem bei Virus- und Bakterieninfektionen, rheumatoider Arthritis, Herzattacken, Krebs, Zirrhose und Leukämie. Sogar das Kupfer in Küche und Haushalt kann sich problematisch auswirken. In Anbetracht dieser Befunde halte ich es für klüger, bei Mineralstoffpräparaten darauf zu achten, daß sie Zink, aber nur ganz wenig oder gar kein Kupfer enthalten, zumal es heute noch unklar ist, welche physiologische Bedeutung dem Kupfer als Bestandteil einer Oxydase zukommt.

Jod. Es ist bekannt, daß Jod der Schilddrüse einen wichtigen Baustein für die Schilddrüsenhormone liefert. Jodmangel fördert die Kropfbildung; überschüssiges Jod wird ausgeschieden. Das heißt jedoch nicht, daß man sich jodhaltige Algen ungefährdet einverleiben kann – übermäßige Jodzufuhr kann nämlich sowohl zu starke als auch zu schwache Schilddrüsenfunktion bewirken. Meeresfrüchte oder Jodsalz sollten zum Speisezettel gehören, damit der Körper täglich $^1/_{10}$ mg Jod erhält.

Kobalt. Kobalt ist ein Bestandteil des Vitamins B_{12} und als dessen Baustein lebensnotwendig.

Tiere brauchen darüber hinaus noch mehr Kobalt; am Menschen ist das noch nicht nachgewiesen.

Selen. Dieses Spurenelement ist ebenso wichtig wie Vitamin E, weil sich beider Funktionen überschneiden. Wie Vitamin E wirkt Selen als Antioxydationsmittel auf Fette. Es verhindert Herzkrankheiten. In Gebieten mit stark selenhaltigem Boden scheinen Krebs und Herzkrankheiten weniger häufig vorzukommen.

Von Selen ist noch nicht genug bekannt, so daß man nicht weiß, ob Selenmangel eine Rolle spielt oder auch nur möglich ist. Im Gemüse kommt es nur spärlich vor, in Fleisch in ausreichendem Maße.

Chrom gehört zu den vernachlässigten Spurenelementen. Im Gegensatz zu den meisten anderen nimmt der Blutserumgehalt an Chrom mit dem Alter nicht zu. Dr. Henry Schroeder weist in seinem bedeutenden Buch über die Spurenelemente darauf hin, daß »in den großen Arterien fast aller Personen, die einem Herzinfarkt erlegen waren, kein Chrom entdeckt werden konnte, hingegen fast in jeder Aorta der Unfalltoten«. Nach seiner Berechnung führen die 150 g Zucker, die im allgemeinen täglich konsumiert werden, zu einem jährlichen Verlust von 8,75 mg Chrom – und das ist mehr als der Gesamtgehalt des menschlichen Körpers!

Dr. Walter Mertz, der nachgewiesen hat, daß Chrom für die Nutzbarmachung des Insulins notwendig ist, nennt es den »Glukose-Toleranz-Faktor«.

Chrom kann man sich in Form von Bierhefe und Nüssen zuführen.

Andere Mineralstoffe. Im menschlichen Körper finden sich ferner Molybdän, Vanadium, Nickel und Zinn, aber die Bedeutung dieser Spurenelemente ist unbekannt. Blei, Kadmium, Beryllium führen zu Vergiftungen. Lithium und Fluorid haben als Medikamente zu gelten, da sie sowohl therapeutisch nützlich als auch toxisch sein können.

Andere Nährstoffe

Im menschlichen Organismus finden sich noch viele Substanzen, die als Nährstoffe betrachtet werden, aber weder Vitamine noch Mineralstoffe sind. Unter Umständen wirken sie heilsam, zum Beispiel: Nucleotide, Betaine, Lezithin.

Bestimmte Aminosäuren, die Bausteine des Proteins, können in der Medizin sehr wertvoll sein. Wenn man beispielsweise Tryptophan in höherer Dosierung als 1500 mg gibt, wirkt es als Beruhigungs- und Schlafmittel und behebt Depression. Glutamin hat sich bei der Bekämpfung der Alkoholsucht als nützlich erwiesen.

Viele Nahrungsmittel enthalten Nährstoffe, die man zum Teil noch nicht entdeckt hat. Soweit sie bekannt sind, sollte man sie sich zuführen. Klassische Beispiele sind Bierhefe und Leberextrakt. Zu dieser Kategorie gehören auch Ginseng, Weizenkeimlinge, Kleie, Seetang und Bienenpollen.

18
Individuelles Vitamin- und Mineralstoffprogramm

Wie läßt sich nun das Wissen über die Vitamin- und Mineral-stoff-Therapie im Einzelfall in die Praxis umsetzen?
Keine zwei Menschen haben dieselben Bedürfnisse, und ebensowenig reagieren sie auf Vitamine in gleicher Weise.
Hier müssen zwei Aspekte der Ernährung gleichzeitig in Betracht gezogen werden: Diät und Vitamine/Mineralstoffe.
Empfehlenswert wäre es, mit den Vitaminen anzufangen, weil man dann sofort weiß, woran es liegt, wenn sich dabei Erfolg oder Mißerfolg einstellt. Aber die meisten Menschen sind in ihrem Eifer darauf erpicht, sofort mit dem Gesamtprogramm zu beginnen. Dennoch sollten sie sich wenigstens vier Tage Zeit für die Vitamin-Therapie lassen.

Vier Phasen der Vitamin-Therapie:
1. Grundrezept
2. Experimentieren
3. Reduktion
4. Beibehaltung

Das individuelle Grundrezept. Der Kernpunkt des Grundrezepts ist eine gute Zusammenstellung der Vitamine und Mineralstoffe. Im Reformhaus oder in der Apotheke kann man sich beraten lassen, doch vor allem sollten Sie sich aufgrund Ihrer Kenntnisse darüber klar sein, was Sie von einem Polyvitaminpräparat erwarten. Achten Sie einmal darauf, wie viele jämmerlich wenig Vitamin B_6 und Zink enthalten und andererseits viel zuviel Magnesium und Kupfer. Oft fehlen PAB, Cholin, Inosit und Biotin.

Ein typisches Polyvitaminrezept, das ich häufig verschreibe, enthält 24 verschiedene Vitamine und Spurenelemente, aber ich wähle es hauptsächlich wegen seines Gehalts an Vitamin A (10 000 Einheiten) und D (400 Einheiten). (Im übrigen fällt ins Gewicht, daß der Vitamin-B-Komplex, Vitamin C und E, Folsäure und Spurenelemente vertreten sind.) Nimmt man davon täglich eine Pille, so hat man eine Grundlinie.

Der B-Komplex. Das Polypräparat sollte je 50 mg B_1, B_2, B_3, B_6, Pantothensäure, Cholin, Inosit und PAB enthalten, außerdem je 50 µg Biotin und B_{12} sowie die Spur Folsäure, die gesetzlich zulässig ist. Dreimal am Tag eingenommen, verbürgt diese Gabe 150 mg der acht Vitamine des B-Komplexes. Der beste Schlüssel der B-Komplex-Zusammensetzung ist Vitamin B_6; davon sollten 50 mg, allerwenigstens 25 mg enthalten sein. Die B-Komplex-Kapseln nimmt man vorzugsweise nach einer Mahlzeit ein.

Folsäure. Meines Erachtens beträgt die richtige Dosis Folsäure nicht weniger als 3 mg pro Tag. Darum empfehle ich für den Programmbeginn dreimal täglich 1 mg (vom Arzt zu verschreiben). Ohne ärztliches Rezept müßte man acht der 0,4 mg-Dosis einnehmen. Starke Trinker und Frauen, die die Schwangerschaft verhütende Pille oder Östrogen nehmen, sollten sich täglich mindestens 6 mg zuführen.

Vitamin C. Bei Vitamin-C-Tabletten ist es wichtig, daß sie auch Rutin und Hesperidin enthalten, denn gerade diese Bioflavonoide verhindern Mundgeschwüre und Zahnfleischblutungen. Ungefähr 500 mg Ascorbinsäure und 100 mg Bioflavonoide, dreimal täglich eingenommen, eignen sich für das Grundrezept. Starke Raucher sollten sich etwas mehr zuführen. Diese Dosierung kann Durchfall bewirken. Das läßt sich beheben, wenn man die Ascorbinsäure in Pulverform nimmt (4 g). Liegt es am Füllstoff, so wählt man eine andere Marke.

177

Viele Vitamin-C-Präparate enthalten Zucker oder andere Kohlehydrate als Füllstoff, auch wenn dies auf dem Etikett nicht angegeben ist. Besonders ist dies bei den kaubaren Tabletten der Fall, die deshalb gemieden werden müssen.

Vitamin E. Am besten fängt man mit 200 Einheiten Tocopherol pro Tag an. Das ist wahrscheinlich nicht einmal bei Hypertension und Gelenkrheumatismus schädlich. Man kann sie bei jeglicher Mahlzeit einnehmen, aber nicht gleichzeitig mit eisenhaltigen Präparaten. Die Durchschnittsmenge kann bei Männern bis zu 800, bei Frauen bis zu 600 Einheiten betragen, noch mehr, wenn klimakterische Beschwerden oder Gefäßkrankheiten zu bekämpfen sind.

Mineralstoffe. Ein gutes Rezept sollte Komplexverbindungen mit Aminosäuren enthalten. Die tägliche Gabe sollte 30 mg Zink, 15 mg Eisen, 400 mg Magnesium und 5 mg Mangan betragen. Chrom ist selten vertreten; wenn ein Produkt zu bekommen ist, das Chrom in absorbierbarer Form enthält, versucht man es mit 1 bis 3 mg pro Tag.
Mineralstoffe nimmt man in aufgeteilter Dosierung gleich nach dem Essen ein.
Wenn man wenig Käse oder Milch zu sich nimmt, muß man sich Kalzium in Form von Knochenmehl oder Dolomit zuführen, und zwar in allmählicher Steigerung bis zu mindestens 800 mg pro Tag.

Bierhefe. Dieser höchst gesunde Nährstoff – nicht umsonst spricht man von Hefekuren – sollte nicht unbeachtet bleiben; ein Teelöffelvoll täglich wäre die Mindestmenge.

Mein Vitaminrezept. Wenn ich gebeten werde, ein Rezept zusammenzustellen, das als Allzweckformel dienen kann, rate ich zu den folgenden Tagesgaben:

Vitamin A . . . . 10 000 Int. Einheiten
Vitamin D . . . . 400 Int. Einheiten
Vitamin B$_1$ (Thiamin) . . . . 100 mg

Vitamin B_2 (Riboflavin) . . . . 75 mg

Vitamin C . . . . 1500 mg

Niacin . . . . 50 mg

Niacinamid . . . . 100 mg

Kalzium . . . . 600 mg

Vitamin B_6 (Pyridoxin) . . . . 200 mg

PAB (p-Aminobenzoesäure . . . . 1200 mg

Kalziumpantothenat . . . . 150 mg

Folsäure . . . . 3,6 mg

Vitamin B_{12} . . . . 750 µg

Vitamin E . . . . 200 Int. Einheiten

Magnesium . . . . 300 mg

Mangan . . . . 6 mg

Zink . . . . 45 mg

Cholin . . . . 750 mg

Inosit . . . . 450 mg

Biotin . . . . 300 µg

Rutin . . . . 45 mg

Bioflavonoide . . . . 300 mg

Eisen (in Form von Ferrofumarat) . . . . 18 mg

Jod . . . . 225 µg

Weiteres Vorgehen. Nehmen Sie die Vitamine und Mineralstoffe ein paar Tage lang, nur um sich zu vergewissern, daß Ihr Magen sie gut verträgt. Vitamine werden so hergestellt, daß sie oral einzunehmen sind, und sie sind ganz ungiftige Stoffe. Wenn man ungünstig reagiert, sind also die Binde- oder Füllmittel der Präparate daran schuld. In diesem Fall muß man eine andere Marke suchen; der Apotheker dürfte Rat wissen.

Nun kommt der große Augenblick, in dem die Diät beginnt. Dabei beobachten Sie sich sorgfältig, führen möglichst Buch und beantworten sich die Fragen: Fühle ich mich besser, oder ist der Unterschied nicht sehr groß? Liegen immer noch Beschwerden vor?

Die Experimentierphase. Wenn Sie sich noch nicht auf der Höhe fühlen, beobachten Sie, ob Besserung eintritt, falls bestimmte Vitamine und Mineralstoffe mengenmäßig erhöht werden. Dabei ist jeweils nur ein Nährstoff zu wählen, der eine Woche lang erprobt wird. Im 16. Kapitel wird darauf hingewiesen, daß Vitamine nicht nur im Enzymsystem eine Rolle spielen, sondern auch noch andere Funktionen haben können. Sauerstoffträger, Antioxydationsmittel, Methyldonator, Wasserstoffakzeptor – das sind die biochemischen Bezeichnungen für die anderen wichtigen Rollen, die Vitamine im Körperhaushalt spielen.

Wenn man mit dem Arzt zusammenarbeitet. Wenn sich Ihr Arzt für das Experiment interessiert, kann er Ihnen in dieser Phase helfen, weil mit Injektionen von Vitamin B_{12} gute Resultate zu erzielen sind. Gewöhnlich werden 500 bis 1000 µg intramuskulär injiziert. Wer Vitamin B_{12} als Allheilmittel betrachtet, irrt sich ebensosehr wie derjenige, der die Meinung vertritt, es habe nur bei perniziöser Anämie Wert. Die Patienten, denen ich Vitamin B_{12} gab, mußten immer genau beobachten, wie sie sich in den nächsten Tagen fühlten. Nach Tausenden solcher Beobachtungen habe ich drei ungefähr gleichgroße Gruppen festgestellt: Eine Gruppe fühlt gar nichts; die zweite meint, die Injektion habe ein wenig geholfen; die dritte verzeichnet insofern eine geradezu dramatische Wirkung, als die Injektion ein außerordentliches Wohlbefinden hervorruft, das allerdings gewöhnlich nicht von Dauer ist.

Wenn Sie der dritten Gruppe angehören, wissen Sie nun, daß Sie auf Vitamin B_{12} reagieren. Wirkt Vitamin B_{12}, so sollte man es sich in Abständen injizieren lassen. Man beobachtet selbst, wann die Wirkung abklingt, und richtet sich danach. Der zeitliche Abstand kann verlängert werden, wenn man viermal täglich 100 bis 250 µg Vitamin B_{12} oral einnimmt oder sich zwischendurch eine Injektion geben läßt.

Experimente, die man selbst machen kann. PAB
(p-Aminobenzoesäure) kann für viele der Schlüssel zur Superenergie sein, wenn sie täglich in der erhöhten Dosis von
1500 bis 2000 mg eingenommen wird. Die Menge, die 500 mg
überschreitet, erfordert unter Umständen ein ärztliches Rezept. Diese Dosis hat überdies den Vorteil, daß sie Gelenk-
und Muskelschmerzen behebt. Schädliche Nebenwirkungen
habe ich nie beobachtet. In den Vereinigten Staaten ist eine
Tagesgabe von 1200 mg PAB-Kaliumsalz bei der Behandlung von Haut- und Muskelgewebsfibrose zugelassen.
Wenn die Müdigkeit durch Ödem oder Gelenkschmerzen
kompliziert wird, wenn man die Pille nimmt und wenn man
sich nicht an Träume erinnern kann, ist die Zugabe von
Vitamin B_6 (Pyridoxin) angebracht; die Menge beträgt dann
400 bis 1500 mg, auf den Tag verteilt. In diesem Fall müssen
30 mg Zink unbedingt eingenommen werden. Das einzige
Problem, das sich dabei ergeben kann, besteht in Überstimu-
lierung und Schlaflosigkeit. An sich ist das ein gutes Zeichen,
denn es besagt, daß die Energie bereits durch eine geringere
Dosis angekurbelt werden kann.

Weitere höhere Dosierungen, mit denen man es versuchen kann.

Vitamin B_1 (Thiamin) wird auf 500 bis 1500 mg erhöht.
Pantothensäure wird auf 500 bis 1000 mg erhöht.
Folsäure wird auf 10 bis 30 mg erhöht.
Niacinamid wird auf 500 bis 2000 mg erhöht. Bei manchen
Menschen wirkt Niacin, wenn Niacinamid keine Wirkung hat.
Man beachte dabei eventuelle Wallungen.
Biotin wird auf 300 bis 600 µg erhöht.
Bei all diesen Angaben handelt es sich um Tagesgaben. Bei
der jeweiligen Erhöhung räumt man der Beobachtung eine bis
zwei Wochen ein, und zwar im Hinblick auf Energie und
Leistungsfähigkeit sowie auf die fraglichen Beschwerden.
Wenn sich ein Vitamin als entschieden günstig erwiesen hat,
behält man die neue Dosierung bei, auch wenn man es noch
mit einem anderen versuchen will. Wenn die höhere Dosie-

rung keinen Unterschied im Befinden ausmacht, kehrt man zur ursprünglichen Menge zurück. Das Experiment endet, sobald Sie sagen können: »Ich fühle mich besser denn je.« Einige Vitamine – zum Beispiel Folsäure – können das Befinden verschlechtern. Wenn das der Fall zu sein scheint, wird die Menge auf das erforderliche Minimum beschränkt.

Wenn alles nichts nützt. Drei Nährstoffe gibt es, die *jedem* zu helfen scheinen, wenn auch nicht immer auf sehr augenfällige Weise.

Der erste ist Vitamin B_{15} (Pangaminsäure). Es ist in den USA als Verbindung von Kalziumglukonat und Dimethylglycin erhältlich. Die wirksame Dosis wäre 200 bis 300 mg am Tag.

Der zweite ist Ginseng, der ebenso wie Vitamin E zu aktivieren scheint, wenn auch sein Wirkstoff unbekannt ist. Drei bis sechs Kapseln einer Marke, die den Stempel der koreanischen Regierung trägt, sind wirksam.

Der dritte ist Bierhefe. Zwei bis sechs Teelöffelvoll täglich können sich als förderlich erweisen.

Aber auch Vitamin E fördert die Energie. Es ist besonders wertvoll, wenn das schlechte Befinden durch Menopause oder Blutkreislauf verursacht ist. Doch dabei ist Vorsicht geboten. Vitamin E gehört zu den wenigen Vitaminen, die Gewichtsabnahme verhindern können; außerdem kann es den Blutdruck erhöhen und Kopfschmerzen hervorrufen. Mit allmählicher vorsichtiger Steigerung der Dosierung auf 800, dann 1200 und 1600 Einheiten läßt sich jedoch unter Umständen das gewünschte Ergebnis erzielen.

Ferner kann es sich günstig auswirken, wenn die Zufuhr von Magnesium und Kalzium durch Einnahme von Dolomit erhöht wird oder wenn man täglich ein bis zwei Eßlöffelvoll Lezithin (Granulat- oder Flüssigform) einnimmt.

Für spezifische Beschwerden gibt es viele Nutritionsmittel.

Bei Schlaflosigkeit oder nervöser Spannung ist Inosit angebracht. Zwangsängste werden mit 650 mg bekämpft, Schlaflosigkeit mit 1300 bis 2000 mg. Auch Kalzium und Magnesium helfen in diesen Fällen.

Magnesium, Kalzium und Vitamin E lindern Wadenkrämpfe.

Um Schnupfen und Grippe zu bekämpfen, erhöht man die Zufuhr von Vitamin C täglich um 4 bis 6 g und nimmt jeden Tag 400 bis 600 mg Kalziumpantothenat ein.

Bei geringfügigen Verbrühungen oder Verbrennungen entleere man den Inhalt einer Kapsel Vitamin E, das in einer Öllösung enthalten ist, und trage ihn direkt auf.

Bei Mastitis (Brustdrüsenentzündung) wird Vitamin E auf 1200 Einheiten erhöht.

Wer an Mundgeschwüren leidet, muß sich vergewissern, daß das Vitamin-C-Präparat Bioflavonoide (die in der Natur mit Vitamin C vergesellschaftet sind) enthält, und die Menge der Folsäure erhöhen.

Ein unerklärliches Phänomen. Es kommt öfters vor, daß sich eine Person eine oder zwei Wochen lang glänzend fühlt und dann einen Rückfall erleidet, ohne daß an der Diät oder dem Vitaminprogramm etwas geändert worden ist. Der Grund läßt sich nur vermuten. Kann sein, daß durch die verstärkte Vitaminzufuhr ein gestörtes Gleichgewicht korrigiert und dann überkorrigiert wird. Oder aber es fehlt ein Glied in der Nutritionskette, das hinzugefügt werden muß. Im erstgenannten Fall muß die hohe Dosierung eines Nährstoffs vielleicht eingeschränkt werden.

Die nächste Phase: Reduktion. Kein Mensch möchte sein Leben lang unnötig große Vitaminmengen zu sich nehmen; deshalb ist die dritte Phase – nach Möglichkeit kleinere Dosierung – sehr wichtig.

Das Experiment des Reduzierens beruht auf dem gleichen Grundsatz wie die vermehrte Zufuhr, nur umgekehrt. Man verringert jeweils die Dosis eines der Vitamine, die man sich in besonders hoher Dosierung zugeführt hat (oder die besonders teuer sind), jede Woche um 25 bis 30%. Wieder wird darüber Buch geführt. Wenn sich das Befinden irgendwie verschlechtert, ist der Beweis erbracht, daß man gerade diesen Nährstoff in größerer Menge benötigt. Um sich zu vergewissern, wiederholt man das Experiment nach einiger Zeit. Andernfalls erreicht man nach und nach die untere Grenze, die das Rezept für die Beibehaltung bildet.

Die vierte Phase: Beibehaltung. Wenn man sich genau beobachtet, dürfte es nicht allzu schwer sein, festzustellen, daß viele der angewendeten Vitamine die Beschwerden behoben haben, so daß man sich darüber klar werden kann, welche Dosierung beibehalten werden muß.

Man trifft die Entscheidung nach den Ergebnissen der Reduktionsversuche. Mehr Vitamine als nötig braucht man ja nicht zu sich zu nehmen; es sollte genau die Menge sein, die das beste Befinden verbürgt.

Bestimmte Regeln sind allerdings einzuhalten. So sind 1000 mg Vitamin C das absolute Minimum, das Widerstandskraft gegen Infektion und Verschmutzung verleiht. Die Dosierung von Vitamin E darf nicht unter 400 Einheiten fallen. Nach einer kanadischen Untersuchung verschlechtert sich der Zustand bei Angina, wenn eine hohe Dosierung von Vitamin E plötzlich eingestellt wird. Wenn dafür noch weitere Beweise erbracht werden, ist anzunehmen, daß die Absetzung von Vitamin E vorsichtig zu erfolgen hätte. Zu den Nährstoffen, die weiterhin beibehalten werden müssen, gehören Folsäure, Pyridoxin und Zink.

Noch etwas ist in Betracht zu ziehen. Einige Vitamine scheinen den Cholesteringehalt des Blutserums zu verringern. Wenn man ihn auf der Höhe der Vitaminwirkung untersuchen läßt, kann der Cholesterinspiegel recht günstig sein. Aber wenn man den Test nach der Reduktion nochmals vornimmt, könnte der Cholesterinspiegel gestiegen sein. In diesem Fall sind die Vitamine für die Normalisierung des Cholesterinspiegels wichtig, und wahrscheinlich sollte dann die Dosierung wieder erhöht werden.

Auch in Streßlagen sollten Vitamin C und A, Pantothenat und die übrigen Vitamine des B-Komplexes wieder höher dosiert werden.

Man muß sich nach den eigenen Bedürfnissen richten.
Aus dem bisher Gesagten geht deutlich hervor, daß jeder mehr oder weniger zu experimentieren hat. Die Vitamin- und Mineralstoff-Therapie hat den Vorteil, daß sie ungefährlich ist, sofern sie klug und vorsichtig betrieben wird. Insofern sind die Eigenteste die praktischste Technik, zumal alle Laborteste recht kostspielig sind.

Wichtig ist, daß man die Reaktionen nicht außer acht läßt. Hat man Grund zu dem Verdacht, daß irgend etwas unbekömmlich ist, wäre es verkehrt, die ganze Vitamin-Therapie aufzugeben, da die negative Reaktion ja nur von einem bestimmten Nährstoff ausgelöst wird. Diesen einen Nährstoff muß man feststellen und ihn dann ausschalten.

Wahl des Präparats.
Die Aufzählung der Vitamine und Spurenelemente, die auf dem Etikett des Präparats angegeben sind, bedeutet nicht, daß die Menge den individuellen Bedürfnissen entspricht. Vergleichen Sie die Dosierungen also mit der Liste, die Sie sich aufgestellt haben.

Ein Mikrogramm (μg) ist nicht dasselbe wie ein Milligramm, sondern ein tausendstel Milligramm. Das muß beachtet werden.

Nahrungsmittel enthalten nicht genügend Nährstoffe.
Auch wenn man sowohl auf Zucker wie auch auf Weißmehl vollständig verzichtet, führt man sich mit den übrigen Nahrungsmitteln nicht genügend Vitamine und Spurenelemente zu. Viele Vitamine werden beim Zubereiten, Kochen, Tiefkühlen, Sterilisieren und Konservieren zerstört. Da der Mineralstoffgehalt der Lebensmittel vom Mineralstoffgehalt des Bodens abhängt, bestehen je nachdem große Unterschiede.

Entscheidend ist jedoch, daß die großen Mengen, die sich in

der klinischen Medizin als wirksam erwiesen haben, in unserer natürlichen Nahrung einfach nicht vorkommen. Folglich ist eine Therapie mit den Nahrungsmitteln allein nicht möglich.

Die Beschwerden und körperlichen Schwächen, an denen man leidet, haben sich in zehn, zwanzig oder gar fünfzig Jahren entwickelt, und sie sollen nun so rasch behoben werden, daß sich die Besserung sofort einstellt. Dieses Ziel einzig und allein mit richtiger Ernährung zu erreichen, würde viele Jahre erfordern. Ist es nicht viel angenehmer und erfreulicher, nur Wochen daran zu wenden?

19
Beibehaltung der Diät

Nachdem man mehrere Wochen lang Diät gelebt hat, geht man mit ihr sozusagen ins Gericht, indem man sich fragt: Bin ich weniger müde? Fühle ich mich besser? Bin ich seelisch ausgeglichener? Habe ich mehr Energie? Ist meine Leistungsfähigkeit gesteigert?

Wenn diese Fragen bejaht werden können, ernährt man sich richtig.

Noch eine Frage kommt hinzu: Wie steht es mit dem Körpergewicht? Wenn die Diät zwar die Müdigkeit behoben, aber das Gewicht nicht in gewünschtem Sinne beeinflußt hat, dann muß die Ernährung geändert werden.

Zwei Dinge muß man sich merken. Es geht ja darum, das Idealgewicht zu erlangen und auch das Befinden zu bessern. Das ist auf zweierlei Weise zu erreichen. Man kann bei der Diät bleiben, mit der man angefangen hat, und in ihrem Rahmen die Kohlehydratzufuhr ändern. Das heißt, wenn man zu sehr abnimmt, werden einige Kohlehydrate hinzugefügt. Wenn man nicht genügend abnimmt, werden die Kohlehydrate noch mehr beschnitten.

Man kann aber auch auf ein anderes der vier Diätprogramme umschalten. Wenn man zum Beispiel bei der 3. Diät zunimmt, schaltet man zur 1. um und prüft, ob man dabei abnimmt.

Beim Umschalten lautet die entscheidende Frage: Bei welcher Diät fühle ich mich besser? Selbstverständlich bleibt man bei der Diät mit der geringeren Kohlehydratzufuhr, wenn man sich dabei besser fühlt. Ist das Befinden bei der ursprünglichen Diät besser gewesen, so nimmt man sie wieder auf oder versucht es mit einer Zwischenvariante.

Mit diesem Experimentieren finden Sie die Ernährungsweise, bei der Sie sich am besten fühlen.

Wenn Sie nur ein wenig abnehmen möchten und zwischen der 1. und 3. Diät schwanken, rate ich Ihnen, mit der 1. Diät anzufangen.

Der Anfang mit der geringen Kohlehydratzufuhr, dem dann ein systematischer Aufbau folgt, hat den Vorteil, daß man das richtige Maß nicht verfehlen kann. An irgendeinem Punkt findet man die individuelle Idealdiät.

Wenn man die Idealdiät gefunden hat. Wenn man erst einmal weiß, wie man mit den Kohlehydraten maßzuhalten hat und welches Vitamin- und Mineralstoffprogramm das richtige ist, dann bleibt man dabei. Es ist ja klar, daß man sich weiterhin auf der Höhe fühlen möchte. Die logische Überlegung ist einfach: Wenn eine bestimmte Diät in diesem Jahr für den persönlichen Stoffwechsel die beste gewesen ist, dann wird sie es auch nächstes Jahr sein und ebenso in zehn Jahren.

Betrachten Sie eine Diät nicht als ein Experiment, das einen Anfang und ein Ende hat, sondern als Grundlage für eine neue lebenslängliche Ernährung, die auf neuen Werten beruht. In Anbetracht der neuen Werte muß dem langfristigen Gefühl des Wohlbefindens der Vorrang vor dem Augenblicksgenuß des Essens eingeräumt werden.

Wenn Sie sich das Wohlbefinden und das Idealgewicht bewahren wollen, müssen Sie die Diät beibehalten.

Fünf Regeln, die für alle vier Diätarten gelten.

1. Das wirksamste Vitamin- und Mineralstoffprogramm wird täglich fortgesetzt.
2. Zucker und Weißmehl werden vollständig verbannt.
3. Man ißt oft, besonders bei nachlassender Energie.
4. Koffein und Alkohol werden nur mäßig genossen.
5. Die Kohlehydratzufuhr, die sich als beste erwiesen hat, wird beibehalten.

Technik der Beibehaltung. Solange man sich weiter wohlfühlt, hält man die Diät strikt ein; aber man muß doch flexibel sein, weil sich der kritische Punkt der Kohlehydratzufuhr im Laufe des Lebens verschieben kann. Sobald man sich weniger wohlfühlt, ist die Kohlehydratzufuhr vielleicht vorübergehend zu verringern oder die Dosierung von Vitaminen und Mineralstoffen zu erhöhen.

Wenn man sehr stark von der Diät abgewichen ist, kehrt man zur Grunddiät zurück und stellt die ideale Kohlehydratzufuhr wieder her. Dann kann man sie allmählich erhöhen.

Vorübergehende Schwierigkeiten. Manchmal ist es schwierig, den besten Grad des Wohlbefindens zu erkennen, oder man hat ihn zwar erreicht, aber kein bißchen abgenommen. Dann muß die Grundstruktur der Diät erneut eingesetzt werden. Davon wird im nächsten Kapitel die Rede sein.

Wenn man das Ziel erreicht hat. Nehmen wir an, die neue Ernährungsweise hat Ihnen das Idealgewicht und gesteigerte Energie eingebracht. Sie fühlen sich besser denn je und haben die gewünschte Figur. Dann ist man versucht, zu sagen: »Ich hab's geschafft«, und von den leckeren Sachen zu naschen, auf die man die ganze Zeit verzichtet hat. Wenn Sie so reagieren, halten Sie sich im Zaum. Wenn Sie jemals eine Abmagerungskur gemacht haben, denken Sie daran, was damals geschehen ist.

Mac Palmer ist typisch für Dutzende von Patienten, die ich behandelt habe. Als er zu mir kam, war er 24 Jahre alt und wog 283 Pfund. Zucker- und Triglyzeridspiegel waren anomal. Er war schon bei sechs Ärzten gewesen, die ihm alle eine Abmagerungsdiät auf Kalorienbasis verschrieben hatten. Er hatte sie nie sehr lange eingehalten und danach stets mehr zu- als abgenommen.

Ich setzte Mac auf die 1. Diät. Nach elf Wochen hatte er 40 Pfund verloren, nach achteinhalb Monaten wog er nur noch 120 Pfund. Sein Blutbild war nun normal.

Mac fühlte sich verjüngt und energiegeladen. Er meinte, er sei die Sorgen wegen seines Gewichts los. Erst vier Jahre später sah ich ihn wieder. Da wog er 280 Pfund, war müde, deprimiert und unlustig. Die Laborbefunde waren wieder miserabel, seinem Befinden entsprechend.

Ich fragte ihn, wie das hatte geschehen können. Mac gehört zu den Menschen, die denken, eine Diät habe einen Anfang und ein Ende. Er hatte sich wieder alle seine Lieblingskohlehydrate zu Gemüte geführt und dabei stetig zugenommen. Da seine Eltern und er gern den Arzt wechselten, wenn es um das Gewichtsproblem ging, war er zu einem anderen gegangen, der ihn auf eine Diät mit niedrigen Kalorien gesetzt hatte. Mac litt unter dem Hunger, den diese Abmagerungskur bewirkte, weshalb er sie aufgab, ging abermals zu einem anderen Arzt und ein Jahr später zu einem dritten, als er glücklich 260 Pfund wog. Jedesmal wurde ihm Beschneidung der Kalorien verordnet.

Keiner dieser Ärzte erkundigte sich bei Mac nach der einzigen Diät, die er eingehalten, bei der er abgenommen und die seinen Gesundheitszustand gebessert hatte.

Auch das zweitemal hielt er bei mir durch, und wieder hatten wir Erfolg.

Hinzufügung von Nahrungsmitteln. Von den neuen diätetischen Grundsätzen darf man nicht abweichen, aber man kann einige der bisher vermiedenen Nahrungsmittel hinzufügen, zum Beispiel Gemüse, das wegen seines Stärkegehalts bisher vermieden werden mußte, auch Vollkorn und Nüsse. Dabei ist darauf zu achten, daß es nahrhafte Lebensmittel sein müssen wie Hafer, Hirse, Gerste, unpolierter Reis, Buchweisen, Mais und Linsen.

Wahrscheinlich werden Sie mehr Verlangen nach Obst und Fruchtsäften oder einem Glas Milch, Wein oder Schnaps haben. Versuchen Sie es damit vorsichtig und allmählich. Wenn Sie dabei weder zunehmen noch an Energie einbüßen, können diese Dinge Bestandteil Ihrer lebenslänglichen Diät werden.

Aber ja kein Zucker! Was Sie auch tun mögen, lassen Sie die Finger von Süßigkeiten! Wenn Ihnen diese Diät zu Wohlbefinden verholfen hat, dann wahrscheinlich deshalb, weil sie Zuckerintoleranz oder Zuckersucht behoben hat. Zucker würde das Pankreas veranlassen, Insulin im Übermaß auszuschütten, und damit würden alle die alten Beschwerden – Ruhelosigkeit, Erschöpfung, Gereiztheit, Depression – erneut ausgelöst werden. Es ist ähnlich wie das Wagnis, das der Alkoholiker eingeht, wenn er »nur ausnahmsweise ein Gläschen« zu sich nimmt. Wenn die Versuchung allzu groß ist, bedenken Sie, daß Zucker dicker macht als jedes andere Kohlehydrat.

Obst und Fruchtsäfte. Obst wird allgemein als gesunde Nahrung betrachtet. Es enthält aber zu einem großen Teil Zucker, und wer Zucker nicht verträgt, der verträgt auch nicht viel Obst. Für Fruchtsäfte gilt das in besonderem Maße. Der Mensch mit normaler Zuckertoleranz verträgt Obst in geringen Mengen, aber wenn man es zu sich nimmt, sooft man Lust auf etwas Süßes hat, ist das zulässige Maß schnell überschritten. Sie müssen Ihre Reaktion selbst erproben.

Wissen und innere Einstellung. Es ist entschieden leichter, sich zu bezähmen, wenn man über den eigenen Stoffwechsel Bescheid weiß. Ein Mensch, der *weiß,* daß er Hypoglykämiker ist, behält eine Diät gewissenhafter bei als einer, der von den Zusammenhängen keine Ahnung hat und *meint,* Neigung zu Hypoglykämie habe nicht viel zu bedeuten. Wissen verhilft zu vernünftiger innerer Einstellung.

Wenn Sie sich versucht fühlen, von einer »verbotenen Frucht« zu naschen, müssen Sie sich darauf besinnen, *warum* Sie bei der Stange zu bleiben haben. »Einmal ist keinmal« – das dürfen Sie niemals denken. Die schwerste Lektion, die Menschen mit Stoffwechselstörungen lernen müssen, ist die Einsicht, daß sich dieses Grundübel nicht beheben läßt und daß sie deswegen die Kohlehydrate ihr Leben lang einschränken müssen.

Der stärkste Beweggrund. Sie werden es selbst merken. Bei der Diät fühlen Sie sich ausgezeichnet, und wenn Sie davon abweichen, läßt das Befinden so arg nach, daß Sie es nicht so bald wieder tun werden.

Wenn Sie von der Diät abweichen, kehrt die Müdigkeit zurück. Das ist gewissermaßen die eingebaute Strafe und Belohnung.

Weicht man von der Diät ab, so macht man die traurige Erfahrung, daß man sich unmittelbar danach oder bis zu 72 Stunden später genauso dahinschleppt wie vor Beginn der Diät. Man muß wissen, daß sich die Reaktion um ein bis drei Tage verzögern kann; sonst schiebt man die Schuld an der Dienstag-Müdigkeit auf die Diät am Montag statt auf den Exzeß am Sonnabend oder Sonntag.

Wenn das Unglück geschehen ist, darf man ja nicht den Fehler machen und sich sagen: »Nun habe ich mir's vermasselt, jetzt kann ich ebensogut alles essen.« Denken Sie dann daran, daß die Gewichtszunahme (oder der Energieverlust) der Menge der zugeführten Kohlehydrate entspricht. Fangen Sie also wieder von vorn an und bauen Sie die Kohlehydratzufuhr allmählich auf.

Ein Hilfsmittel. Es bedeutet eine Hilfe, wenn die erlaubten Eßwaren stets vorrätig sind. Die häufigste Entschuldigung, die ich von »entgleisten« Diätetikern zu hören bekomme, lautet: »Ich hatte nichts anderes zur Hand.« Sie selbst sind dafür verantwortlich, daß Sie genügend Vorräte im Hause haben. Nie darf der Fall eintreten, daß Sie in Verlegenheit geraten, weil Sie nicht vorgesorgt haben.

Diese äußerst wichtige Vorsorge gilt auch außerhalb des Hauses. Ob auf einer Autofahrt, bei einer Sitzung oder bei Überstunden im Büro, Sie müssen Ihren Diät-Stundenplan einhalten und so vorausplanen, daß Sie nicht auf die verbotenen Dinge angewiesen sind, die vielleicht als einzige zur Verfügung stehen.

Was nie vergessen werden darf. Mahlzeiten und Imbisse müssen über den ganzen Tag verteilt sein. Da Sie wissen, daß Sie alle drei Stunden Proteine brauchen, achten Sie darauf, daß jeder Imbiß Eiweißstoffe enthält, mag es auch nur eine kleine Menge sein.

Das Frühstück darf nie überschlagen werden. Wenn Sie den Tag gar mit einer Tasse Kaffee, einem Brötchen und einer Zigarette beginnen, fängt der ganze hypoglykämische Zyklus wieder von vorn an, weil Koffein, Kohlehydrate und Nikotin eine Flut von Insulin auslösen.

Die zulässigen Kohlehydrate werden gleichmäßig über den Tag verteilt. Wenn die Menge beispielsweise 30 g beträgt, nehmen Sie nicht alle 30 g auf einmal zu sich, sondern jeweils zehn zu verschiedenen Zeiten.

Kaffee und Tee. Hier ist die Reaktion verschieden: Für manche Menschen ist Koffein ebenso schädlich wie Zucker, so daß sie nach einer vorübergehenden Aufpulverung um so mehr absacken. Bei anderen kann Kaffee in geringer Menge Ermüdung aufschieben.

Als Regel gilt: Nie mehr als vier Tassen pro Tag trinken und immer eine Kleinigkeit dazu essen.

Interessanterweise ist es für diejenigen Menschen, die am meisten Kaffee trinken – acht bis zehn Tassen täglich – am dringendsten geboten, ganz davon abzusehen. Ich machte eine Statistik von Patienten, die mehr als sechs Tassen tranken, und stellte bei 85% von ihnen eine anomale Glukosekurve fest.

Den Kaffeegenuß muß jeder selbst einschätzen. Starke Kaffeetrinker sollten auf koffeinfreien Kaffee umschalten, gemäßigte können wahrscheinlich dabei bleiben. Wer die Gewohnheit hat, drei Tassen pro Tag zu trinken, und zu fünf bis sechs übergeht, kann sich Unannehmlichkeiten zuziehen.

Machen Sie selbst einen Test. Trinken Sie drei Wochen lang keinen Kaffee, Tee oder Getränke, die Koffein enthalten. Prüfen Sie danach, wie Sie sich fühlen, nehmen Sie wieder die übliche Menge zu sich und vergleichen Sie dann.

Bei Pulvertee heißt es aufpassen. Die meisten Instant-Tees enthalten Kohlehydrate in Form eines Bindemittels. Davon muß man sich vor allem in Restaurants hüten. Ein solcher Tee kann das ganze Diätprogramm auf den Kopf stellen.

Koffein kann Angstneurosen hervorrufen. Ein Forscher hat festgestellt, daß viele Patienten, die an merkwürdigen Zwangsängsten litten, einfach zuviel Kaffee, Tee oder Cola tranken. Zuviel Koffein verursacht Herzklopfen, Herzrhythmusstörungen, erniedrigten Blutdruck, Kreislaufstörungen, Übelkeit, Erbrechen, Durchfall, Magenschmerzen, Nervosität, Reizbarkeit, Zittern, Muskelzuckungen, Wahrnehmungsstörungen und Schlaflosigkeit.

Schon 50 bis 200 mg Koffein wirken pharmakologisch. Aber drei Tassen Kaffee, zwei Kopfwehtabletten und ein Cola-Getränk – alles an einem Tage eingenommen – entsprechen einer Zufuhr von ungefähr 500 mg Koffein.

Im Durchschnitt enthalten eine Tasse aufgebrühter Kaffee 85 mg, eine Tasse Instant-Kaffee 60 mg und eine Tasse koffeinfreier Kaffee 3 mg Koffein.

Alkoholismus. Für Hypoglykämiker und Personen, die Abnehmen müssen, ist Alkohol nicht ratsam.

In vieler Hinsicht wirkt sich Alkohol ähnlich wie Zucker aus: Er liefert leere Kalorien und verbraucht zur Umwandlung Vitamine, so daß er Vitaminmangel hervorrufen kann.

Größere Alkoholmengen verschlimmern Hypoglykämie. Laut Statistik neigen gerade viele Hypoglykämiker – etwa 90% – zum Alkoholgenuß. Es kommt hinzu, daß kohlehydratarme Ernährung die hypoglykämische Wirkung des Alkohols verstärkt.

Man muß selbst bestimmen, wieviel Alkohol man verträgt, ohne daß das Wohlbefinden Einbuße erleidet.

Zu Beginn der Diät ist auf Alkoholgenuß vollständig zu verzichten. Erst wenn die Hochform erreicht ist und man sich besser denn je fühlt, darf Alkohol allmählich dem Speisezettel beigefügt werden. Bei der langsamen Steigerung beobachtet man selbst, ob sich ein Rückfall im Befinden ergibt oder nicht.

Alkohol hat Kalorien, aber keine Kohlehydrate, sofern nichts Kohlehydrathaltiges hinzugefügt worden ist. Die Kalorien des Alkohols hemmen den Fettabbau; insofern halten sie die Gewichtsabnahme auf.

Ein wirklich guter Rat: Nicht rauchen. Durch das Rauchen wird die Adrenalin-Ausschüttung verstärkt, so daß der Blutzuckerspiegel sinkt. Wenn Sie sich zu den Millionen Menschen gesellen, die das Rauchen aufgegeben haben, werden Sie beträchtlich mehr Energie entfalten.

Körperliche Bewegung nicht vergessen! Ist es zu glauben, daß heutzutage 45% der Amerikaner überhaupt keinen Sport treiben? Das besagt die Statistik.

Der Mangel an körperlicher Bewegung im Verein mit der übermäßigen Kohlehydratzufuhr beschwört eine gefährliche Lage herauf.

Körperliche Bewegung ist für das Wohlbefinden wesentlich. Wir vergessen ganz einfach, daß wir eine sitzende Lebensweise führen und vor lauter Maschinen und Apparaturen, die uns Arbeit abnehmen, die gewöhnlichsten Bewegungen nicht mehr ausführen. Um sich genügend Bewegung zu verschaffen, muß man ein Programm aufstellen.

Tennis, Handball, Schwimmen, Radfahren, Dauerlauf, sogar Spazierengehen – all das wirkt sich gut aus.

Auch wenn man nicht abzunehmen braucht, erfüllt die körperliche Bewegung einen wichtigen Zweck: Die Muskeln werden gekräftigt, Lungen und Herz funktionieren besser, und vor allem wird der Blutkreislauf gebessert. Daß auch das Aussehen dadurch gewinnt, sei nur am Rande erwähnt.

Das Zuckerproblem. Es ist ein Teufelskreis: Zucker verursacht Hypoglykämie, und die Beschwerden, die Hypoglykämie hervorruft, werden durch weitere Zuckerzufuhr erleichtert. So kommt es zur gefährlichen Zuckersucht.

Es genügt nicht, den Zucker in seiner üblichen Form und alle Süßigkeiten zu meiden. Man muß auch auf den versteckten Zucker achten.

Tun Sie Ketchup ans Essen? Diese pikante Würzsauce enthält Zucker. Öffnen Sie bequemlichkeitshalber Büchsen, anstatt selbst zu kochen? Die meisten Konserven, ob Dosen oder Tuben, enthalten Zucker. Die Lebensmittelfabrikanten tun Zucker an Nahrungsmittel, die eine Hausfrau niemals süßen würde.

Wenn auf der Konserve ausdrücklich vermerkt ist, daß sie keinen Zucker enthält oder künstlich gesüßt ist, kann man beruhigt sein. Sonst aber ist äußerste Vorsicht geboten. Auch Dextrin, Sorbit und Mannit sind Zucker.

Die Bestandteile sind meistens in der Reihenfolge der Menge aufgeführt. Wenn Zucker an erster Stelle steht, heißt das auf jeden Fall, daß er stärker vertreten ist als die übrigen Bestandteile. Manche Fabriken wenden die List an, daß sie Zucker in verschiedener Form beifügen, etwa Rohzucker und Stärkesirup (aus Mais), damit Zucker nicht an oberster Stelle steht.

Geradezu erstaunlich ist es, daß der Zucker einem gar nicht sehr fehlt, wenn man sich einige Wochen lang entwöhnt hat. Die meisten meiner Patienten, die auf einer Gesellschaft einer verführerischen Süßigkeit nicht widerstehen können, finden sie nach dem zweiten Bissen einfach zu süß und mögen sie gar nicht aufessen.

Künstlicher Süßstoff. Geschmacksmäßig scheinen künstliche Süßstoffe nur am Anfang kein vollwertiger Ersatz zu sein; aber man gewöhnt sich bald daran. Seit es sie auch in flüssiger Form und in Pulverform gibt, kann man alles künstlich süßen. Auf Fabrikwaren ist es immer vermerkt, wenn sie künstlich gesüßt sind.

Ist die Diät auf die Dauer genügend nahrhaft? Die kohlehydratarme Diät hat mehr Nährwert als die übliche »normale« Ernährungsweise, bei der man sich im Durchschnitt täglich 371 g Kohlehydrate zuführt, und zwar 137 g in

Form von Zucker, 136 g in Form von Mehl und 25 g in Form von Kartoffeln und Reis. Die übrigen 73 g Kohlehydrate sind in Gemüse und Obst enthalten, die die größte Konzentration von Nährstoffen haben.

Es ist also klar, daß man sich bei der Beibehaltung der Diät auch genügend Kohlehydrate zuführt, vor allem aber die wichtigsten Nährstoffe. Hinzu kommt, daß der Körper alle notwendigen Vitamine und Mineralstoffe bekommt.

Bei besonderer Belastung. Es kommt vor, daß wir einer besonderen Belastung ausgesetzt sind. Wenn man eine Infektion überstanden hat, oder wenn man einem körperlichen oder seelischen Streß untersteht, ist es sehr wichtig, daß man sich sowohl die notwendigen Vitamine und Mineralstoffe als auch genügend Protein zuführt, auch wenn es in dieser Zeit an Appetit fehlt.

Infektionen, Verletzungen und seelischer Streß beeinflussen den Stoffwechsel und stellen besondere Ansprüche an den Körper. Gerade in solchen Zeiten muß man die Diät einhalten, viel Protein sowie jedes einzelne Vitamin und Spurenelement zu sich nehmen.

Es ist nur natürlich, daß der Mensch in kritischen Zeiten keine Lust zum Essen hat und am liebsten darauf verzichtet. Der seelisch Beanspruchte greift gern zu Kaffee und Zigarette. Bei vielen meiner Patienten haben die Rückfälle so angefangen. Wenn man sich wirklich nicht dazu aufschwingen kann, die Diät einzuhalten, müssen wenigstens die Vitamine und Mineralstoffe eingenommen werden, denn in dieser Zeit braucht man sie mehr denn je.

20
Wenn kein Erfolg erzielt wird

Ich will nicht hoffen, daß Sie zu den wenigen Menschen gehören, die mit der energiefördernden Diät keinen Erfolg erzielen. Doch da die Möglichkeit immerhin besteht, sollen hier die Gründe genannt werden, die schuld sein können, wenn Sie Ihr Idealgewicht nicht erreicht haben und immer noch unter Beschwerden leiden.

Nicht aufgeben! Müdigkeit kann viele Ursachen haben. Man darf nicht, wenn der erste Versuch fehlschlägt, aufgeben und sagen, mit der Ernährung lasse sich der Zustand nicht ändern. Versuchen Sie es weiter! Unerschütterliche Entschlossenheit kann für Ihr ganzes zukünftiges Leben entscheidend sein.

Als erstes forscht man nach verborgenen Zuckerquellen. Vielleicht nehmen Sie Zucker zu sich, ohne es zu wissen. Der versteckte Zucker kann in den Vitaminpillen sein. Viele Vitamin-C-Präparate haben in jeder Tablette ein Gramm Zucker, auch wenn nichts davon vermerkt ist. Vor allem die kaubaren Vitaminpräparate enthalten Zucker zwecks Geschmacksverbesserung. Bei Kapseln ist es gewöhnlich nicht der Fall. Erkundigen Sie sich beim Apotheker, oder, noch besser, fragen Sie beim Hersteller an.

Der Zucker kann sich überall verstecken – in Hustensirup, Kaugummi, Salat- oder Tatarsauce. Die Liste ist endlos, und scheinbar harmlose Dinge werfen Ihre ganze Diät über den Haufen.

Wenn Sie abnehmen wollen, achten Sie auch auf Sorbit und

Mannit. Das sind sogenannte Hexite, die als Zuckerersatz dienen sollen, aber in Wirklichkeit Kohlehydrate sind.

Vielleicht mogeln Sie bei der Diät. Vielleicht denken Sie: Ach, ein paar Bissen davon werden schon nichts schaden. Aber sie können schaden. Schon 10 g Kohlehydrate können Fettabbau oder Gewichtsabnahme verhindern.

Vielleicht essen Sie zuwenig. Manch einer, der bereits Abmagerungskuren gemacht hat, betrachtet auch diese Diät als Hungerkur. Das ist ganz verkehrt. Infolgedessen nimmt man nicht genügend Proteine und essentielle Fette zu sich, das heißt, man ernährt sich nicht genügend, so daß Hunger entsteht, der von Müdigkeit begleitet wird. Essen Sie tüchtig – das Richtige!

Essen Sie sechsmal am Tag? Sie müssen unbedingt oft essen und sich an den Stundenplan halten. Dann versiegt die Energiequelle nicht und der Insulinspiegel erleidet keine anomalen Schwankungen.

Das ist doppelt wichtig für Abmagerungsbeflissene, denn es ist erwiesen, daß man bei wenigen großen Mahlzeiten eher zunimmt und mehr Fetttröpfchen im Blut entwickelt als bei vielen kleinen. Also ja nicht drei Hauptmahlzeiten, sondern sechs nahrhafte Imbisse.

Vielleicht ist das richtige Mittelmaß nicht gefunden worden. Wenn das Mittelmaß der Kohlehydratzufuhr nicht gefunden worden ist, kann sich das erhoffte Wohlbefinden nicht einstellen. Überprüfen Sie, ob Sie die Steigerung richtig vorgenommen und die Kohlehydrate ganz allmählich hinzugefügt haben.

Versuchen Sie es mit den Vorschriften für die erste Woche der 1. Diät, um zu sehen, ob bei Ihnen die geringste Kohlehydratzufuhr am meisten Energie bewirkt. Dann steigern Sie die Menge allmählich, aber geben Sie dabei acht, daß Sie nicht über den kritischen Punkt hinausgehen. Wenn die 1. Diät noch immer nicht Erfolg bringt, versuchen Sie es mit erhöhter Kohlehydratzufuhr.

Wenn das richtige Mittelmaß gefunden worden ist, bleibt man bei dieser Diät. Wer an Hypoglykämie leidet, darf keinesfalls von der Diät abweichen, weil sie sich verschlimmert, wenn sie nicht bekämpft wird.

Eine andere Möglichkeit. Es kann auch daran liegen, daß Sie ein Vitamin oder ein Spurenelement besonders benötigen. Man hat zum Beispiel festgestellt, daß es manchen Hypoglykämikern bei kohlehydratarmer Ernährung schlechter geht, weil ihnen ein bestimmtes Enzym, nämlich Fruktose-1,6-diphosphatase, mangelt. Mit einer Tagesgabe von 15 mg Folsäure läßt sich das beheben. Ein weiteres Beispiel dafür, wie die Vitamin-Therapie zur Bekämpfung der Müdigkeit angewendet werden kann.

Ist die Mineralstoffzufuhr ausgeglichen? Vielleicht liegt es daran, daß die Spurenelemente, die Sie einnehmen, nicht im Gleichgewicht sind, etwa das Verhältnis zwischen Zink und Kupfer, oder es könnte ein wichtiger Mineralstoff fehlen.

Vor mehreren Jahren nahm eine meiner Patientinnen regelmäßig ab, aber sie klagte weiter über Müdigkeit. Statt der Polyvitaminpräparate mit starkem Kupfergehalt gab ich ihr andere, die Zink enthielten, in wenigen Wochen war die Müdigkeit verschwunden.

Viele Polyvitaminpräparate enthalten zuviel Kupfer und zuwenig Zink. Außerdem können im Hause Kupferwasserleitungen vorhanden sein, die den Kupferspiegel heben. Der Arzt vermag die Antwort auf diese Frage zu finden, wenn er den Kupfer- und Zinkgehalt des Blutserums prüft.

Vielleicht verlieren Sie zuviel Salz. Es kommt oft vor, daß man im Frühstadium der Diät zuviel Salz oder Kalium ausscheidet, vor allem bei plötzlicher Gewichtabnahme. Das läßt sich ausgleichen, indem man das Essen tüchtig salzt oder sich Kalium zuführt, zum Beispiel in Form von Petersilie.

Versuchen Sie es mit mehr körperlicher Bewegung.

Ob man zu- oder abnehmen möchte, körperliche Bewegung kommt dem Blutkreislauf zugute, weckt schlafende Hormone und stabilisiert den Blutzucker. Der ganze Stoffwechsel wird durch körperliche Bewegung gebessert.

Den Dicken tut die körperliche Bewegung besonders gut, weil sie Nahrungsverlangen bewirkt, so daß mehr gespeichertes Fett aufgezehrt und in Energie verwandelt wird.

Am besten ist Bewegung, die alle Muskeln beansprucht, wie Schwimmen, Tanzen, Gymnastik und Joga.

Nahrungsmittel-Allergie.

Die Nahrungsmittel-Allergie betrifft den Verdauungstrakt. Sie kann, wenn man Schwierigkeiten mit der Diät hat, Ursache von Beschwerden sein, die auch ein zu niedriger Blutzuckerspiegel bewirkt.

Diese Allergie ruft nämlich genau wie Hypoglykämie Müdigkeit, Kopfschmerzen und Persönlichkeitsveränderung hervor. Sie kann sogar bei der Zuckerbelastungsprobe ein anomales Resultat ergeben. Die gewöhnlichsten Nahrungsmittel-Allergene sind Weizen, Mais, Milch und Schokolade.

Es ist sehr schwer, zwischen Nahrungsmittel-Allergie und Hypoglykämie zu unterscheiden, weil die Symptome so ähnlich sind. Bei einem Versuch hat sich gezeigt, daß Zufuhr des betreffenden Allergens die typische Blutzuckerkurve des Hypoglykämikers zur Folge hat. Die meisten Allergene sind zudem Kohlehydrate, die bei dieser Diät ausgeschaltet sind.

Wenn die Diät Ihr Befinden nicht bessert, sollten Sie immerhin bedenken, ob Sie nicht vielleicht an einer Nahrungsmittel-Allergie leiden. Sie können es feststellen, indem Sie eines nach dem anderen weglassen. Verfängt dieses Verfahren nicht, so muß ein Spezialist die Untersuchung vornehmen. Wenn die Beschwerden zum Beispiel vergehen, sobald man fastet, liegt höchstwahrscheinlich eine Allergie vor.

Es braucht übrigens gar nicht das Nahrungsmittel selbst zu

sein, sondern es kann auch an einem Zusatz liegen. Unzählige Chemikalien werden heutzutage den Lebensmitteln zugesetzt, sowohl als Färbe- und Geschmacksmittel wie auch zum Konservieren. Auch gegen eine solche Chemikalie kann man allergisch sein.

So litt eine Frau zwei Jahre lang jeden Tag an Kopfschmerzen, bis ein Facharzt herausfand, daß sie gegen den gelben Farbstoff in ihrer Vitaminpille und in ihrem Lieblingsgetränk allergisch war. Bei Kindern hat man Lernschwierigkeiten behoben, indem man sie die Geschmacksstoffe meiden ließ, gegen die sie allergisch waren.

Zuviel Kaffee oder Tee? Vielleicht trinken Sie zuviel Kaffee oder Tee. Kaffee und Tee regen ja die Insulin-Ausschüttung an, so daß man vorübergehend in Schwung gerät, worauf Hunger und Müdigkeit folgen.

Die meisten Menschen vertragen gut zwei bis drei Tassen Kaffee oder Tee pro Tag, aber wenn Sie auf weniger reagieren, lassen Sie ganz davon ab. Nach einer Woche werden Sie sehen, ob das einen Unterschied macht.

Das Rauchen könnte schuld sein. Bei vielen Rauchern hat sich die Hypoglykämie mit der Diät nicht bessern lassen. Der Erfolg stellte sich erst ein, als sie das Rauchen aufgaben. Es mag daran liegen, daß durch das Rauchen der Vorrat an Vitamin C aufgebraucht wird oder die Nebennierendrüsen stimuliert werden.

Wieviel und was trinken Sie? Vergessen Sie nicht, daß Alkohol die Insulinproduktion anregt. Außerdem enthalten einige alkoholische Getränke Kohlehydrate. Die meisten Diätetiker können ungestraft etwas Alkohol zu sich nehmen, aber vielleicht sind Sie einer von jenen, bei denen es sich rächt. Achten Sie einmal darauf, was geschieht, wenn Sie keinen Tropfen mehr anrühren.

Ein Medikament könnte schuld sein. Viele Medikamente, sogar Aspirin, verursachen Hypoglykämie. Achten Sie auf Hormonpräparate, Amphetamine, harntreibende Mittel, einige Antihistaminika, Mittel gegen Entzündungen, Schmerztabletten, gerinnungshemmende Substanzen, blutzuckersenkende Mittel, Antibiotika, Beruhigungsmittel, Propanolol. Vergewissern Sie sich auch, daß Ihre Medikamente weder Zucker noch Koffein enthalten.

Es geht nicht nur darum, welches Medikament Sie während der Diät nehmen, sondern auch das Präparat, das Sie vor Beginn der Diät genommen haben, kann Einfluß haben. Die Wirkung dauert vielleicht noch an und stellt sich dem Erfolg der Diät entgegen.

Sexualhormone. Sexualhormone verlangsamen die Gewichtsabnahme und regen die Insulinproduktion an. Östrogen, das weibliche Geschlechtshormon, und Testosteron, das männliche Hormon, haben in dieser Beziehung dieselbe Wirkung.

Man muß auch wissen, daß zwischen Sexualhormonen und dem Kohlehydrat-Stoffwechsel eine Wechselwirkung besteht. Östrogen scheint sowohl verminderten Blutzucker als auch Diabetes zu verstärken. Wer an einem von beiden leidet, sollte also zuerst mit dem Arzt abklären, ob Östrogen wirklich notwendig ist, und wenn ja, welche geringste Dosierung den Zweck erfüllen würde. Unter Umständen läßt sich Östrogen durch Vitamine ersetzen, besonders durch Vitamin E, Folsäure und Vitamin B_{12}, ferner durch Ginseng.

Frauen, die die Schwangerschaft verhütende Pille nehmen, brauchen in vermehrtem Maße Vitamin B_6, B_{12}, C und Folsäure. Seit das bekannt ist, fügen manche Hersteller der Pille diese Vitamine zu. Jedenfalls ist beim Einnehmen der Pille auf folgende Beschwerden zu achten: Reizbarkeit, Kopfschmerzen, Heißhunger oder starker Durst, Zuckersucht, Gemütsdepressionen, Gewichtszunahme, Konzentrationsunfähigkeit, Vergeßlichkeit. Müden und dicken Frauen ist von der Pille abzuraten.

Nehmen Sie Beruhigungsmittel oder Antidepressiva? Die Einnahme von Psychopharmaka kann unerwünschte Folgen haben. Die meisten derartigen Präparate regen die Insulinproduktion an, bewirken Gewichtszunahme und Hypoglykämie. Zum Beispiel kann Lithium, so nützlich es auch sein mag, erschreckende Zunahme bewirken.

Wenn Gemütskranke diese Diät leben, kann die Dosierung der Mittel gewöhnlich reduziert werden – mitunter kann man sie ganz davon absetzen –, weil das Programm bei Depressionen, Zwangsängsten und Anpassungsproblemen oft eine fabelhafte Besserung bewirkt.

Wer derartige Mittel nimmt, sollte die Frage mit seinem Arzt besprechen. Am besten sagt man ihm, man wolle es mit der Diät und einer geringen Dosierung des Medikaments versuchen, um zu sehen, ob sich eine Besserung ergibt.

Wenn die gute Wirkung der Diät plötzlich nachläßt. Oft treten die Beschwerden wieder auf, nachdem sie zuerst vergangen sind. Manchmal ist Streß die Ursache. Irgendeine Krise kann alles aus dem Gleichgewicht bringen. Nicht nur verursacht Hypoglykämie Streß, sondern der Streß verstärkt seinerseits auch die Hypoglykämie. Streß kann vom Seelischen herrühren, ebensogut aber auch von einer körperlichen Erkrankung oder einer Operation.

Wenn das der Fall ist, läßt sich der Stoffwechsel durch geringste Kohlehydratzufuhr am besten wieder regeln.

Hypoglykämie und seelische Probleme. Wenn beides vorliegt, muß beides behandelt werden. Heute, im Zeitalter der Psychiatrie, wird die Behandlung eines körperlichen Leidens leicht außer acht gelassen. Umgekehrt darf über der Behandlung der Hypoglykämie die Behandlung des Gemütslebens nicht vergessen werden.

Wenn alles nichts genützt hat. Wenn Sie die Diät buchstabengetreu befolgt, nicht gemogelt und die erwähnten Kontrollen durchgeführt haben und dennoch an Müdigkeit,

Depressionen oder anderen Beschwerden leiden, dann müssen Sie sich unbedingt vom Arzt noch einmal untersuchen lassen.

Die Hypoglykämie könnte nämlich eine organische Ursache haben, wie es bei Bauchspeicheldrüsengeschwülsten der Fall ist, oder dahinter steckt Anämie oder sonst eine verborgene Krankheit. Es ist unnatürlich, sich müde zu fühlen, und wenn die Diät nicht dagegen hilft, muß die Ursache ergründet und behandelt werden.

Leiden Sie unter Hungergefühlen? Problematisch wird die Sache, wenn man Hungergefühle erleidet und doch nicht abnimmt. Diese Erscheinung wird metabolischer Widerstand gegen Gewichtsverlust genannt. Der Mechanismus, der das bewirkt, ist unbekannt.

Bei den meisten Fällen, die ich beobachtet habe, handelte es sich um Patienten, die längere Zeit Abmagerungsmedikamente eingenommen hatten, in Sonderheit Amphetamine. Meines Erachtens haben diese Medikamente Nachwirkungen, die das Abnehmen verhindern. Bei der Behandlung chronischer Fettsucht sollte man also keinesfalls zu zentralerregenden Mitteln greifen.

Um dem schwierigen metabolischen Widerstand zu begegnen, gibt es nur eine Möglichkeit: Die Kohlehydrate müssen vollständig ausgeschaltet werden. Das heißt, man darf sich den Magen nicht mit Ballaststoffen füllen, um das Hungergefühl zu bekämpfen. Ballaststoffe – darunter sind vor allem Gemüse und Früchte zu verstehen – enthalten Kohlehydrate und verhindern den Fettstoffwechsel, so daß der Hauptschutz gegen das Hungergefühl ausfällt.

Wie man den Hunger überlisten kann. In erster Linie dürfen Sie nicht warten, bis Sie Hunger haben. Nehmen Sie ein wenig Proteine zu sich, wenn sich der Appetit meldet. Dann werden Sie sich nicht gierig auf die Mahlzeit stürzen, sondern sind imstande, die Quantität zu drosseln.

Zweitens essen Sie sich mehrere Tage lang nie satt. Sie werden dann nicht wirklich Hunger leiden, sondern diese Disziplinierung zügelt den Appetit, der es vielleicht jahrelang gewohnt war, stets befriedigt zu werden. Nach vier bis fünf Tagen schwindet das chronische Hungergefühl.

Vergessen Sie eins nicht: Je stärker der Fettabbau, desto geringer ist der Hunger, und darum ist die ketogene Diät das beste Mittel gegen Hunger.

Umgekehrte Diät. Ein anderer Kniff, der manchmal wirkt, aber manchmal auch rückfeuert, ist die umgekehrte Diät. Dieses Verfahren beruht auf dem Grundsatz, daß sich der veränderte Stoffwechsel so stark auswirkt, daß der anfängliche rasche Fettabbau zum Stillstand kommt, weil sich eine Anpassung vollzieht.

Wenn man dann eine Woche lang auf kohlehydratreiche Ernährung umschaltet und danach mit der 1. Diät von vorn beginnt, setzt der Fettabbau wieder ein.

Ich habe von der umgekehrten Diät bei vielen Patienten Gebrauch gemacht und oft damit Erfolg erzielt. Aber ebenso oft beschwört sie die alten Probleme herauf – Aufschwemmung, Harnverhaltung, Müdigkeit, Hunger. Um das möglichst zu vermeiden, habe ich eine umgekehrte Diät zusammengestellt, bei der das größte Kohlehydratproblem – Zucker- und Weißmehlzufuhr – umgangen wird.

Die Regeln der umgekehrten Diät.

Nach Herzenslust darf man essen:

Gemüse (auch Linsen und stärkehaltiges Gemüse)

Früchte (außer Datteln, Feigen, Rosinen, Obstsaft)

Vollkornbrot und andere Vollkornprodukte (aber nichts, das Weißmehl enthält).

Von Getränken sind nur Wasser, Mineralwasser, Tee und künstlich gesüßte Erfrischungsgetränke erlaubt. Außerdem darf man einen Liter Vollmilch zu sich nehmen.

Diese Nahrungsmittel enthalten so gut wie keine Proteine und Fette. Fleisch und Butter sind nicht darunter.

Eine solche Ernährungsweise wäre auf die Dauer ungesund,

aber wenn sie nur eine Woche (allerhöchstens zwei Wochen) durchgeführt wird, ergibt sich erneute Reaktion auf die erste Stufe der 1. Diät.

Stoffwechselstörungen. Personen, die weder bei kalorienarmer noch kohlehydratarmer Diät abnehmen, dürften an einer Stoffwechselstörung leiden, die der Arzt herausfinden muß.

Leider läßt sie sich mit den üblichen Labortesten nur selten feststellen. In den meisten Fällen wird den Patienten vom Arzt gesagt, sie äßen zuviel oder hielten die Diät nicht strikt ein. Das ist sehr bedauerlich.

Unterschiedliche metabolische Reaktionen sind bei Fettsucht wichtige Faktoren, und der erfahrene Facharzt berücksichtigt sie. Ein Mensch, der mit bestem Wissen und Gewissen gegen sein Fett ankämpft und doch nicht abnimmt, weil mit seinem Stoffwechsel etwas nicht stimmt, muß ernährungswissenschaftlich behandelt werden.

Es kann an der Schilddrüse liegen. Dr. Irving Perlstein von Louisville hat festgestellt, daß ungefähr 15% der von ihm behandelten Fettsüchtigen Antikörper gegen ihr eigenes Schilddrüsenhormon produzierten. Als er ihnen synthetische Schilddrüsenhormone in hoher Dosierung verabreichte, wurden die Antikörper neutralisiert, so daß die Patienten mit der 1. Diät Normalgewicht erreichen konnten.

Schilddrüsenunterfunktion läßt sich nur durch klinische Untersuchungen nachweisen. Als Symptome gelten: Lethargie, trockene Haut, verlängerter Menstruationszyklus und Unfähigkeit, sich warm zu halten.

Bei Behandlung mit Schilddrüsenhormonen besteht eine Gefahr: Das Herz muß gesund sein. Davon hat sich der Arzt zu überzeugen, bevor er die Unterfunktion der Schilddrüse behebt.

Andere Maßnahmen. In besonderen Fällen der Fettsucht, die mit diabetisch-hypoglykämischen Störungen zusammenhängt, können Präparate angewendet werden, die nach oraler Applikation einen pathologisch erhöhten Blutzucker senken. In besonderen Fällen habe ich ferner Vitamin B_6 in starker Dosierung (1500 mg) mit Erfolg angewendet. Ich glaube, daß man in Zukunft ein spezifisches Vitaminprogramm zur Behandlung der Fettsucht entwickeln wird.

Was man sich merken muß. Es lohnt sich die Mühe, die für den Einzelfall beste Diät mit Eigenversuchen herauszufinden. Die beste Diät bewirkt, daß man sich besser denn je fühlt und daß man das Idealgewicht erreichen und beibehalten wird.

Auch wenn sie einzig und allein bewirkt, daß man sich auf der Höhe fühlt, ist dies schon Grund genug, sie beizubehalten. Und wenn die in diesem Kapitel gegebenen Ratschläge befolgt werden, sollte man beides schaffen können.

21
Gesunde Ernährung der Kinder

Heute weiß man, daß die richtige Ernährung des Kindes seine zukünftige Gesundheit bestimmt.

Glücklich das Neugeborene, dessen erste Nahrung in Muttermilch besteht. Die meisten Neugeborenen erhalten aber als erste Mahlzeit ausgerechnet Zuckerwasser! Vom ersten Lebenstag an wird das Kind dazu gebracht, am Zucker Geschmack zu finden.

Wie um seinem Hirn das Verlangen nach Zucker weiterhin einzuprägen, wird das Kleinkind mit Bonbons oder Schokolade belohnt, wenn es sich beim Friseur oder beim Arzt (ausgerechnet!) tapfer zeigt, und als Zeichen der Liebe überschütten die Großeltern es mit Süßigkeiten.

Beim Heranwachsenden hat sich dann eine richtige Schlecksucht entwickelt, die sich jederzeit und in allen Lebenslagen bemerkbar macht.

Wer seinem Kind einen großen Gefallen tun will, der hält es vom Zucker fern. Man kann es mit vielen anderen Dingen belohnen, mit Beefsteak und Salat, um es zu nähren, mit einem Ball oder einem Hüpfseil, um ihm Bewegung zu verschaffen. Aber ja nicht mit Zucker, der seine Gesundheit lebenslänglich schädigt.

Der Gesundheitszustand unserer Kinder ist nicht annähernd so gut, wie wir meinen. Bis vor kurzem glaubte man, unterernährte Kinder gebe es nur in den Ländern, in denen Hungersnot herrscht. Inzwischen weiß man es besser. Viele, viele unserer Kinder haben Mangelkrankheiten, weil es ihnen an Vitaminen, Mineralstoffen und Proteinen fehlt.

Der Mangel bewirkt oft Apathie in der Schule, verkümmertes Wachstum und Anfälligkeit für Krankheiten. Hunderttausende gehen ihren Weg durch die Schule lustlos oder aggressiv und können ihre Fähigkeiten nicht entwickeln, weil Lehrer, Eltern und Ärzte nicht erkennen, daß Fehlernährung die Ursache der Leistungsschwäche ist.

Schon vor der Geburt werden die Kinder schlecht ernährt. Wir sind bestrebt, allen Kindern die gleichen geistigen Entwicklungsmöglichkeiten zu bieten, aber wir versäumen es, ihnen die körperliche Gesundheit zu verleihen, die der Schulbesuch erfordert, indem wir sie falsch ernähren.
Das fängt schon im Mutterleib an. In den Vereinigten Staatn, dem Land mit dem höchsten Lebensstandard, sterben jedes Jahr rund 35 000 Neugeborene, weil die Mütter während der Schwangerschaft unterernährt sind. Ungefähr 120 000 Kinder kommen alljährlich schlecht ernährt zur Welt.

Ob reich oder arm, ob Stadt- oder Landbewohner, die Kinder werden nicht richtig ernährt. Diese Beobachtung machen ernährungswissenschaftliche Kinderärzte allenthalben. Es liegt also weder an den Mitteln noch am Milieu. Es liegt an der Unwissenheit der Verantwortlichen. Sogar in den teuersten Schulinternaten kann man diese Feststellung machen.

Die Industrie trägt zur Unwissenheit bei. In manchen Ländern ist die Fernseh-Werbung für Tabakwaren und Alkohol verboten. Wie aber steht es mit der Werbung der Lebensmittel-Industrie? In den Vereinigten Staaten geben allein drei der großen Teigwarenfirmen zusammen 42 Millionen Dollar für die Reklame auf dem Bildschirm aus. Und überall wird für Süßigkeiten verlockend geworben. Aber nie und nirgends erfolgt eine Aufklärung über die Schädlichkeit des Weißmehls und des Zuckers. Nie und nirgends erfahren die Mütter, was sie ihren Kindern antun, wenn sie sie dieser Fehlernährung aussetzen.

Was kann die Mutter tun? Die Mutter hat es in der Hand, ihr Kind richtig zu ernähren. Wenn dies aus Unwissenheit nicht geschieht, ist es traurig; wenn sie es wider besseres Wissen unterläßt, handelt sie verantwortungslos.

Das Ernährungsprogramm des Kindes beginnt vor seiner Geburt.

Viele Tierärzte und Bauern sind Eltern und Humanärzten um Jahrzehnte voraus, indem sie die Grundsätze der Nutritionswissenschaft schon während der Trächtigkeit des Muttertiers anwenden. Hat sich die Gedankenlosigkeit der meisten Menschen nicht bei der Contergan-Tragödie erwiesen?

Schon *vor der Empfängnis* sollte eine Frau ihr Idealgewicht haben. Ist es um mehr als zehn Pfund überschritten, lebt man die 1. Diät.

Übergewicht vor der Schwangerschaft schließt die Gefahr einer schweren Geburt in sich. Bei dicken Frauen kommt es 25mal häufiger zu einer Schwangerschaftstoxikose als bei schlanken, zu Fehlgeburten doppelt so oft, und der Kaiserschnitt ist fast dreimal so oft nötig.

Bei Neugeborenen dicker Mütter ist die Sterblichkeitsziffer zweieinhalbmal höher als bei den Kindern, die eine schlanke Mutter haben.

Das sind Tatsachen, die nachdenklich stimmen sollten. Es ist also wichtig, vor der Schwangerschaft abzunehmen und das Gewicht während der Schwangerschaft zu kontrollieren. Wenn man während der 1. Diät schwanger wird, hört man mit diesem strengen Programm auf und ernährt sich so, daß man während der ganzen Schwangerschaft dem Idealgewicht um 23 Pfund nahe kommt.

Fast noch wichtiger ist es, daß sich die werdende Mutter genügend Vitamine und Mineralstoffe zuführt. Während der zweiten Hälfte der Schwangerschaft ist auf genügende Kalziumzufuhr besonders zu achten. Vitamin E und C, Folsäure, Pyridoxin, Eisen und Zink sind am wichtigsten.

Bedeutung der Muttermilch. Muttermilch enthält alle Nährstoffe, die das Kind in den ersten Lebensmonaten braucht, in der richtigen Zusammensetzung. Laut Statistik sind Kinder, die Muttermilch erhalten haben, weniger anfällig, fehlen seltener in der Schule und brauchen weniger oft einen Arzt. Vom sechsten Monat an sollte das Kind unter ärztlicher Anleitung zusätzliche Vitamine und Spurenelemente erhalten (sie werden in Tropfenform eingegeben). Winzige Fluorpillen wirken sich für die Zahnbildung günstig aus. (Fluorhaltige Zahnpasten sind dagegen übrigens wirkungslos.)

Wenn das Kind Brei bekommen kann. Fügen Sie um Himmels willen keinen Zucker hinzu! Das Kind soll von Anfang an den natürlichen Geschmack der Nahrungsmittel schätzen lernen. Beim Kauf präparierter Breie achten Sie darauf, daß sie weder Zucker noch Salz enthalten.

Aus dem Hause mit dem Zucker! Viele meiner Patienten, die von der Diät abgewichen sind, geben als Entschuldigung an: »Na ja, ich habe Zucker gegessen, weil er nun eben einmal da war.«

Dann frage ich: »Weshalb war er da?«

»Na, für die Kinder.«

Süßigkeiten, Kuchen, Gebäck, Schokolade, all dieses Zeug ohne jeden Nährwert ist für die Kinder im Hause!

Nachdem Sie nun wissen, daß Zucker nicht gut für Dicke, nicht gut für Magere und nicht gut für Leute mit Normalgewicht ist, können Sie mir da sagen, für wen Zucker gut sein könnte – etwa für Kinder?

Nichts ist bei der Kinderernährung wichtiger als Vermeidung des Zuckers, denn nach neuesten Forschungen gilt als erwiesen, daß die Schädigungen durch Zucker, die Hypoglykämie, Diabetes und Herzattacken verursachen, schon in der Kindheit ihren Anfang nehmen.

Die meisten Mütter überfüttern ihre Kinder. »Iß auf, was du auf dem Teller hast!« Man könnte hinzufügen: »Und stirb in jungen Jahren . . .«

Die Ermahnung, daß aufzuessen ist, was auf dem Teller ist, haben ganze Generationen zu hören bekommen, ganz gleich, ob das Kind hungrig ist oder nicht. Das dicke Kind hat als gesund gegolten, und die Lehre lautete, ein gesundes Kind müsse sich jeden Tag eine bestimmte Nahrungsmenge einverleiben.

Falsch, ganz falsch. Zwingen Sie Ihr Kind nicht zum Essen, wenn es nicht mag. Das Nahrungsbedürfnis der Kinder variiert. Sorgen Sie nur dafür, daß nahrhafte Dinge im Hause sind, damit sich Ihr Kind nicht den Magen mit wertlosem Zeug füllt, wenn es hungrig ist.

Sobald das Kind Brei zu essen beginnt, läßt man es nur noch so viel Milch trinken, wie es selbst wünscht.

Das dicke Kind, auf das die Mütter früher so stolz waren, ist kein gesundes Kind, sondern schon Säuglinge haben je nach Größe ihr Normalgewicht, das Gesundheit verbürgt.

Wenn Ihr Kind mit fünf Jahren Übergewicht hat, wird es mit größter Wahrscheinlichkeit auch als Erwachsener dick sein.

Der sogenannte Kinderspeck verschwindet nicht in der Pubertät, wie irrigerweise angenommen wird.

Die Folgen der Fehlernährung zeigen sich später.

Fettsucht, Müdigkeit und Anfälligkeit beginnen nicht plötzlich in den mittleren Jahren oder im Alter, sondern heimlich und schleichend schon früh im Leben. Wenn sich die Folgen zeigen, ist es zu spät. Wenn Sie wollen, daß Ihr Kind als Erwachsener schlank und gesund ist, müssen Sie darauf bedacht sein, daß es ein schlankes, gesundes Kind ist.

In der Kindheit müssen die richtigen Eßgewohnheiten entwickelt werden, die Fettsucht verhüten. Es gibt die sogenannte Präventivmedizin, die vorbeugende Medizin, es sollte auch die Präventivernährung geben.

Auch körperliche Bewegung ist wichtig. Normalerweise hat ein Kind einen gesunden Bewegungsdrang, der den Körper kräftigt. Man soll es sich austoben lassen. Das träge Kind, das diesen Drang vermissen läßt, muß zu körperlicher Bewegung angehalten werden.

Hypoglykämie bei Kindern. Der Verdacht auf Hypoglykämie liegt nahe, wenn man bei einem Kind folgende Beobachtungen macht: Blässe, Schlaffheit, Unaufmerksamkeit, Starren ins Leere, Lustlosigkeit, Kopfschmerzen, Koordinationsmangel, geistig-körperliche Erstarrung, Krämpfe, Herzklopfen, Schweißausbrüche. Auch bei Kindern kann nämlich der Blutzucker vermindert sein. Als an 47 dicken Kindern die Zuckerbelastungsprobe vorgenommen wurde, stellte man bei 34 einen gestörten Glukose-Metabolismus fest. Er kann durch einen Tumor oder eine Hormonstörung verursacht sein, aber nach dem fünften Lebensjahr hängt er wie bei den Erwachsenen meistens mit Fehlernährung zusammen.

Wer jemals hypoglykämische Kinder gesehen hat, weiß, wie gravierend sich verminderter Blutzucker auswirken kann. Ein solches Kind ist Angstzuständen unterworfen, läuft vielleicht weg, mag aggressiv und zerstörerisch sein, oder es verhält sich umgekehrt: ist lethargisch, apathisch, interessiert sich für nichts, schließt kaum Freundschaften und ist schlecht in der Schule.

Wie oft habe ich schon eine Mutter an der Kasse eines Supermarktes gesehen, mit einem Einkaufswagen voller Spaghetti, Gebäck, Schokolade, Bonbons und Teigwaren, und hinter ihr ein schreiendes, unbezähmbares Kind. Es hätte ja nur zu recht, wenn es protestieren würde. Es ist unglaublich, was wir unseren Kindern mit den Eßwaren antun, die wir ihnen geben!

Einige weitere spezifische Probleme sind auf Fehlernährung zurückzuführen. Autistischen Kindern, Kindern mit Verhaltensstörungen, kontaktarmen, hyperaktiven, leistungsschwachen Kindern – ihnen allen könnte durch Nutritionsmethoden geholfen werden.

Seit über einem halben Jahrhundert weiß man, daß die ketogene Ernährung bei der Erziehung solcher Kinder unschätzbare Dienste leistet. Schon 1925 hat Dr. M. G. Peterman von der Mayo-Klinik verkündet: »Bei allen Kindern, die mit ketogener Diät behandelt wurden, ergaben sich augenfällige charakterliche Veränderungen; die Reizbarkeit ließ nach, Interesse und Aufnahmefähigkeit nahmen zu; die Kinder schliefen besser und ließen sich leichter lenken.«

Symptome bei größeren Kindern. Wenn der Halbwüchsige ungewöhnlich viel Schlaf braucht, niedergedrückt zu sein scheint oder sich im Wesen auffällig ändert, ist zu bedenken, daß er unterzuckert sein könnte. Die körperlichen Veränderungen und die Unruhe des Erwachsenwerdens bringen ihn in viele Streßlagen, die den Kohlehydratstoffwechsel stark beeinflussen. Hinzu kommt, daß viele Heranwachsende in dieser Zeit ihren Körper der Wirkung von Koffein, Alkohol und Nikotin aussetzen.

Am meisten beklagen sich die Eltern über die Lethargie und den Energiemangel ihrer halbwüchsigen Kinder. Ob und inwieweit die Müdigkeit des Halbwüchsigen auf Hypoglykämie infolge Fehlernährung beruht, mag dahingestellt bleiben. Jedenfalls wird sich die Leistungsfähigkeit auf geradezu erstaunliche Weise steigern, wenn man das heranwachsende Kind auf Diät setzt. Wenn ich meine erwachsenen Patienten frage, wann sich die Müdigkeit bei ihnen zuerst bemerkbar gemacht hat, erhalte ich oft die Antwort: »In der Pubertät.« Gerade während dieser Zeit sollte man auf diese Möglichkeit vorbereitet sein.

Wenn Ihr Kind Hyperglykämie hat. Der geringste Verdacht sollte Sie veranlassen, Ihr Kind einer Zuckerbelastungsprobe zu unterziehen, und zwar im Hinblick auf Hypoglykämie. Dabei geht man genauso vor wie im Eigenfall, das heißt, man besteht auf einer sechsstündigen Belastungsprobe und notiert sich die Kurve. Selbstverständlich muß die Zuckerbelastungsprobe von einem Facharzt erstellt werden.

Wenn der Befund eindeutig auf Hypoglykämie lautet und keine andere Ursache der Müdigkeit festgestellt wird, beginnen Sie mit der Diät, die dem Körpergewicht Ihres Kindes entspricht. Unter Umständen genügt es schon, alle Süßigkeiten, das heißt, Zucker in jeder Form, auszuschalten und dem Kind Vitamine und Mineralstoffe zuzuführen.

Ein Kind lernt ohne weiteres die Anzeichen erkennen, die auf sinkenden Zuckerspiegel hinweisen. Darum sollte es darüber aufgeklärt werden. Die Mutter kann ihm bei der Verzichtleistung auf Süßigkeiten helfen, indem sie einfach nichts dergleichen im Hause hat. Statt dessen sollte sie stets nahrhafte Eßwaren zur Hand haben und dem Kind ruhig erlauben, davon zu »naschen«.

Achten Sie darauf, ob die Symptome vergehen oder nicht. Normaler Stoffwechsel kann für die ganze Entwicklung und für die Zukunft Ihres Kindes entscheidend sein. Ihr Kind hängt von Ihnen ab. Sie haben die Verantwortung und müssen dafür sorgen, daß die Ursache dieser Symptome aus der Welt geschafft wird.

22
Zur Verteidigung der Eier

In der heutigen Medizin ist es dazu gekommen, daß der Mensch, der zu einem Arzt sagt: »Herr Doktor, mir sind die Beine so schwer, ich habe Fieber, der ganze Körper tut mir weh, ich spucke Blut, und mein Cholesterinspiegel ist hoch«, die Antwort erhält: »Na ja, essen Sie keine Eier.«
Das größte medizinische Schreckgespenst scheint heutzutage ein erhöhter Cholesterinspiegel zu sein. Das ist eine gewaltige Verkennung. Ich will nicht behaupten, daß der Cholesteringehalt des Blutserums als Risikofaktor für Herzattacken keine Bedeutung habe, aber er ist gewiß nicht die Hauptursache der Herzinfarkte, wie man uns glauben gemacht hat.

Ist Cholesterin nur schädlich? Nach allem, was geredet und in Zeitschriften publiziert wird, könnte der Laie das meinen. Aber Cholesterin ist in Wirklichkeit ein kompliziert zusammengesetzter fettähnlicher Stoff im Körper, der lebensnotwendig ist. Es ist der grundlegende molekulare Baustein, aus dem Adrenalhormone, Geschlechtshormone, Vitamin D und die für die Verdauung notwendigen Gallensäuren gebildet werden.
Cholesterin ist an den Membranen beteiligt, die jede Körperzelle umgeben. Es gehört zu der Schutzschicht der Nervenfasern; es ist ein Bestandteil des Gehirns. Es verbindet sich mit verschiedenen Proteinen, um Lipoproteine zu bilden, die als Energie genutztes Fett transportieren. Neuere Erkenntnisse weisen darauf hin, daß Cholesterin für normales Wachstum, Langlebigkeit und Widerstand gegen Infektion und Toxizität sehr wichtig ist.

Fettstoff- und Cholesterinmangel können ernste Folgen haben. Viele meiner Patienten, die sich fett- und cholesterinarm ernähren, haben eine sehr trockene Haut. Bei manchen Frauen ist der Cholesterinspiegel so niedrig, daß sie nicht menstruieren, wahrscheinlich weil ihr Körper nicht genügend Cholesterin zur Verfügung hat, um die Sexualsteroide zu bilden, die Grundstruktur der Geschlechtshormone. Bei anderen Frauen kommt es zu unregelmäßiger Menstruation, vermindertem Geschlechtstrieb, Schmerzen beim Koitus. Alle diese krankhaften Erscheinungen verschwinden durch nahrhaftes Essen und Eier.

Tatsachen über Cholesterin. Erste Tatsache: Das im Eidotter, in Schalentieren und anderen Nahrungsmitteln enthaltene Cholesterin liefert nur 20 bis 30% des Cholesterins im menschlichen Körper. Der größte Teil wird durch die Umwandlung von Proteinen, Fetten oder Kohlehydraten in der Leber und in den Därmen produziert. Bei Menschen, die sich viele Kohlehydrate zuführen, stammt das Cholesterin im Körper in Sonderheit von den Kohlehydraten her.

Zweite Tatsache: Ein komplizierter Rückkoppelungsmechanismus bewirkt, daß man um so weniger Cholesterin produziert, je mehr Cholesterin man sich zuführt, aber um so mehr produziert, je weniger man sich zuführt.

Dritte Tatsache: Der Cholesterinmenge, die durch die Verdauung absorbiert wird, ist eine Grenze gesetzt, und zwar über das Cholesterin hinaus, das zwei Eier (täglich gegessen) enthalten (500 mg).

Neueste Forschungsergebnisse. Auf je 100 mg Cholesterin, die aus der Tagesnahrung verbannt werden, fällt der Spiegel nur um drei Punkte. Wenn man sich also zwei Eier versagt, kann der Cholesterinspiegel bloß höchstens um fünfzehn Punkte fallen.

Über die Ergebnisse eines interessanten Versuchs hat Dr. Roslyn Alfin-Slater beim 10. Internationalen Kongreß der Nutritionswissenschaftler 1975 in Kioto referiert. Ihre Forschergruppe gab 52 Männern jüngeren und mittleren Alters acht Wochen lang täglich zwei Eier zusätzlich zu essen. *Danach war der Cholesterinspiegel nicht gestiegen.*

»Wie jedermann waren wir überzeugt, daß sich das Cholesterin im Körper vermehrt, wenn man ihm Cholesterin zuführt«, sagte Dr. Alfin-Slater in einem Interview. »Doch als wir bedachten, daß alle bisherigen Studien niemals den Beweis für einen Zusammenhang mit dem Eierkonsum erbracht hatten, beschlossen wir, die Probe zu machen. Die Ergebnisse überraschten uns ebensosehr wie alle anderen.«

Das Hauptargument der Eiergegner. Von den Gegnern des Eierkonsums wird vor allem ins Treffen geführt, daß der Cholesteringehalt im Blutserum wertvolle Hinweise auf die Gefahr einer Herzattacke zuläßt. Das stimmt – ich gebe es sofort zu. Aber es besteht ein großer Unterschied zwischen dem Cholesteringehalt im *Blutserum* und dem Cholesteringehalt der *Nahrung.* Viele Arthritiker können zum Beispiel aufgrund ihres Befindens einen Wetterumschlag *voraussagen;* doch das bedeutet nicht, daß ihr Rheumatismus Wetterveränderungen *verursacht.*

Wie Professor George Mann schon 1974 bei einem Kongreß betont hat, haben die Herzspezialisten »das Ernährungsdesaster des Jahrhunderts dadurch geschaffen, daß sie Vergesellschaftung mit Verursachung verwechselt haben, zur Freude und zum Gewinn der Lebensmittelfabrikanten, die bei der Werbung die Angst vor dem Cholesterin taktisch benutzen«.

Gegenbeweise. In Japan wurde beobachtet, daß zu der Zeit, als die Sterblichkeit durch Herzinfarkt um 14% sank, der Eierkonsum um 300% gestiegen war.

Dr. Michael DeBakey, der bekannte Herzspezialist in Houston, sagt: »Ungefähr 80% meiner gefährdetsten Herzkranken haben einen normalen Cholesterinspiegel.« An 1700 Patienten beobachtete er, daß zwischen dem Cholesteringehalt des Blutserums und der Art und dem Ausmaß der Arteriosklerose kein Zusammenhang bestand.

Tierversuche haben das gleiche Ergebnis erbracht. Der Ernährungswissenschaftler Dr. G. Sperling fütterte Ratten längere Zeit cholesterinreiche Nahrung und stellte fest, daß sie länger lebten als die Kontrollgruppe. Dieselbe Beobachtung machte der in Ohio tätige Chinese Dr. T. C. Huang.

Verminderte Cholesterinzufuhr beeinflußt die Mortalität nicht. Zwischen 1960 und 1969 wurden 393 Männer, die einen Herzinfarkt erlitten hatten, von einem Forscherteam in England beobachtet. Eine Testgruppe wurde so ernährt, daß sich der Cholesterinspiegel senkte, aber *die Zahl der kardiovaskulären Todesfälle verminderte sich nicht.* Ein ähnlicher Versuch mit fettarmer Ernährung fiel in England so enttäuschend aus, daß die Forscher zu dem Schluß gelangten: »Fettarme Diät ist bei der Behandlung des Herzinfarkts nutzlos.«

Vor nicht langer Zeit wurden in Minnesota an über neuntausend Menschen vier Jahre lang Untersuchungen angestellt, wobei man cholesterinarme Diät mit normaler Ernährung verglich. Bei der erstgenannten Gruppe fiel zwar der Cholesterinspiegel, aber die Mortalität durch Herzinfarkt verminderte sich nicht.

Dasselbe Ergebnis zeitigte eine Studie, die der amerikanische Staat an 8000 Menschen, die einen Herzinfarkt überstanden hatten, in 53 verschiedenen Städten durchführen ließ. Bei diesem Versuch wurden Präparate verabreicht, die den Cholesteringehalt des Blutserums verminderten. Der zweite Herzinfarkt wurde dadurch nicht verhindert.

Zucker führt viel eher zu Herzkrankheiten als Cholesterin. Bei Jemeniten nahmen Herzkrankheiten (und Diabetes) erheblich zu, als sie sich in vermehrtem Maße Zucker zuführten, während Eier- und Fettkonsum auf ungefähr gleicher Stufe blieben.

Bis zu den dreißiger Jahren kannte man Herzkrankheiten (und Diabetes) in Island nicht, doch jetzt herrschen sie dort. Der Zucker wurde erst in den zwanziger Jahren übernommen.

Die Zunahme der Herzkrankheiten in Polen und Jugoslawien verlief konform mit dem vervierfachten Zuckerkonsum, obwohl der Konsum an tierischem Fett sank.

Die Eskimos hatten nie eine Herzkrankheit, als sie sich äußert fettreich ernährten; doch jetzt, da sie Zucker zu sich nehmen, werden auch sie herzkrank. Die Massai und die Samburu in Afrika sind bekannt für ihren niedrigen Cholesterinspiegel, obwohl sie sich cholesterin- und fettreich ernähren. Zucker essen sie nicht.

Dr. Daniela Gsell und Dr. Jean Mayer stellten Untersuchungen an Schweizer Bergbewohnern an, die mehr tierisches Fett und Cholesterin zu sich nehmen als die Schweizer Städter, aber einen niedrigeren Cholesterinspiegel aufweisen. Dazu betonen die beiden Forscher: »Süßspeisen sind bei ihnen eine Seltenheit.«

In Äthiopien, einem der Länder mit dem geringsten Zuckerkonsum, kommt buchstäblich keine Herzkrankheit vor, ganz gleich, ob der Cholesteringehalt des Blutserums hoch oder niedrig ist.

Eine überzeugende geschichtliche Tatsache. Der Herzinfarkt hat nicht immer über Leben und Tod entschieden. In der medizinischen Literatur wird er zum erstenmal 1896 erwähnt, das zweitemal 1912. Seither ist die Mortalität derartig in die Höhe geschnellt, daß die halbe Bevölkerung des Westens damit rechnen kann, an einem Herzinfarkt zu sterben.

Wie erklärt sich das? Wie können die Menschen im Verlauf so weniger Jahre von Widerstandskraft zu Anfälligkeit umschlagen? Es ist unlogisch, es auf Streß und mangelnde körperliche Bewegung zu schieben. Auch im neunzehnten Jahrhundert gab es viele Leute, die unter Druck standen oder keinen Sport trieben.

Wenn die Hauptursache in der Ernährung zu suchen ist, wie die meisten Fachgelehrten annehmen, dann muß es einen Ernährungsfaktor geben, der heute vorherrschend ist, aber damals selten war.

Wenn man bedenkt, daß sich eine Herzkrankheit in 20 bis 50 Jahren entwickelt, müssen wir prüfen, welche Änderung in der Ernährung der Zunahme der Herzkrankheiten in diesem Zeitraum vorausgegangen ist. Da sich die Zunahme seit 1920 ergeben hat, muß das Studium der Eßgewohnheiten um 1890 beginnen. Diese Studien haben Dr. M. A. Antar, Dr. M. A. Ohlson und Dr. R. E. Hodges 1964 gemacht.

Hier die Ergebnisse. Wir nehmen ungefähr dieselben Quantitäten an Proteinen, Fetten und Kohlehydraten zu uns wie zur Jahrhundertwende. Aber die Eigenschaften dieser Nahrungsstoffe haben sich stark geändert. Wir konsumieren jetzt beträchtlich mehr Zucker und raffinierte Stärke, bedeutend *weniger* tierisches Fett und *mehr* Gemüsefett als damals. Zum Beispiel betrug unser Konsum an tierischem Fett zwischen 1940 und 1970 nur noch *die Hälfte,* der an Gemüsefett *mehr als das Doppelte.*

Welchen Einfluß haben raffinierte Kohlehydrate?

Dr. S. L. Malhotra hat die Verhältnisse bei den Eisenbahnarbeitern in Nord- und Südindien untersucht. Im Süden bestehen die Kalorien nur zu 3½% aus Fett (45% davon sind mehrfach ungesättigte Fette), den größten Anteil macht *raffinierter* Reis aus. Im Norden besteht die Nahrung aus 23% fast nur gesättigtem tierischem Fett, und die meisten Kalorien liefern Vollkornweizen und Mais. Die Folgen? Im fettarmen Süden kommen Herzkrankheiten siebenmal häufiger vor als im Norden!

Das Cholesterinmärchen hat noch eine andere Seite.

Eine Betrachtung der Lipiden (Blutfette) und der Herzkrankheiten wäre unvollständig, wenn nicht auch die Bedeutung der Triglyzeride, der Substanz, die unsere Fettzellen füllt, in Rechnung gestellt würde.

Wie der Cholesterinspiegel ist der Triglyzeridspiegel wichtig, wenn die Möglichkeit eines Herzinfarkts untersucht werden soll. Viele Fachärzte finden den Triglyzeridgehalt des Blutserums noch wichtiger als den Choleringehalt. Nach Ansicht

222

der schwedischen Forscher Dr. Lars Carlson und Dr. L. E. Böttiger lassen Triglyzerid- und Cholesterinspiegel unabhängig voneinander Schlüsse auf die Gefahr eines Herzinfarkts zu.

Es mag dahingestellt bleiben, ob Triglyzeride mehr Schaden anrichten als Cholesterin oder umgekehrt, klarmachen muß man sich nur, daß der Fettstoffwechsel bei zwei verschiedenen Menschen ganz verschieden sein kann. Zwei Menschen, die sich auf genau dieselbe Weise ernähren, können die Fettsubstanzen ganz verschieden umsetzen: Der eine hat einen hohen Triglyzerid- und einen niedrigen Cholesterinspiegel (Typ IV), während der andere einen hohen Cholesterin-, aber einen niedrigen Triglyzeridspiegel (Typ II) aufweist.

Was hat das für Sie zu bedeuten? Einfach folgendes: Sie müssen durch Ihren Arzt feststellen lassen, welchem Typ Sie angehören, und vor allem müssen Sie wissen, wie Sie auf verschiedene Ernährungsweisen reagieren.

Allem Anschein nach gibt es Menschen, die auf starke Fett- oder Cholesterinzufuhr mit einer Erhöhung des Cholesterinspiegels reagieren. Es ist sinnlos, diejenigen zu benachteiligen, die *nicht* so reagieren, und ihnen den Genuß von Eiern, Schalentieren und durchwachsenen Fleischstücken zu versagen.

Warum sind Triglyzeride so wichtig? Wie wichtig Triglyzeride sind, hat eine Studie an 500 Patienten gezeigt, die in jungen Jahren einen Herzinfarkt erlitten hatten. Auf jeden, der einen hohen Cholesterinspiegel aufwies, kamen drei, deren Triglyzeridspiegel erhöht war. Der Triglyzeridgehalt des Blutserums steigt aber nicht, wenn man Eier und Fett ißt, sondern wenn man Kohlehydrate zu sich nimmt.

Bei vielen Versuchen hat es sich geradezu verblüffend gezeigt, daß der Triglyzeridspiegel bei kohlehydratarmer Ernährung sinkt. Dr. George Bray und seine Mitarbeiter bekundeten, daß sich der Triglyzeridspiegel bei Fettsüchtigen schon nach zweiwöchiger Diät mit täglicher Zufuhr von 60 g Kohlehydraten senkte, und zwar von 184 auf 85. Auch der Insulinspiegel, ein weiterer Verkünder des Herzinfarkts, wurde niedriger. Dr. Y. Fujita, ein Diabetologe in Dallas, berichtet, daß bei einer 10 g-Kohlehydrat-Diät sowohl der Insulin- als auch der Triglyzeridspiegel fallen. Diese Beobachtung habe auch ich gemacht: Wenn fettsüchtige Patienten zu mir kamen, betrug der Triglyzeridspiegel im Durchschnitt 180 mg%, was ziemlich hoch ist. Nach ein- bis zweimonatiger Diät war er auf 115 mg% gesunken, was durchaus normal ist. Dr. Raymond Watten aus San Diego erzielte bei zweitausend Personen mit Übergewicht, die er auf fettreiche, kohlehydratarme Diät setzte, ungefähr die gleichen Ergebnisse.

Kohlehydratarme Diät senkt gewöhnlich sowohl den Cholesterin- als auch den Triglyzeridspiegel.

Viele Untersuchungen haben bewiesen, daß kohlehydratarme Diät die Blutfette vermindert. Unter anderem behandelte eine Forschergruppe der Harvard-Universität etliche Patienten, die einen hohen Triglyzeridspiegel hatten, mit 26 g-Kohlehydrat-Diät. In wenigen Wochen fiel der Triglyzeridspiegel von 1628 auf 286 und der Cholesterinspiegel von 470 auf 290.

Falsche Schlußfolgerungen. Jede neue Theorie oder Erkenntnis findet ihre Widersacher. So wurde auch in diesem Fall auf eine Studie hingewiesen, bei der man vor Beginn einer strengen kohlehydratarmen Diät den Cholesteringehalt des Blutserums und eine Woche später wiederum gemessen hatte. Es ist jedoch bekannt, daß jede strenge Diät anfänglich eine Erhöhung des Cholesterinspiegels bewirkt. Das ist auch beim Fasten am dritten oder vierten Tage der Fall. Wahrscheinlich verläßt das Cholesterin dann seine Speicherplätze und geht ins Blut über, so daß es als Nahrung benutzt werden kann. Wie gesagt, die Erhöhung des Cholesterinspiegels findet stets in der ersten Woche statt. Kein Wunder, daß es bei der erwähnten Studie nicht anders war. Aber man unterließ es, die Versuchspersonen weiterhin zu beobachten, sondern man begnügte sich mit der Feststellung, daß Dr. Stillmans »Rasche

Abmagerungsdiät«, um die es sich dabei handelte,»potentiell gefährlich« sei.

Diese Studie ist schon deshalb zweifelhaft, weil es hieß, es sei eine »fettreiche« Diät. Dabei läßt sie täglich nur 73 g Fett zu, wohingegen die durchschnittlich übliche Fettzufuhr 115 g beträgt. Wenn überhaupt etwas, dann hätte diese Studie nur bewiesen, daß der Cholesterinspiegel steigen kann, sobald die Fettzufuhr verringert wird.

Noch eine Streitfrage: die mehrfach ungesättigten oder essentiellen Fettsäuren.

Eine Diät, die reich ist an mehrfach ungesättigten Fettsäuren, kann dem Körper Vitamin E entziehen, und ohne genügend Vitamin E können sogar rote Blutkörperchen zerstört werden.

Ein plastischer Chirurg berichtet, daß 78% seiner Patienten, die sich mit der Nahrung viele essentielle Fettsäuren zuführten, zu vorzeitigem Altern und Hautkrebs neigten. In der Mayo-Klinik hat man bei Patientinnen mit Brustkrebs im Blutserum und im kranken Gewebe hohe Konzentrationen von mehrfach ungesättigten Fettsäuren gefunden. Eine Studie im ›Veteran's Hospital‹ von Los Angeles ergab, daß bei den Patienten, die ungesättigte Fette bevorzugt hatten, Krebs um 60% häufiger vorkam als bei einer Kontrollgruppe.

Dr. Fred A. Kummerows Forscherteam von der Universität Illinois berichtete 1974, daß Margarine mehr Arteriosklerose verursacht als cholesterinreiches Rinderfett, Butter und Eier. Zucker wurde von Dr. Kummerow übrigens an zweiter Stelle aufgeführt.

Mehrfach ungesättigte Fette können den Blutdruck erhöhen. Aufgrund von Tierversuchen gelangte Dr. Denham Harman von der Universität Nebraska zu dem Schluß, daß starke Zufuhr von essentiellen Fetten das Leben des Menschen um fünfzehn Jahre verkürzen kann.

Wenn mehrfach ungesättigte Fettsäure erhitzt wird, ist sie noch gefährlicher. Bei Tieren, denen man sie verfütterte, erhöhten sich die Fälle von Brustkrebs um 127%.

Dr. Kurt Oster bezeichnete die Empfehlung, Cholesterin und

gesättigte Fettsäuren einzuschränken, als eine »stark vereinfachende, naive Lösung, die auf keinerlei wissenschaftlichen Tatsachen fußt«. Das widerspreche der Biologie und sei der Gesundheit abträglich. Doch wie Dr. George Mann in einem Interview sagte: »Auf diese Weise läßt sich viel Margarine verkaufen, nicht wahr?«

Die wahren Übeltäter. Über der unberechtigten Anklage gegen Cholesterin hat man vergessen, was alles zur Gefahr eines Herzinfarkts beitragen kann: zu starker Zuckerkonsum, Mangel an Spurenelementen, weiches Wasser, sitzende Lebensweise, Rauchen, anomaler Zuckerspiegel, die Schwangerschaft verhütende Pille. Alle diese Faktoren sind ebenso in Betracht zu ziehen wie Fettsucht, Streß, Aggressivität, Bluthochdruck, Diabetes, hoher Triglyzeridspiegel, anomaler Spiegel bestimmter Hormone.

Verzicht auf Eier verhindert Herzkrankheiten nicht. Es ist der Gesundheit entschieden förderlicher, wenn man auf Zucker verzichtet und dem Körper die benötigten Vitamine und Mineralstoffe zuführt.

Die Erhöhung des Cholesterinspiegels zeigt meines Erachtens eine Stoffwechselstörung an, und diese Stoffwechselstörung, nicht der Cholesteringehalt des Blutserums, ist die wahre Ursache der Herzkrankheiten.

Zu den besten Nährstofflieferanten gehört das Ei. Wenn Sie am Morgen kein Ei essen, worin besteht denn dann Ihr Frühstück? In Brötchen mit Marmelade? In schwarzem Kaffee und einer Zigarette? Niemand kann mich glauben machen, daß dies gesünder sei als ein Ei.

Eier enthalten Protein, schwefelhaltige Aminosäuren, Vitamine, besonders die des B-Komplexes, und wichtige Spurenelemente wie etwa Selen.

Sofern man nicht zu den verhältnismäßig seltenen Menschen gehört, bei denen die Cholesterinlöslichkeit in der Galle vermindert ist, kann man sich ungefährdet cholesterinhaltige Eßwaren zuführen, *vorausgesetzt, die Ernährung ist im übrigen richtig.*

Wie man den Cholesterinspiegel senken kann. Aus dem Gesagten geht deutlich hervor, daß es nicht nötig ist, auf Eier zu verzichten. Zu den Nährstoffen, die einem erhöhten Cholesterinspiegel entgegenwirken, gehören die Vitamine A, B_3, B_6, C, B_{15} (Pangaminsäure), Lezithin, Cholin, Inosit sowie die Mineralstoffe Kalzium, Magnesium, Chrom und Mangan.

Alle diese Nährstoffe sind Bestandteile der energiefördernden Diät. Wenn sie nicht helfen, kann man zwecks Senkung des Cholesterinspiegels noch pflanzliche Sterine, Kleie und Pektin hinzufügen. Körperliche Bewegung leistet auch gute Dienste.

Wenn Sie Übergewicht haben, wird infolge der Abnahme auch der Cholesterin- und Triglyzeridgehalt des Blutserums sinken, ganz gleich, wie viele Eier Sie essen.

Außerdem spielt Streß eine Rolle. Seelische Belastung und Angespanntheit können den Cholesterinspiegel hundertprozentig verändern.

Entscheidend ist das individuelle Blutbild. Die wichtigste Maßnahme, die man treffen kann, ist die Feststellung des eigenen Lipidtyps vor Beginn einer Diät. Dann läßt sich ohne weiteres ermitteln, wie sich die Diät auf Cholesterin- und Triglyzeridspiegel auswirkt.

Die Reaktion anderer Leute kann Ihnen gleich sein, nur Ihre eigene fällt ins Gewicht. Cholesterin ist unberechenbar. In meinem Wartezimmer mögen zwei neue Patienten sitzen, die sich auf dieselbe Weise ernähren – der eine hat vielleicht einen normalen Cholesterinspiegel von 190, der andere einen hohen von 390. Nicht verwunderlich, wenn die beiden auf die neue Ernährungsweise verschieden reagieren.

Ich pflege bei meinen Patienten Cholesterin- und Triglyzeridspiegel beim ersten Besuch zu untersuchen. Im Falle einer Erhöhung wird die Untersuchung nach drei Wochen wiederholt, sonst erst in vier bis acht Wochen. Wenn dann beide Spiegel normal sind, wie es bei der kohlehydratarmen Diät gewöhnlich der Fall ist, wird die nächste Untersuchung in drei bis vier Monaten vorgenommen. Jedesmal wenn die Spiegel nicht normal sind, wird die Diät entsprechend abgewandelt.

Nach meinen Beobachtungen hat die energiefördernde Diät den Cholesterinspiegel bei 63% der Patienten ohne weiteres Zutun gesenkt, den Triglyzeridspiegel sogar bei 94%.

Viele meiner Patienten essen täglich drei bis vier Eier, wobei der Cholesteringehalt des Blutserums weitersinkt.

So wie die Sache aussieht, dürften sich Herzinfarkte am leichtesten vermeiden, wenn wir die Ernährung unserer Vorväter wiederaufnehmen, die damals, als man den Herzinfarkt nicht kannte, Eier aßen, aber nicht Zucker in Unmengen vertilgten.

23
Zusätzlicher Nutzen

Als ich mit der Energie-Diät zu arbeiten begann, erfuhr ich bald, daß Übergewicht, Müdigkeit und Gemütsdepression verschwanden, wenn meine Patienten die neuen Eßgewohnheiten annahmen. Doch oft bekam ich zu meiner Überraschung zu hören, daß sich noch viele andere Beschwerden gleichzeitig besserten. Kopfschmerzen, Verdauungsstörungen, Schlafschwierigkeiten, klimakterische Beschwerden, seelische Probleme, Herzbeschwerden, Schwindelanfälle – all dies und noch andere Übel wurden vielfach unerwarteterweise behoben.

Diese Erfahrung hat mich in der Ansicht bestärkt, daß sich die Ernährungstherapie bei den meisten gewöhnlichen Krankheitserscheinungen eines Tages als viel wirksamer erweisen wird denn medikamentöse Behandlung.

Meine Patienten hatten mit diesen Beschwerden so lange gelebt, daß sie sie als normal empfanden und sie manchmal bei ihrem ersten Besuch nicht einmal erwähnten. Doch beim nächsten Besuch sagten sie dann zu mir: »Denken Sie, Herr Doktor, ich habe keine Kopfschmerzen (oder Schwindelanfälle und so weiter) mehr!«

Wie erklärt sich der zusätzliche Nutzen? Vier Dinge wirken sich bei der Diät so günstig aus: Vermeidung des Zuckers, richtiger Einsatz von Vitaminen und Mineralstoffen, Behebung der Hypoglykämie und Fettabbau. Manchmal liegt es nur an einer einzigen kleinen Korrektur, etwa an der Behebung des Zink- oder Folsäuremangels oder an der Vermeidung eines Nahrungsmittels, auf das man allergisch reagiert; aber gewöhnlich tragen alle vier Faktoren zusammen zum zusätzlichen Nutzen der Diät bei.

Wohlgemerkt, ich behaupte nicht, daß bei *allen* Patienten *alle* diese Beschwerden vergehen – das wäre ja lächerlich. Es gibt viele Leiden, die sich nicht durch Ernährung allein heilen lassen. Aber die angeführten Fälle sind in meiner Praxis erstaunlich oft vorgekommen.

Die Diät und das Herz. Da ich ursprünglich Kardiologe war, fiel mir die günstige Nebenwirkung auf das Herz als erstes auf. Ich stellte bei den Herzkranken folgendes fest: Die Diät regelt die Wasserabgabe und entlastet so das Herz, sie läßt hohen Blutdruck sinken, erleichtert die Schmerzen bei Angina pectoris, vermindert Störungen des Herzrhythmus und senkt den Cholesterin- und Triglyzeridgehalt des Blutserums.

Betrachten wir einen Punkt nach dem anderen.

Bei verringerter Kohlehydratzufuhr verstärkt sich die Wasserabgabe. Bei allen Untersuchungen hat sich dieses Phänomen gezeigt. Die Wasserabgabe wirkt sich besonders günstig aus, wenn es infolge der Herzinsuffizienz zu geschwollenen Füßen und Fesseln oder zu Atemnot gekommen ist, weil sich das Wasser im Körper staut. Kohlehydratarme Ernährung ist ungefährlicher und wirksamer als harntreibende Medikamente. Im Krankenhaus habe ich wassersüchtige Patienten erlebt, die in zwei Wochen vierzig Pfund Wasser abgaben – nur mit Bettruhe und ketogener Diät!

Die diuretische Wirkung der Diät hat noch anderen Nutzen. Viele Frauen leiden an sogenannten idiopathischen oder zyklischen Ödemen. Dann werden die Finger so dick, daß sich die Ringe nicht mehr abziehen lassen; das Gesicht ist am Morgen verquollen, und am Ende des Tages sind die Schuhe zu eng. Oder der Unterleib ist geschwollen und gespannt. Der Zustand kann auch durch Kopfschmerzen, Reizbarkeit, Schwäche, Geistesverwirrung, Unsicherheit, Angst,

230

Depression oder Benommenheit gekennzeichnet sein. Als man diesen Symptomenkomplex studierte, stellte man bei vier von fünf Frauen eine anomale Glukosetoleranz-Kurve fest; ungefähr die Hälfte war diabetisch, die andere Hälfte hypoglykämisch. Wenn diese Störungen mit Verringerung der Kohlehydratzufuhr behandelt werden, stellt sich nach meiner Erfahrung ein eklatanter Erfolg ein.

Blutdrucksenkung. Infolge der Wasserabgabe, der Gewichtsabnahme und der abgeschnittenen Zuckerzufuhr hat sich bei 80% meiner Patienten der Blutdruck normalisiert. Wenn der Blutdruck nur leicht erhöht ist, genügt die Diät allein. Bei Hypertonie kann sich starke Einschränkung der Natriumzufuhr günstig auswirken. Bei ungefähr 20% der Hochdruckkranken muß die medikamentöse Behandlung fortgesetzt werden, aber die Dosierung der Medikamente kann beträchtlich verringert werden, wenn die Diät befolgt wird.

Von meiner ›Diät-Revolution‹ wurde rundheraus behauptet, die Ernährungsweise führe zu Blutdruckerniedrigung, so daß manchen Leuten schwindlig wird, wenn sie unvermittelt aufstehen. Aber *jedes Medikament,* das den Blutdruck senkt, hat diese Wirkung. Blutdruckkranke sollten durch den Arzt feststellen lassen, wie sich die neue Ernährungsweise auf ihren Blutdruck auswirkt. Aller Wahrscheinlichkeit nach wird die Dosierung der Medikamente verringert werden können. Wenn Sie an Schwindelgefühlen leiden, muß der Arzt ermitteln, ob der Blutdruck vielleicht zu niedrig geworden ist. Das wäre kein ernstes Symptom, und durch leichte Abwandlung der Diät läßt es sich vermeiden.

Angina pectoris. Wenn sich ein Herzkranker überanstrengt und trotz Atembeschwerden weitermacht, kann Druck, Gespanntheit oder Schmerz in der Brust auftreten. Dieses Symptom, sogenannte Angina pectoris, zeigt an, daß dem Herzen nicht genügend Blut zugeführt wird. Die Ursache ist eine Behinderung des Blutstroms durch die Herzkranzgefäße, die zum Herzmuskel führen.

Schon früh hatte ich Gelegenheit zu beobachten, daß es meinen herzkranken Patienten besser ging, wenn sie die ketogene Diät befolgten. Doch sobald sie mogelten und sich mehr Kohlehydrate zuführten, bekamen sie wieder Schmerzen.

Ich bin nicht der erste, der das festgestellt hat. Schon 1933 erwähnten Dr. D. Adlersberg und Dr. O. Porges diese Wirkung in einer Abhandlung in der ›Klinischen Wochenschrift‹. 1942 wies der Herzspezialist Dr. Tinsley Harrison darauf hin, daß ein abrupter Fall des Zuckerspiegels die Ursache vieler Angina-pectoris-Anfälle sein könnte, und 1974 bewies Dr. Benjamin P. Sandler, daß Angina pectoris und Herzattacken gewöhnlich verhindert werden können, wenn die Herzkranken durch zuckerfreie, kohlehydratarme, protein- und fettreiche Nahrung ihren Zuckerspiegel stabilisieren.

Der Gerontologe Dr. H. J. Roberts erklärt, daß die Schmerzen, die den Angina-pectoris-Kranken mitten in der Nacht wecken, fast unweigerlich mit niedrigem Blutzucker verbunden sind und mit antihypoglykämischer Diät bekämpft werden können.

Ich habe bei Menschen, die an Angina pectoris leiden, die folgende Beobachtung gemacht: Bei 80% derjenigen, die gegen die Schmerzen Nitroglyzerin brauchen, bessert sich der Zustand, wenn sie zur ketogenen Diät übergehen, und sie müssen weniger oft zu dem Medikament greifen.

Herzrhythmusstörungen. Die häufigsten Störungen des Herzrhythmus treten plötzlich auf; man unterscheidet paroxysmale Tachykardie (sehr schnelle, regelmäßige Herzschläge) und paroxysmales Vorhofflimmern (chaotische Unregelmäßigkeit). Eine gewöhnliche, weniger ernste Rhythmusstörung ist der vorzeitige oder ausgelassene Herzschlag.

Es ist erstaunlich, wie oft diese Herzrhythmusstörungen durch sinkenden Blutzucker ausgelöst werden und wie leicht sie sich in diesem Fall durch richtige Ernährung beheben lassen.

Das ging mir auf, als meine Oberschwester immer wieder wegen eines paroxysmalen Tachykardie-Anfalls im Ruheraum Zuflucht suchte. Da mir auffiel, daß sie sich vier Löffel Zucker in den Kaffee tat, unterzog ich sie einer Zuckerbelastungsprobe. Ihre Kurve zeigte den typischen diabetisch-hypoglykämischen Verlauf. Als ich sie endlich dazu brachte, auf Süßigkeiten zu verzichten, hörten die Anfälle auf.

Mehr als die Hälfte der Patienten, die über Herzrhythmusstörungen geklagt hatten, konnte mir weitgehende Besserung melden, nachdem ich sie auf Diät gesetzt hatte.

Bei Herzrhythmusstörungen kann eine ärztliche Untersuchung nur dann als gründlich betrachtet werden, wenn eine fünf- bis sechsstündige Zuckerbelastungsprobe vorgenommen worden ist. Ergibt sich dabei ein schwankender Zuckerspiegel, so vermag antihypoglykämische Diät das Übel zu beheben.

Weitere günstige Wirkungen auf das Herz. Nicht zu vergessen sei der Nutzen, den die Einnahme der Vitamine und Mineralstoffe bringt. Dr. Mildred Seelig und Dr. Alexander Hettgviet veröffentlichten 1974 das Protokoll eines Forschungsprogramms, worin sie an 228 Fällen nachwiesen, welchen Wert allein eines dieser Mineralstoffe, nämlich Magnesium, für die Behandlung beschädigter Herzkranzgefäße haben kann. Daß die Diät den Cholesterin- und Triglyzeridspiegel senkt, wurde bereits ausführlich dargelegt.

Verdauungsstörungen. Wie nützlich diese Diät für das Verdauungssystem ist, muß jedem einleuchten, der mit Magen-Darmstörungen jemals zu tun gehabt hat.

Magengeschwür, Hiatushernie, Entzündung der Speiseröhre (Ösophagitis), Gastritis, Sodbrennen und »nervöser Magen« haben oft das eine gemeinsam: Überschuß an Magensäure und Sekretionen.

Vieles deutet darauf hin, daß diese Verdauungsstörungen durch starke Zufuhr an raffinierten Kohlehydraten bedingt sind. Dr. Denis P. Burkitt hat darauf hingewiesen, daß zum Beispiel Hiatushernie und Magengeschwüre in den Ländern, wo man raffinierte Kohlehydrate nicht kennt, sehr selten vorkommen. Raffinierte Kohlehydrate heben den Zuckerspiegel und Insulin erhöht die Menge der gastritischen Säuren und der Enzyme.

Wie zu erwarten, findet man bei Menschen, die an diesen Verdauungsstörungen leiden, oft einen anomalen Zuckerspiegel. Darum sollte bei jeder Magenuntersuchung die Zuckerbelastungsprobe vorgenommen werden. Bei 60% meiner Patienten, die mit Magenbeschwerden zu mir kommen, stelle ich eine anomale Kurve fest. Dr. Benjamin P. Sandler beschrieb denselben Befund schon 1940.

Wenn Insulin tatsächlich hinter diesen Krankheitserscheinungen steckt, dann sollte eine Diät, die die Insulin-Ausschüttung normalisiert, die Beschwerden beheben. Dr. John Yudkin hat mehrere Untersuchungen veröffentlicht, aus denen hervorgeht, daß er 70% der an Dyspepsie erkrankten Kinder nur mit kohlehydratarmer Ernährung geheilt hat. In meiner Praxis haben sich ähnliche Resultate ergeben.

Schlußfolgerung: Die stark kohlehydrathaltigen Breie, die oft gegen Magen-Darmleiden verschrieben werden, dürften kaum so wirksam sein wie eine kohlehydratarme Diät.

Darmbeschwerden. Kolitis (Entzündung oder Reizung des Dickdarms), Divertikulitis (Entzündung eines Divertikels) und Enteritis (Entzündung des Dünndarms) sprechen auf kohlehydratarme Ernährung gut an. Wahrscheinlich wirkt sie sich so günstig aus, weil sie die übermäßig schnellen Darmbewegungen verlangsamt. Früher meinte man, bei Kolitis dürfte die Nahrungszufuhr nicht eingeschränkt werden. Aber ich habe noch nie einen Patienten erlebt, bei dem sich die Kolitis nicht mindestens etwas gebessert hätte, wenn er auf ketogene Diät gesetzt wurde.

Auch die Neurologie sollte sich diese Diät zunutze machen. Nächst Diabetes wurde die ketogene Diät zuerst auf neurologischem Gebiet angewendet. Schon 1920 stellten Neurologen der Mayo-Klinik fest, daß sich fettreiche, kohlehydratarme Ernährung bei der Behandlung epileptoider Kinder günstig auswirkte, und man setzte sie hauptsächlich ein, bis fünfzehn Jahre später Dilatin entdeckt wurde. Ich benutze die Diät immer noch bei epileptoiden Patienten mit so guten Ergebnissen, daß sie von den Medikamenten abgesetzt werden können. Doch eine Warnung an dieser Stelle: Folsäure verträgt sich nicht gut mit Antiepileptika und muß sparsam angewendet werden.

Menièrescher Symptomenkomplex. Darunter ist unter anderem ein anfallsweiser auftretender Drehschwindel mit Übelkeit, Erbrechen und Ohrensausen zu verstehen. Die Diät schafft da Abhilfe, wenn es sich nicht um Symptome einer schweren Krankheit handelt.

Das häufigste Übel: Kopfschmerzen. Kopfschmerzen können viele Ursachen haben, darunter recht ernste, doch meistens sind sie harmlos – und erklärlich. Unerklärlich bleiben die Kopfschmerzen so oft, weil der Neurologe es unterläßt, eine Zuckerbelastungsprobe anzuordnen. Dann würde es sich nämlich zeigen, ob die Schmerzen von Hypoglykämie herrühren.

Dr. H. J. Roberts beschrieb 1967 Hunderte von hypoglykämischen Patienten, die größtenteils Übergewicht hatten und an Anfällen überwältigender Schläfrigkeit litten, an sogenannter Narkolepsie oder Schlummersucht. Die meisten von ihnen klagten auch über Kopfschmerzen. Er fand heraus, daß die Kopfschmerzen bei erniedrigtem Zuckerspiegel auftraten, und eine kohlehydratarme Ernährung schuf sogleich Abhilfe.

Andere neurologische Krankheiten. Die sogenannte Tic-Krankheit scheint durch die Diät gebessert zu werden, in vielen Fällen auch periphere Neuritis. Beschwerden wie Muskelzuckungen, Muskelkrämpfe, Zittrigkeit und Benommenheit sprechen ebenfalls auf die Diät an.

Allergien. Asthma, Heuschnupfen, Ausschlag, lauter Krankheitserscheinungen, die man mit Hypoglykämie in Zusammenhang gebracht hat, werden durch die Nutritionstherapie oft gebessert.

Die Ernährungswissenschaftler Dr. Seale Harris und Dr. E. M. Abrahamson haben das gleichzeitige Bestehen von Asthma und anomalem Zuckerspiegel mehrfach beschrieben. Auch Dr. Theron G. Randolph, Facharzt für Allergien, hält Zucker für einen Faktor bei allergischen Beschwerden. Die Tatsache, daß asthmatische Kinder auf die ketogene Diät manchmal ansprachen, wurde schon 1930 in einem Protokoll veröffentlicht.

Außerdem gibt es Allergien gegen bestimmte Nahrungsmittel, insbesondere gegen Weizen, Mais und Milch, denen bei dieser Diät abgeholfen wird.

In meiner Praxis hat die Diät vielen allergischen Patienten geholfen, und bei denjenigen, die mit Steroiden (Cortison, Prednison) behandelt werden mußten, konnte die Dosierung meistens verringert werden. Aber wenn der Allergiker von der Diät abweicht, kehren die Beschwerden prompt zurück.

Frauenleiden. Alle Frauen, die an prämenstrueller Spannung, Menstruationsschmerzen und Ödemen leiden, und diejenigen, die nach einer Entbindung auf einmal zunehmen, sollten sich der Zuckerbelastungsprobe unterziehen. Sie tun auch gut daran, kein Östrogen zu nehmen, weil dieses Hormon einschneidende Wirkung auf den Kohlehydratstoffwechsel hat. Nur wenn der Zuckerspiegel normal ist und bleibt, oder wenn man keine andere Wahl hat, ist eine Ausnahme zu machen.

Die Pille wirkt negativ auf die Vitamine Folsäure, B_2, B_6, B_{12}, vielleicht auch auf B_1 und A. Ferner erhöht sie den Kupfer- und senkt den Zinkspiegel.

Viele gynäkologische Beschwerden werden durch die Energie-Diät und das Vitamin- und Mineralstoffprogramm behoben. Für prämenstruelle Leiden kenne ich kein besseres Mittel.

Krankheiten der Harnorgane. Schon 1930 – als es noch keine Antibiotika gab – hat man verschiedene Infektionen der Harnwege mit ketogener Diät behandelt. Die Ergebnisse waren recht gut.

Dr. H. J. Roberts legte 1966 durchaus einleuchtend dar, daß Erkrankungen der Prostata mit diabetischer Hypoglykämie zusammenhängen können. Wenn er damit recht hat, könnte sogar das häufigste aller urologischen Probleme durch Diät gelöst werden.

Eine Einschränkung ist allerdings bei Nierenkrankheiten zu machen. Einer fortgeschrittenen Nierenkrankheit ist proteinreiche Ernährung entschieden abträglich. Nierenkranke müssen also von dieser Diät absehen. Schon aus diesem Grunde ist eine gründliche ärztliche Untersuchung vor Beginn der Diät ratsam.

Impotenz. Infolge Hypoglykämie und Vitamin- oder Mineralstoffmangel kann der Geschlechtstrieb verkümmern. Es besteht also durchaus die Möglichkeit, daß die Energie-Diät der Impotenz entgegenwirkt, weil sie ja die Ursachen, nämlich Hypoglykämie und Nährstoffmangel, behebt.

Infektionskrankheiten. Die ersten Untersuchungen, die übertriebene Kohlehydratzufuhr und Erkältungen in einen ursächlichen Zusammenhang miteinander gebracht haben, datieren aus dem Jahr 1930.

Dr. Abrahamson wies nach, daß Gelenkrheumatismus bei kohlehydratarmer Ernährung seltener vorkam. Dr. Sandler wendete sie sogar bei Tuberkulose an.

Die Hauptrolle bei der Bekämpfung der Infektionskrankheiten durch diätetische Maßnahmen spielt der Zucker.

Der Ernährungswissenschaftler Dr. U. D. Register hat festgestellt, daß die Fähigkeit der weißen Blutkörperchen, Bakterien zu vernichten, vorübergehend etwa um 50% nachläßt, nachdem ein Mensch 18 bis 20 Teelöffelvoll Zucker zu sich genommen hat. Das dürfte erklären, warum Kinder, die viel Süßigkeiten essen, gegen Infektionen besonders anfällig sind.

Dr. T. L. Cleave erklärt in seinem Buch, in dem er den Zuckermißbrauch als schlimme Sucht anprangert, daß Zucker die Darmflora derartig wuchern lassen kann, etwa die Kolibakterien, daß es binnen Stunden – besonders bei Kindern – zu einer Appendizitis (Blinddarmentzündung) kommt.

Nach Dr. Cleaves Dafürhalten führt die Bakterienwucherung, die von übermäßigem Zucker- und Weißmehlgenuß herrührt, nicht nur zu Appendizitis, sondern auch zu Gallenblasenentzündung und Diverticulitis. »Kaum eine dieser Krankheiten findet man bei den Völkern, die kein Weißmehl und keinen Zucker essen«, sagt er.

Hautkrankheiten. Viele Hautkrankheiten vergehen bei dieser Diät, namentlich Abszesse und Furunkel. Die Zuckerbelastungsprobe an Menschen, die mit Akne zu tun haben, ergibt großenteils eine anomale Kurve. Oft bekomme ich von meinen Patienten, die Diät leben, zu hören, daß der Haarausfall bei ihnen aufgehört hat und die Textur der Haare besser geworden ist.

Augenleiden. Getrübte Sehkraft ist eine häufige Begleiterscheinung der Hypoglykämie. Interessant ist, daß Hypoglykämiker, die eine Brille tragen, durch die andere Ernährungsweise oft eine andere Refraktion bekommen. So sagte einmal eine Patientin nach zweiwöchiger Diät entsetzt zu mir: »Irgend etwas Schreckliches ist mit meinen Augen los.« Es stellte sich heraus, daß sich ihre Sehkraft gebessert hatte, so daß die Brillengläser zu stark für sie geworden waren.

Orthopädische Beschwerden. Rückenweh, schmerzende Füße, geschwollene und schmerzende Gelenke, steifer Hals, gespannte Muskeln – alle diese Beschwerden bessern sich durch die Energie-Diät. Diese Erleichterungen rühren wahrscheinlich vom Gewichtsverlust her, oder sie sind bewirkt durch die Vitamine B_3, B_6, PAB, Pantothensäure, Folsäure und die Mineralstoffe Zink und Mangan, die sich alle bei der Behandlung arthritischer Leiden als wirksam erwiesen haben.

Die geistige Verfassung. Wer seelisch aus dem Gleichgewicht ist – in diese Rubrik fallen Gedächtnisschwäche, Konzentrationsunfähigkeit, Unentschlossenheit, Mangel an Initia-

tive, Launenhaftigkeit, Feindseligkeit, Reizbarkeit, Zwangsängste und Phobien, Existenzangst, Apathie, Interesselosig-
keit und innere Unruhe –, wer von diesen seelischen Störungen geplagt wird, der kann damit rechnen, daß der Qual durch
die neue Ernährungsweise ein Ende gesetzt wird.

Die Diät wirkt sich auffallend günstig auf Lern- und Verhaltensstörungen bei Kindern und Erwachsenen aus. Sie sollte an
jedem Schulkind erprobt werden, das beim Unterricht nicht
mitkommt.

Viele erklären sich die zunehmende Feindseligkeit und Ge-
walttätigkeit unserer Gesellschaft teilweise mit epidemischen
Blutzuckerschwankungen, die von der falzvhen Ernährung
herrühren.

Ich kann auf jeden Fall bestätigen, daß ich bei meinen Patienten nach Durchführung der Diät öfters eine geradezu verblüf-
fende Persönlichkeitswandlung beobachtet habe: Aus reizba-
ren, feindseligen Personen wurden friedliche, ruhige Menschen. Außerdem erlebte ich, daß ein Patient während der
Zuckerbelastungsprobe einen Wutanfall erlitt, wenn der Zuk-
kerspiegel plötzlich fiel. Ich könnte mir gut vorstellen, daß
manch ein Verbrechen im Augenblick einer ähnlichen Spie-
gelsenkung verübt wird.

Trunksucht. Jeder Ernährungsforscher weiß, welche Rolle
Hypoglykämie beim Alkoholismus spielt. Ursache und Wirkung sind so eng miteinander verquickt, daß sie sich nicht
trennen lassen. Beides verschlimmert sich gleichzeitig, und
beides bessert sich gleichzeitig. Alkoholgenuß führt zu Hypoglykämie, und Hypoglykämie führt zu vermehrter Alkoholzufuhr. Wird das eine bekämpft, so wird auch das andere
bekämpft.

Fast jeder Alkoholiker weist bei der Zuckerbelastungsprobe
eine anomale Kurve auf, die sowohl Diabetes als auch Hypoglykämie anzeigen kann.

Überdies sind Alkoholintoleranz und Alkoholismus erblich.
Forscht man gründlich nach, so stellt sich oft heraus, daß
gleichzeitig die diabetische Erbanlage vorliegt.

Das Unglück will es, daß Alkoholiker eine Vorliebe für Zukker und andere Kohlehydrate haben. Diese Substanzen und der Alkohol dazu bewirken vorübergehende Erhöhung des Zuckerspiegels.

Die kohlehydratarme, vitaminreiche Diät, die dem Zuckerspiegel so gut bekommt, erweist sich auch bei der Behandlung Trunksüchtiger als sehr nützlich. Die meisten starken Trinker erleben es schon nach kurzer Zeit, daß ihr Verlangen nach Alkohol nachläßt.

Viele geheilte Alkoholiker werden durch Ausfallserscheinungen beunruhigt. Dabei handelt es sich um eine adrenalinähnliche Reaktion, die sich in klammem Gefühl, trockenem Mund und Zittrigkeit äußert, genau in dem Symptomenkomplex, den auch Hypoglykämie hervorruft. Dieser Zustand kann durch momentane Zuckerzufuhr behoben werden.

Vielerorts ist man bereits dazu übergegangen, Alkoholiker mit Nutritionstherapie zu behandeln, und man hat damit erstaunliche Erfolge erzielt, sogar in Fällen, in denen bisher alle anderen Maßnahmen versagt hatten.

Übrigens sind Menschen, die nicht viel Alkohol vertragen und schon nach ein bis zwei Gläsern betrunken werden, sehr oft Hypoglykämiker. Anscheinend macht ein niedriger Zuckerspiegel besonders empfindlich gegen Alkohol, zumal wenn er auf leeren Magen genossen wird. Auch das sollte den Gedanken an eine Zuckerbelastungsprobe nahelegen.

Der Weg zum Alkoholismus. Ein Mensch, der die Erbanlage der Zucker-Anfälligkeit hat, wird als Kind falsch ernährt, mit viel Zucker und raffinierten Kohlehydraten. In späteren Jahren entwickelt er Hypoglykämie, und gleichzeitig wird er dem gesellschaftlichen Trinken ausgesetzt. Der Alkohol, der seine hypoglykämisch bedingten Beschwerden erleichtert, tut ihm besonders wohl, denn er übt nicht nur seine gewöhnliche enthemmende Wirkung aus, sondern beschwingt ihn ja doppelt. Infolgedessen greift dieser Mensch mehr und mehr zum Alkohol. Die vermehrte Alkoholzufuhr verschlimmert den Zustand, denn die Reaktion der Zuckerspiegelsenkung erfolgt automatisch. So wird der Zyklus Alkohol–niedriger Blutzucker–Alkohol zu einem Teufelskreis.

Gesunde Zähne. An den Eskimos und an afrikanischen Stämmen konnte man deutlich beobachten, wie sich Karies immer mehr verbreitete, als diese Völkerschaften von einfacher, natürlicher Nahrung auf denaturierte Lebensmittel und insbesondere auf Süßigkeiten umschalteten. Die Eingeborenen der Insel Tristan da Cunha, die sich 1938 von Kartoffeln und Fisch ernährten, aber keinen Zucker zu sich nahmen, kannten keine Zahnkrankheiten. 1962 konsumierte jeder wöchentlich im Durchschnitt ein Pfund Zucker, und 50% der Molarzähne hatten Löcher.
Viele Untersuchungen zeigen, daß Karies um so seltener vorkommt, je weniger Zucker gegessen wird.

Allgemeine Beschwerden. Mancherlei Beschwerden werden einfach hingenommen, weil sie unbestimmbar zu sein scheinen und mehr oder weniger erträglich sind: kalte Hände und Füße, Wadenkrämpfe, zapplige Beine, verminderte Sehkraft, unmäßiger Durst, trockener Mund, feuchte Handflächen, Ohnmachtsanfälle, Schlaflosigkeit. Bei allen besteht die erfreuliche Aussicht, daß sie durch die energiefördernde Diät behoben werden.

24
Den größten Nutzen haben Diabetiker

Die stetige Zunahme der Diabetiker wird allmählich zu einem der schwersten medizinischen Probleme. Allein in den Vereinigten Staaten beträgt ihre Zahl rund sechs Millionen, wobei die Dunkelziffer nicht berücksichtigt ist. Als Todesursache rangiert die Zuckerkrankheit direkt hinter Herzkrankheiten und Krebs.

Diabetes ist eine fortschreitende Krankheit. Je länger ein Mensch Diabetiker ist, desto höher steigt sein Blutzuckerspiegel, und um so stärker werden seine Arterien geschädigt, wenn er seine Ernährung nicht radikal ändert. Nur stark eingeschränkte Kohlehydratzufuhr verhindert das Fortschreiten. Durch strenge Diät wird Remission bewirkt, das heißt, die Krankheitserscheinungen gehen zurück, aber heilbar ist die Zuckerkrankheit nicht. Nicht nur der Zuckerspiegel, auch der Triglyzeridspiegel muß gesenkt werden, denn meistens ist er beim Diabetiker erhöht. Zuckerkranke, die Medikamente einnehmen, können bei strenger Diät die Dosierung einschränken oder sogar ganz auf die medikamentöse Behandlung verzichten. Wenn die Bauchspeicheldrüse überhaupt nicht mehr arbeitet, sind Insulin-Injektionen notwendig.

Aufklärung tut dringend not. Die einzige Möglichkeit, die zunehmende Ausbreitung der Zuckerkrankheit zu verhindern, wäre eine gründliche Aufklärung in allen Bevölkerungsschichten. Fast jeder weiß, daß es Diabetes gibt, doch kaum jemand kennt die Zusammenhänge, und so gut wie niemand ergreift Schutzmaßnahmen. Es wäre Sache der Gesundheitsbehörden, die Aufklärung zu betreiben und durchzusetzen.

Die verschiedenen Formen des Diabetes. Es gibt verschiedene Formen des Diabetes; hier ist nur die Rede vom sogenannten Diabetes mellitus, der Zuckerharnruhr, die wiederum zwei Formen hat. Am häufigsten ist der Gegenregulationsdiabetes, der fälschlicherweise als Altersdiabetes bezeichnet wird, denn stets geht ihm der Prädiabetes voraus, ein Vorstadium, in dem der Kohlehydratstoffwechsel bereits gestört ist. Die andere Form, die durch vollständiges Fehlen der Insulinproduktion bedingt ist, heißt Insulinmangeldiabetes oder jugendlicher Diabetes. Kindern und Jugendlichen, die an Diabetes leiden, *muß* Insulin injiziert werden. Solange die Wissenschaft nicht zu erkennen vermag, wie die Bauchspeicheldrüse Insulin produziert, bleibt ihnen die künstliche Insulinzufuhr ihr Leben lang nicht erspart.

Die ketogene Diät bewährt sich gut bei Altersdiabetes. Wohlgemerkt, Hypoglykämie – Unterzuckerung – ist nicht das Gegenteil des Diabetes – der Überzuckerung –, sondern eher sein Vorläufer, sozusagen ein frühes Warnzeichen, das auf die Gefährdung aufmerksam macht.
Schlagend bewiesen wurde dies von dem Diabetologen Dr. Henry T. Ricketts von der Universität Chicago, der fünfundzwanzig junge Erwachsene untersuchte, deren beide Elternteile Diabetiker waren. Die Erbanlage war demnach gegeben. Dr. Ricketts nahm die fünfstündige Zuckerbelastungsprobe vor und fand bei der Hälfte von ihnen verminderten Blutzucker (unter 70 mg%). Acht dieser Prädiabetiker hatten außerdem Übergewicht.
Dem Diabetes kann man also begegnen, wenn man die Hypoglykämie bekämpft. Auch das ist an Hand von Krankengeschichten belegt, unter anderem von den Ulmer Professoren Dr. E. F. Pfeiffer und Dr. H. Laube.

Meine eigenen Erfahrungen mit Diabetikern. Für den Diabetiker ist ein *Muß,* das Idealgewicht zu haben. Je dicker der Gefährdete ist, desto sicherer wird die Krankheit über kurz oder lang ausbrechen, keineswegs erst in hohem

Alter. Selbstverständlich wurden meine zuckerkranken Patienten von mir auf ketogene Diät gesetzt.

Nach Befolgung der ketogenen Diät fühlten sich die meisten besser und hatten abgenommen.

Neunzig Prozent meiner Patienten zeigten eine bedeutende Senkung des Blutzuckergehalts oder konnten die Dosierung der antidiabetischen Medikamente verringern, 10% blieben ungefähr gleich.

Bei *keinem* ergab sich ein Blutzuckergehalt *unter* der Norm.

Der Triglyzeridgehalt des Blutserums hatte sich bei fast allen normalisiert, der Cholesteringehalt bei den meisten.

Selbstverständlich ist die ketogene Diät für jugendliche Diabetiker nicht geschaffen. Auch das ist einer der Gründe, warum dem Beginn der Diät eine Zuckerbelastungsprobe vorausgehen muß.

Diät und Medikamente. Es ist kaum anzunehmen, daß ein Diabetiker Medikamente einnimmt, ohne unter ärztlicher Kontrolle zu sein. Eine andere Frage ist es, ob er sich hat einstellen lassen. Wenn ja, dürfte er wohl bei einem Facharzt in Behandlung sein. Leider aber nehmen viele die Diagnose Diabetes auf die leichte Schulter, lassen einfach Medikamente verschreiben und futtern drauflos, weil sie meinen, durch die medikamentöse Behandlung werde schon alles in Ordnung kommen. Das ist ein tragischer Irrtum. Der Diabetiker *muß* Diät leben.

Für den Zuckerkranken mit Übergewicht ist die 1. energiefördernde Diät das beste Mittel, ein »gesunder Diabetiker« zu werden. In den meisten Fällen macht diese Diät es möglich, sich von den Medikamenten abzusetzen oder sie wenigstens zu reduzieren. Das ist wichtig, denn die Medikamente sollten dem Ernstfall vorbehalten werden, sonst wird man früher oder später zu Insulin-Injektionen übergehen müssen.

Selbstexperimente sollten unterlassen werden. Gerade die Absetzung von Medikamenten, die mit der Diät tatsächlich zu erreichen ist, muß unter ärztlicher Kontrolle erfolgen.

Sind bei Prädiabetes oder leichtem Diabetes besondere Maßnahmen erforderlich? Die meisten Diabetiker fallen unter diese Kategorie, nicht zuletzt deshalb, weil die Diagnose rein zufällig infolge einer Routine-Untersuchung gestellt worden ist. Diese Menschen müssen sich das Axiom einprägen: »Einmal Diabetiker, immer Diabetiker.« Wie gesagt, Zuckerkrankheit ist unheilbar, und sie schreitet fort. Glücklich der Diabetiker, bei dem die Diagnose frühzeitig gestellt wird, bevor die Arterien geschädigt worden sind. So hart es auch klingt, das Urteil lautet: Lebenslange strenge Diät.

Symptome des Frühdiabetes. Mitunter sind gar keine Symptome vorhanden, da Diabetes ja aus Hypoglykämie erwachsen kann. Andererseits liegen dieselben Symptome wie bei Hypoglykämie vor.

Vor allem gibt es Verdachtsmomente: Neigung zum Dickwerden (selbst wenn man genausoviel ißt wie andere, die dabei schlank bleiben); Appetitstörung, zum Beispiel Hungergefühl kurz nach einer reichlichen Mahlzeit. Die Kinder prädiabetischer Mütter haben oft ein hohes Geburtsgewicht. Pathologisch verlaufende Schwangerschaft, Beschwerden beim Einnehmen der Pille oder von Östrogenpräparaten weisen auf Prädiabetes hin. Wenn auf unerklärliche Gewichtszunahme plötzliche Abnahme folgt, ist es gewöhnlich ein Zeichen, daß der Prädiabetes in ein weiteres Stadium vorgerückt ist.

Übermäßiges Urinieren und starker Durst können dem Diabetes jahrelang vorausgehen. Diese Symptome verschwinden gewöhnlich bei kohlehydratarmer Ernährung. Hingegen zeigen unerklärliche Reizbarkeit und Zornesausbrüche, die durch Bagatellen ausgelöst werden, eher fortgeschrittenen Diabetes an.

Der Diabetiker muß Verzicht leisten. Es bleibt ihm nichts anderes übrig, wenn er, abgesehen vom Essen, wie ein normaler Mensch leben will. Aber alle jene Zuckerkranken, die sich proteinreich und kohlehydratarm ernähren und Zucker in jeder Form meiden, sind im übrigen gesunde Menschen, die bis ins hohe Alter leistungsfähig bleiben können.

25
Die Kontroverse
um die ›Diät-Revolution‹

Wenn Sie von den Angriffen auf mein erstes Buch, ›Diät-Revolution‹, gehört haben, interessiert es Sie vielleicht, was nach der Veröffentlichung alles geschehen ist.

Das Buch kam in den Vereinigten Staaten im Oktober 1972 heraus, schnellte im selben Jahr auf den fünften Platz der Bestsellerliste und nahm 1973 den zweiten Platz ein.

Die neue Diät eroberte das Land. Zu Tausenden kamen Dankschreiben. Rundfunk und Fernsehen befaßten sich mit dem Thema. In Restaurants gab es »Dr. Atkins' Spezialitäten«. Der Verkauf von Ketostix und anderen Teststreifen blühte.

Mich überraschte der Erfolg des Buches nicht weiter, denn seit Jahren schon hatten mir meine Patienten gesagt, eine bessere Abmagerungsdiät hätten sie nie kennengelernt. Was mich hingegen überraschte – da ich von der Politik hinter den Kulissen der Medizin nichts wußte –, das waren die erbitterten Angriffe seitens der Ärzteschaft.

Ich hatte meine eigene Organisation, die Amerikanische Ärzte-Gesellschaft (AMA) immer respektiert. Ich war überzeugt, daß die praktizierenden Ärzte dieses Buch, das ja der Gesundheitsförderung dienen sollte, freudig begrüßen und daß sie sich die Erkenntnis vom Nutzen der kohlehydratarmen Ernährung zum Wohle ihrer Patienten zu eigen machen würden.

Meines Erachtens mußten sie es unterstützen, wenn auch nur als eine Möglichkeit, das schwierige Problem der Gewichtsabnahme ohne schädliche Medikamente zu lösen.

Der erste heimtückische Angriff der AMA. Nichts Böses ahnend, hielt ich einen Vortrag in Houston. Aber inzwischen hatte die AMA eine Kritik an alle Zeitungen, Zeitschriften, Rundfunk- und Fernsehstationen ausgestreut, in der das Buch und die Diät als »unwissenschaftlich und gesundheitsschädlich« angeprangert wurden.

Davon wußte ich nichts, bis ich am folgenden Tag die Schlagzeilen in der Zeitung sah.

Die 16seitige Besprechung war hinausgegangen, ohne daß man mit mir über die Diät gesprochen hatte. Kein Mensch hatte bei mir Krankengeschichten und Laboratoriumsdaten angefordert, und die Ergebnisse der Diät waren überhaupt nicht untersucht worden.

Es war unfaßbar. Ich fühlte eine Mischung von Zorn, ohnmächtiger Auflehnung und restloser Enttäuschung über die amerikanischen medizinischen Institutionen. Während sie lautstark behaupteten, es lasse sich nicht machen, machten es über eine Million Amerikaner – befolgten die Diät, nahmen ab und fühlten sich verjüngt.

Der nächste Angriff. Mein eigener Verband, die Gesellschaft der New Yorker Ärzte, beschloß, eine größere Pressekonferenz über meine Diät im Rahmen ihres Ausschusses für öffentliche Gesundheit abzuhalten. Dieser Ausschuß ist übrigens aufgrund seiner Statuten nicht befugt, eine solche Konferenz abzuhalten, sondern er hat nur die Befugnis für Diskussionsveranstaltungen. Als ich einen Tag zuvor von der geplanten Konferenz las, rief mein Anwalt dort an und sagte, ich wolle dabei zugegen sein, aber es wurde ihm praktischerweise kein Bescheid gegeben. Bei dieser Pressekonferenz wurden die unsinnigsten Anklagen gegen meine Forschungen erhoben. Man behauptete, meine Diät verursache Nierenkrankheiten, obwohl keiner der Diskussionsteilnehmer jemals eine durch die Diät verursachte Nierenschädigung gesehen oder auch nur davon gehört oder gelesen hatte. Eine ähnliche Diät war in den dreißiger Jahren zur Behandlung von Infektionen der Harnwege empfohlen worden!

Kurz darauf versuchte die New Yorker Ärztegesellschaft ein behördliches Verbot zu erwirken, das mir Interviews in Rundfunk und Fernsehen unmöglich machen sollte.

Ich erhob Anklage und gewann den Prozeß. *Das Gericht verwarf alle Gründe für eine solche Zensur.*

Der dritte Angriff kam von seiten der Zeitschriften.

Im allgemeinen dauert es Monate, bis ein Artikel in einer Zeitschrift erscheinen kann, aber mehrere einseitige Angriffe auf mein Buch erschienen ein paar Wochen nach dem Versand der Kritik durch die AMA. Die Verfasser waren nicht einmal neugierig genug gewesen, mich zu interviewen oder meine Unterlagen zu begutachten.

Tatsächlich hat in all diesen Jahren niemand von meinem Angebot, meine Krankengeschichten zu überprüfen, Gebrauch gemacht.

Und dann Schadenersatzprozesse.

In den Vereinigten Staaten kann jeder, der für 250 Dollar an die Öffentlichkeit treten möchte, einen Prominenten verklagen, ohne daß sich der Betreffende etwas hat zuschulden kommen lassen. Da die Verteidigung in derartigen sinnlosen Fällen eine beträchtliche Summe an Anwaltskosten verschlingen kann, wird mit dieser Technik manch ein unbequemer Einzelner von einer großen Organisation mundtot gemacht oder in den Bankrott getrieben.

Wenn, wie ich glaube, die AMA oder die Lebensmittelindustrie in Wirklichkeit hinter den vielen Schadenersatzprozessen steckte, die mir angehängt wurden, dann ist es ihnen wenigstens teilweise gelungen, indirekt von sich reden zu machen. Nur veröffentlichen die meisten Zeitungen leider nie die Tatsache, daß ein Prozeß niedergeschlagen worden ist.

Was sich in Wirklichkeit zutrug.

Drei der Prozesse, die Schlagzeilen machten, wurden entweder niedergeschlagen, oder ich gewann sie. Bei dem einen handelte es sich um Leute in Ohio, die ich nie gesehen hatte und die nicht einmal schädliche Wirkungen vorweisen konnten. Der Wortlaut ihrer Anklage enthielt Ausdrücke aus der Buchkritik der AMA, und da diese Kritik erst einen Tag nach der Klage-Erhebung herausgekommen ist, liegt für mich der Verdacht nahe, daß die AMA hinter diesen Anklagen stand.

Die übrigen Prozesse wurden samt und sonders von einem einzigen Anwalt angezettelt. Vor kurzem fällte ein Sonderausschuß von Ärzten, die derartige Ansprüche offiziell einer Untersuchung unterziehen, einstimmig das Expertenurteil, daß ich überhaupt nicht haftbar zu machen sei.

Mein Tag in Washington. Am 12. April 1973 machte ich abermals Schlagzeilen. Da erschien ich vor dem Senatsausschuß für Ernährungsfragen unter dem Vorsitz von Senator George McGovern. Wer die Filmschnitte in der Tagesschau gesehen hat, der muß gedacht haben, ich wäre zwecks Untersuchung einer Betrugsaffäre vorgeladen worden. In Wirklichkeit hatte ich dem vorherigen Ausschuß unter dem Vorsitz von Senator Gaylord Nelson von Wisconsin aus einen Brief geschrieben, weil damals Verhandlungen stattfanden, die Amphetamine und ihren Mißbrauch betrafen, und ich wollte mich dazu äußern. Ich fand, ich hätte einiges darüber zu sagen, da ich mit einer Diät gearbeitet hatte, die den Gebrauch von Amphetaminen überflüssig machte. Tatsächlich enthält das Protokoll der Sitzung den Vermerk, daß McGovern gesagt hat: »Herr Doktor Atkins, Sie unterstehen keiner Kritik.« Aber der Tagesschau ist es gelungen, mein Erscheinen vor dem Senatsausschuß so hinzustellen, als ob ich wegen eines möglichen Diätschwindels verhört würde.

Ich wünschte, die Tagesschau hätte die ganze Sitzung gezeigt. In meiner Aussage vor dem Senatsausschuß widerlegte ich Punkt für Punkt die Kritik der AMA an meiner Diät. (In einer Bantam-Taschenbuch-Ausgabe der ›Diät-Revolution‹ ist die Aussage als Anhang abgedruckt worden.)

Die Forderung der AMA: Als die AMA in einem Pressedossier meine Diät angriff, forderte sie alle Ärzte in Amerika auf, »Beobachtungen an Patienten, bei denen sich diese Diät schädlich auswirkt, zu melden«. Nach dreijährigem Warten auf derartige Fälle mußte die AMA einräumen, daß ihr Ordner leer geblieben war: *Kein Fall von schädlicher Wirkung war gemeldet worden.*

Ich versuchte mich zu wehren. Wie gern hätte ich dem Publikum gesagt, daß jedes Wort, mit dem die AMA den Tatbestand verdunkelte, aus der Luft gegriffen war – daß die Diät erprobt worden war und sich als unschädlich erwiesen hatte und daß die AMA ihre Kritik ohne vorherige Untersuchung der Resultate vorgebracht hatte.

Aber bei den Medien erhob sich eine Mauer des Widerstands. Meine Verleumder durften bei den wichtigsten Talk-Shows ihrer Phantasie freien Lauf lassen, aber ich wurde gerade von den Sendungen, die angeblich für Kontroversen da sind, beharrlich ausgeschlossen.

Über ein Jahr nach Erscheinen meines Buches erhielt ich Gelegenheit, in Mike Douglas' Show zu sprechen, aber nur, weil Tony Curtis, damals der Studio-Gast, der die Diät lebte und ihren Wert kannte, darauf bestand, daß ich dabei wäre.

Ein anderer Lichtblick war die Merv Griffin-Show. Auch Griffin kannte die Diät aus eigener Erfahrung und fand sie großartig, und er hatte den Mut, das amerikanische Volk wissen zu lassen, wie beunruhigend schlecht unsere Ernährung ist. Nicht nur gab er mir Gelegenheit, gehört zu werden, sondern er stellte dem Publikum auch andere Ernährungswissenschaftler wie Linus Pauling und Roger Williams vor.

Es gab sonderbare Vorfälle. Bei einer Talk-Show in Washington sollte ich mit drei Ärzten auftreten. Einer von ihnen war Dr. J. P. Hutchins, ein international bekannter Ernährungswissenschaftler, der eigens für diese Sendung aus Kalifornien hergebeten worden war. Laut Programm hatte man ihm eine zwölfminütige Sequenz eingeräumt. Kurz vor der Live-Ausstrahlung besprach sich der Regisseur mit Dr.

Hutchins und fragte ihn, was er gegen die Atkins-Diät einzuwenden habe. Dr. Hutchins antwortete: »Gar nichts. Ich billige sie ganz und gar und wende sie in meiner Praxis an.« »Sie werden also keine Kritik üben?« »Gewiß nicht.« Einige Minuten später wurde Dr. Hutchins mitgeteilt, leider reiche die Zeit nicht für seinen Auftritt in der Talk-Show. Die beiden anderen Ärzte, die gegen meine Diät waren, blieben im Programm und durften reden, solange sie wollten.

Was steckt dahinter? Könnte ich mich nicht meiner Erfolge in der Praxis rühmen, erlebte ich nicht Dankesbekundungen seitens Unbekannter, die mir berichten, wie sich ihr Gesundheitszustand gebessert hat, seit sie zu der neuen Ernährungsweise übergegangen sind, so müßte ich angesichts der Feindseligkeiten verzweifeln. Hat man mich angegriffen, weil ich meine Befunde nicht zuerst im Fachorgan der Amerikanischen Ärztegesellschaft veröffentlicht habe? Steckt Neid dahinter, weil mein Buch solchen Erfolg hatte? Sind die AMA und die amerikanische Gesundheitsbehörde grundsätzlich gegen unorthodoxe Behandlung? Verwunderlich wäre das nicht, wenn man die Geschichte medizinischer Entdeckungen betrachtet. Oder bangen die Lebensmittelindustrie und die chemische Industrie um ihre Gewinne?

Wem soll der Laie glauben? Um sich über diese Frage klar zu werden, merke man sich etwas Grundsätzliches: *Die Ansichten über Ernährung werden von der Lebensmittelindustrie geprägt, medizinische Ansichten von der chemischen Industrie.* Beide wollen Geschäfte machen; Interessenskonflikte sind unvermeidlich. Je mehr man sich mit dem Tatbestand beschäftigt, desto deutlicher erkennt man, wie weitverzweigt die Interessenskonflikte sind.

Zum Beispiel. Einige führende Fachgelehrte und Universitätsprofessoren, die in medizinischen Kreisen großen Erfolg

251

haben, dienen der Lebensmittelindustrie als Berater und Experten; zum Entgelt erhalten sie von den Firmen beträchtliche Stipendien.

Ein Harvard-Fachmann hat tatsächlich bezeugt, daß Mehlprodukte mit Milch und Zucker für Kinder nahrhafter seien als ein proteinreiches Frühstück. Einem ungläubigen Journalisten gegenüber hat er zugegeben, daß er für sein Gutachten von der betreffenden Firma ein Honorar von 50 000 Dollar erhalten hat. Seinem Institut wurden von Mehl- und Zuckerfirmen Stipendien in Millionenhöhe zugebilligt.

Dieser selbe Mann amtiert in einflußreicher Position in medizinischen Ausschüssen der AMA und der Gesundheitsbehörde (FDA), und er benutzt seine Zeitungsspalte, die durch eine Pressezentrale weit verbreitet wird, dazu, dem Publikum Sand in die Augen zu streuen und alle Nutritionswissenschaftler anzugreifen, die die Praktiken der Lebensmittelindustrie in Frage stellen. Wenn das kein Interessenskonflikt gewaltigen Ausmaßes ist . . .

Woran die falschen Propheten zu erkennen sind.

Man kann sie leicht erkennen, denn sie benutzen Schlagworte, die sie als Diener der Industrie ausweisen.

1. Sie behaupten, daß an unserer Ernährung nichts auszusetzen sei, daß unsere Nahrung nicht schädlich sei, es an nichts fehlen lasse und daß die Fabriklebensmittel alles enthielten, was der menschliche Körper brauche.

2. Sie behaupten, daß zusätzliche Vitamine und Mineralstoffe überflüssig seien, weil die heutige Ernährungsweise eine »ausgewogene Diät« sei, die uns alle benötigten Nährstoffe liefere.

3. Sie behaupten, Zucker sei nahrhaft, Vitamin C habe keinerlei Heilkraft, Vitamin E sei unwirksam, Hypoglykämie komme nur selten vor.

4. Sie behaupten, Krankheiten könnten nur mit Medikamenten, in Sonderheit mit chemischen Präparaten, bekämpft werden. Nutritionstherapie sei wirkungslos.

5. Sie bringen Cholesterin aufs Tapet, um Unsicherheit zu

252

schaffen, sagen aber kein Wort von der schädlichen Wirkung des Zuckers. (Die Leute, die mit Eiern Geschäfte machen, sind eine kleine Gruppe mit wenig Kapital, wohingegen die wirtschaftliche Macht der Zucker-, Mehl- und Teigwarenindustrie geradezu ungeheuerlich ist.)

6. Sie betonen immer wieder, daß »eine Kalorie eine Kalorie« ist, obwohl die Kalorienzählung bei der Behandlung des Diabetes überhaupt nicht vorgenommen wird.

7. Sie verlieren kein Wort über den Stoffwechsel und seine komplizierten Zusammenhänge.

Die Lebensmittelindustrie und die chemische Industrie fühlen sich bedroht durch die wachsende Zahl der Menschen, die von der Schädlichkeit der Kohlehydrate sprechen und erkennen, daß unsere heutige Ernährungsweise die allgemeine Gesundheit gefährdet.

Urteilen Sie selbst! Durchaus möglich, daß auch das vorliegende Buch angegriffen wird. Lassen Sie sich dadurch nicht beirren, sondern machen Sie die Probe selbst. Befolgen Sie meine Ratschläge, wenn sie Ihnen vernünftig und einleuchtend erscheinen. Wenn sich die Energie-Diät bei Ihnen gut auswirkt, wenn Sie dadurch Ihr Idealgewicht erreichen und sich besser denn je fühlen, dann werden Sie wissen, wem Sie glauben können.

26
Ausblick in die Zukunft

Meiner Meinung nach wird die Bevölkerung bei der Änderung der Ernährungsweise eine wichtige Rolle spielen.
Der Konsument braucht nicht das unschuldige Opfer der eigennützigen Lebensmittelindustrie zu sein. Er hat es in der Hand, für richtige Ernährung zu sorgen.

Was kann der Konsument tun? Jeder einzelne kann den Zucker vom Speisezettel streichen. Jeder kann wertlose Eßwaren und Getränke meiden. Man braucht die Lebensmittel, die keinen Nährwert haben und der Gesundheit abträglich sind, einfach nicht zu kaufen.
Statt dessen kauft man unpräparierte, natürliche Produkte. Kaufen Sie proteinreiche Lebensmittel, frisches Obst und Gemüse. Machen Sie richtigen Gebrauch von Vitaminen und Mineralstoffen.
Jeder kann in seinem Kreis aufklärend wirken und seinen Einfluß für das Gesamtwohl geltend machen.

Die Geschäftsleute werden uns liefern, was wir verlangen. Ein Vorteil der freien Marktwirtschaft besteht darin, daß der Verbraucher die Nachfrage bestimmen kann. Wir haben das Überhandnehmen schlechter Ernährung zugelassen, indem wir tatenlos zugesehen haben, wie die Geschäftemacher die Macht an sich gerissen haben. Es gibt jedoch keinen Grund, uns weiterhin mit denaturierten Nahrungsmitteln abspeisen zu lassen. Es gibt keinen Grund, allem und jedem Zucker hinzuzufügen. Es gibt keinen zwingenden Grund, den Lebensmitteln so viele chemische Stoffe beizumischen. Die Lebensmittelindustrie wird ihre Produktion ändern, wenn wir unverseuchte, natürliche, ungezuckerte Produkte verlangen und das wertlose Zeug ablehnen.

Vieles läßt sich ändern. Am Verbraucher ist es, die Änderung herbeizuführen. Hier einiges von dem, was geschehen müßte:

Verminderung des Konsums von Zucker und Weißmehl.

Aufklärung über die Verbreitung der Hypoglykämie und ihrer verheerenden Folgen.

Erkenntnis, daß der Zuckerbelastungsprobe und ihrer Deutung größte Wichtigkeit beizumessen ist.

Vermehrter Gebrauch von Vitaminen und Mineralstoffen in Übereinstimmung mit der Ernährung.

Abschaffung künstlicher Zusätze wie Nitrite, Farbstoffe und Hormone.

Genaue Angabe aller Bestandteile der Lebensmittel und Medikamente, einschließlich kleinster Zuckerbeigaben.

Verbot der Werbung für Süßigkeiten und sonstige gesundheitsschädliche denaturierte Eßwaren und Getränke.

Entwicklung neuer Produkte, die nicht nur schmackhaft, sondern auch nahrhaft sind.

Einspannung der Massenmedien in den Dienst der allgemeinen Gesundheit.

Förderung der Präventivmaßnahmen gegen Diabetes und Herzkrankheiten.

Gründung einer Fakultät für Nutritionsmedizin.

Fehlende Dienstleistungen. Jeder Diabetiker weiß ein Lied davon zu singen, daß es schwer ist, Diät zu leben, wenn man auf Restaurants, Speisewagen und Hotels angewiesen ist. In dieser Beziehung weist das Gastgewerbe eine empfindliche Lücke auf.

In Rom gibt es ein Restaurant für Diabetiker, das notgedrungen recht teuer ist. Trotzdem ist es überlaufen, und der Wirt macht gute Geschäfte. Dieses Restaurant wird nicht nur von Diabetikern frequentiert, sondern auch von unzähligen Menschen, die schlankheitsbeflissen sind und sich gesund ernähren wollen.

Es wäre Sache der Gesundheitsbehörden, derartige Unternehmungen zu fördern. Auch die Krankenkassen sollten ein Interesse daran nehmen, daß ein solcher neuer Zweig im Gastgewerbe geschaffen wird.

Sache des Erziehungsministeriums wäre es, dafür zu sorgen, daß in Kinderheimen, Waisenhäusern, Schulinternaten und Ferienlagern die Küche grundlegend geändert wird.

Zu diesen großangelegten Dienstleistungen vermag jede Hausfrau im kleinen beizutragen, wenn sie Gäste empfängt. Ein Diner kann durchaus opulent sein und köstlich schmekken, auch wenn es kaum Kohlehydrate und überhaupt keinen Zucker enthält.

Jeder kann ein Diät-Revolutionär sein. Das heißt nicht nur die Diät leben, die man als die richtige erkannt hat. Es heißt auch Bekämpfung der kommerziellen Eigennützigkeit, die alle Bestrebungen zur Verbesserung der allgemeinen Gesundheit zu unterdrücken sucht. Es heißt andere Menschen aufklären und sie überzeugen, daß sie sich und ihre Kinder durch falsche Ernährung zugrunde richten und ihre Lebenszeit verkürzen.

Kohlehydrat-Tabelle

Nahrungsmittel (ohne Zucker)	Menge		Kohlehydrate (Gramm)
Aal	120	g	–
Ananas	½	Tasse	11
Angostura	½	Teel.	1
Apfel	1	mittelgr.	20
Apfelmus	½	Tasse	13
Apfelsine	8	cm Durchmesser	19
Apfelsinensaft	½	Tasse	13
Aprikose	1	Tasse	20
Aubergine	1	Tasse	8
Auster	13–19	mittelgr.	8
Bambusschote	½	Pfund	3
Banane	25	cm	26
Batate (Süßkartoffel)	1	mittelgr.	36
Bier	0,35	l	14
Birne	1	mittelgr.	25
Blaubeeren	½	Tasse	11
Blumenkohl	½	Tasse	2
Bohnen, grüne	½	Tasse	4
Broccoli	½	Tasse	4
Brombeeren	120	g	14
Brot, Vollkorn	60	g	11
Brot, Knäcke-	1	Stück	5
Butter	12	g	0,1

Nahrungsmittel (ohne Zucker)	Menge		Kohlehydrate (Gramm)
Chicorée	120	g	2
Dattel	1	Stück	6
Ei	1	Stück	0,4
Ente	120	g	–
Endivie	1	Tasse	3
Erbsen, grüne	½	Tasse	10
Erbsen, gelbe	1	Tasse	122
Erbsensuppe	1	Tasse	22
Erdbeeren	1	Tasse	12
Erdnuß	½	Tasse	13
Erdnußbutter	1	Eßlöffel	3
Fett	1	Tasse	–
Fisch	120	g	–
Frankfurter Würstchen	1	Stück	0,7
Froschschenkel	120	g	–
Gelatine	½	Tasse	–
Gerste	¼	Tasse	39
Grapefruit	½	mittelgr.	14
Grapefruitsaft	½	Tasse	12
Gurke, geschält	½	mittelgr.	7
Haferflocken	1	Tasse	29
Hafermehl	1	Tasse	25
Hefe	30	g	3
Heidelbeeren s. Blaubeeren			
Himbeeren	½	Tasse	10
Honig	1	Eßlöffel	17
Huhn	120	g	–
Hummer	120	g	4

Nahrungsmittel (ohne Zucker)	Menge	Kohlehydrate (Gramm)
Joghurt	240 g	13
Johannisbeeren	½ Tasse	8
Kalbfleisch	120 g	–
Kartoffel	1 mittelgr.	21
Kartoffel-Chips	10 Stück	10
Kastanie	120 g	48
Käse	30 g	1
Kaviar	30 g	1
Kirschen, saure	½ Tasse	8
Kirschen, süße	½ Tasse	12
Kohl	½ Tasse	1
Kohlrabi	½ Tasse	3
Krabben	120 g	1
Lamm	120 g	–
Leber	120 g	5
Leberwurst	30 g	0,5
Löwenzahn	½ Tasse	6
Mais	1 Tasse	26
Mandarine	5 cm Durchmesser	10
Margarine	120 g	0,5
Mayonnaise	1 Eßlöffel	0,3
Mehl		
Buchweizen	30 g	20
Mais	30 g	21
Vollweizen	30 g	20
Melone	120 g	7
Wasser-	1 Tasse	10
Milch	1 Tasse	12
Mohrrüben	½ Tasse	5
Muscheln	120 g	4

Nahrungsmittel (ohne Zucker)	Menge		Kohlehydrate (Gramm)
Nüsse	½ Tasse		7
Obstsalat	½ Tasse		8
Orange s. Apfelsine			
Pampelmuse s. Grapefruit			
Peperoni (Pfefferschote)	1	mittelgr.	3
Pfirsich	5	cm Durchmesser	10
Pfirsich, gedörrt	½ Tasse		60
Preiselbeeren	½ Tasse		23
Quark	1 Tasse		6
Reh	120	g	2
Reis (unpoliert, braun)	120	g	29
Rindfleisch	120	g	–
Rosenkohl	½ Tasse		6
Rote Rüben	½ Tasse		7
Rotkraut	½ Tasse		3
Rosinen	½ Tasse		55
Salat, grüner	1 Tasse		2
Salatsauce	1	Eßlöffel	1 bis 4
Sauerkraut	1 Tasse		6
Schinken	30	g	–
Schweinefleisch	120	g	–
Sellerie	½ Tasse		2
Spargel	1 Tasse		6
Spinat	1 Tasse		1

Nahrungsmittel (ohne Zucker)	Menge	Kohlehydrate (Gramm)
Tintenfisch	120 g	–
Tomate	1 mittelgr.	7
Tomatensaft	½ Tasse	5
Trauben *s.* Weintrauben		
Truthahn	120 g	–
Wein, trockener	¼ l	0,1 bis 22
Weinbrand (Gin, Kognak, Whisky, Wodka, Schnaps)	kl. Glas	Spur
Weintrauben	½ Tasse	7 bis 15
Zitronensaft	1 Eßlöffel	1
Zwieback	30 g	21
Zwiebel	5 cm Durchmesser	9,6
Zucker, brauner	1 Tasse	194
Zunge	120 g	1

Literaturverzeichnis

1. Atkins, R. C.: Dr. Atkins Diät-Revolution, Frankfurt 1974.
2. AMA Council on Food and Nutrition: A critique of low-carbohydrate reducing regimens. In: JAMA 224:1415, 1973.
3. Harvey, W.: On Corpulence in Relation do Disease. London 1872.
4. Wood, F. C. und E. L. Bierman: New Concepts in Diabetic Diets. In: Nutrition Today 7:4, 1972.
5. Tolstoi, E.: The Effect of an Exclusive Meat Diet on the Chemical Constituents of the Blood. In: J. Biol. Chem. 83:753, 1929.
6. Ellis, R. W. B.: Some Effects of the Ketogenic Diet. In: Arch. Dis. Child. 6:285, 1931.
7. Peterman, M. G.: The Ketogenic Diet in Epilepsy. In: JAMA S4:1979, 1925.
8. Helmholz, H. F.: Ten Years Experience in Treatment of Epilepsy with the Ketogenic Diet. In: Arch. Neurol. Psych. 29:808, 1933.
9. Peshkin N. M. und A. H. Fineman: Asthma in Children: Role of Ketogenic and Low Carbohydrate Diets in the Treatment of a Selected Group of Patients. In: Am. J. Dis. Child. 39:1240, 1930.
10. Nesbitt, R. M. und C. H. McDonald: Low Calory, Low Fat Ketogenic Diet for Treatment of Infections of the Urinary Tract. In: JAMA 105:1183, 1935.
11. Hoelzel, F.: Diet and Resistance to Colds. In: Science 86:399, 1937.
12. Foldes, E.: Die Entwässerung durch die kohlehydratarme Diät und ihre therapeutische Anwendung. In: Klin. Wochenschrift 13:261, 1934.
13. Donaldson, B.: Strong Medicine, London 1963.
14. Sandler, B. P.: Carbohydrate Metabolism in Ulcer Patients. In: JAMA 134:1120, 1947.
15. Sandler, B. P. und R. Berke: Treatment of Tuberculosis with a Low Carbohydrate Diet. In: Amer. Rev. Tuberculosis 46:238, 1942.
16. Sandler, B. P.: The Control of the Anginal Syndrome with a Low Carbohydrate Diet. In: Med. Annals Dist. of Col. 10:371, 1941.
17. Pennington, A. W.: An Alternate Approach to the Problem of Obesity. In: J. Clinical Nutrition 1:100, 1953.
18. Pennington, A. W.: Treatment of Obesity with Calorically Unrestricted Diets. In: J. Clinical Nutrition 1:100, 1953.
19. Mackarness, R.: Eat Fat and Grow Slim. New York 1958.

20. Kekwick, A. und G. L. S. Pawan: Calorie Intake in Relation to Body Weight Changes in the Obese. In: Lancet 1:155, 1956.
21. Kekwick, A. und G. L. S. Pawan: Metabolic Study in Human Obesity with Isocaloric Diets High in Protein, Fat, or Carbohydrates. In: Metabolism 6:447, 1957.
22. Chalmers, T. M., Kekwick, A. und G. L. S. Pawan: On the Fat-Mobilising Activity of Human Urine. In: Lancet 1:866, 1958.
23. Kroc, R. P. u. a.: American Chemical Society Meeting, June 6, 1973.
24. Duncan, G.: Intermittent Fasts in Correction and Control of Intractible Obesity. In: Am. J. Med. Sciences 245:515, 1963.
25. Bloom, W. L. und G. J. Azar: Similarities of Carbohydrate Deficiency and Fasting. In: Archives Int. Med. 112:333, 1963.
26. Stock, A. L. und J. Yudkin: Nutrient Intake of Subjects on Low Carbohydrate Diet Used in Treatment of Obesity. In: Am. J. Clin. Nutr. 23:948, 1970.
27. Wick, A. N. und D. R. Drury: The Effect of Concentration on the Rate of Beta-Hydroxy Batyric Acid in the Rabbit. In: J. Biol. Chem. 138:129, 1941.
28. Williamson, D. H. und R. Hems: Metabolism and Function of Ketone Bodies. In: Essays in Cell Metabolism. New York 1970.
29. McKay, E. M.: The Significance of Ketosis. In: J. Clinical Endoc. 3:101, 1943.
30. Wieland, O.: Ketogenesis and Its Regulation. In: Advances in Metabolic Dis. 3:1, 1968.
31. Cahill, G. F. u. a.: Hormone-Fuel Interrelationships During Fasting. In: J. Clinical Invest. 45:1951, 1966.
32. Williamson, J. R. und H. A. Krebs: Acetoacetate as a Fuel of Respiration in the Perfused Rat Heart. In: Biochem. J. 80:540, 1961.
33. Owen, O. E. und G. A. Reichard: Substrate Extraction and/or Production by Forearm During Progressive Starvation. In: Clin. Research 18:2, 1970.
34. Owen, O. E. u. a.: Brain Metabolism During Fasting. In: J. Clin. Invest. 46:159, 1967.
35. Cahill, G. F. und T. T. Aoki: How Metabolism Affects Clinical Problems. In: Medical Times 98(10):106, 1970.
36. Ohman, J. L. u. a.: The Cerebrospinal Fluid in Diabetic Ketoaciddosis. In: New Eng. J. Med. 284:283, 1971.
37. Owen, O. E. u. a.: Comperative Measurements of Glucose, Beta Hydroxybutyrate, Acetoacetate, and Insulin in Blood and Cerebrospinal Fluid During Starvation. In: Metabolism 23:7, 1974.
38. Cahill, G. F., Marliss, E. B. und T. T. Aoki: Fat and Nitrogen Metabolism in Fasting Man. In: Hormone and Metabolitic Res., Suppl. 1:181, 1970.
39. Blackburn, G. L. u. a.: Preservation of the Physiological Responses in a Protein Sparing Modified Fast. In: Clinical Research 22:461A, 1974.
40. Gordon, E. S.: Metabolic Aspects of Obesity. In: Advances in Metabolic Disorders 4:229, 1970.
41. Sims, E. A. H., u. a.: Experimental Obesity in Man. In: Transactions Assoc. American Physicians 81:153, 1968.

263

42. Bray, G. A.: Lipogenesis in Human Adipose Tissue: Some Effects of Nibbling and Gorging. In: J. Clin. Invest. 51:537, 1972.

43. Kasper, A., Thiel, H. und M. Ehl: Response of Body Weight to a Low Carbohydrate, High Fat Diet in Normal and Obese Subjects. In: Amer. J. Clin. Nutr. 26:197, 1973.

44. Benoit, F. L., Martin, R. L. und R. H. Watten: Changes in Body Composition During Weight Reduction in Obesity Balance Studies Comparing Effects of Fasting and a Ketongenic Diet. In: Annals Int. Med. 63:604, 1965.

45. Kinsell, L. W. u. a.: Calories Do Count. In Metabolism 13:195, 1964.

46. Werner, S. C.: Comparison Between Weight Reduction on a High Calorie, High Fat Diet and on an Isocaloric Regimen High in Carbohydrate. In: New Eng. J. Med. 252:661, 1955.

47. Pilkington, T. R. E. u. a.: Diet and Weight Reduction in the Obese. In: Lancet 1:856, 1960.

48. Olesen, E. S. und F. Quaade: Fatty Food and Obesity. In: Lancet 1:1048, 1960.

49. Krehl, W. H. u. a.: Some Metabolic Changes Induced by Low Carbohydrate Diets. In: Am. J. Clin. Nutr. 20:139, 1967.

50. Young, C. M. u. a.: Effect on Body Composition and Other Parameters on Obese Young Men of Carbohydrate Level of Reduction Diet. In: Am. J. Clin. Nutr. 24:290, 1971.

51. Knick, B. und H. V. Grebe: Dietary Carbohydrate Restriction. In: Med. Ernährung 6:233, 1965.

52. Wessels, M. u. a.: Metabolic Consequences of Carbohydrate Poor Diet in Normal Persons. In: Deutsche Med. Wschr. 95:382, 1970.

53. Rabast, V. u. a.: Treatment of Obesity with Low Carbohydrate Diets. In: Med. Klin. 70:653, 1975.

54. Taller, H.: Dietary Management of Obesity. In: Am. J. Obs. Gyn. 83:62, 1962.

55. Kemp, R.: The Overall Picture of Obesity. In: Practitioner 209:654, 1972.

56. Kark, R. M. u. a.: Defects of Pemmican as an Emergency Ration for Infantry Troops. In: War Medicine 7:345, 1945.

57. Bloom, W. L. und G. J. Azar: Similarities of Carbohydrate Deficiency and Fasting. In: Arch. Internal Med. 112:333, 1963.

58. Kekwick, A. und G. L. S. Pawan: Resistance to Ketosis in Obese Subjects. In: Lancet 2:1157, 1959.

59. Flatt, J. P. und G. L. Blackburn: The Metabolic Fuel Regulatory System: Implications for Protein-Sparing Therapies During Caloric Deprivation and Disease. In: Am. J. Clin. Nutr. 27:175, 1974.

60. Khurani, R. C.: Modified Ketogenic Diet in Obesity. In: Current Med. Dialog. 40:528, 1973.

61. Evans, E. u. a.: The Absence of Undesirable Changes During Consumption of the Low Carbohydrate Diet. In: Nutrition and Metabolism 17:360, 1974.

62. Weiss, H.: A Treatment for Diabetes. In: New Dynamics of Preventive Medicine, 4:101, 1976.

Namen- und Sachregister

271